Ingo Fietze / Thea Herold

Der Schlafquotient

Gute Nächte – Wache Tage

| Hoffmann und Campe |

1. Auflage 2006
Copyright © 2006 by Hoffmann und Campe Verlag, Hamburg
www.hoca.de
Satz: Dörlemann Satz, Lemförde
Druck und Bindung: GGP Media GmbH, Pößneck
Printed in Germany
ISBN (10) 3-455-50007-2
ISBN (13) 3-455-50007-3

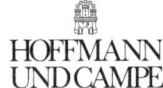

Ein Unternehmen der
GANSKE VERLAGSGRUPPE

Inhalt

Vorwort von Professor J. Allan Hobson   7

Erstes Kapitel
In den Armen von Morpheus   11

Zweites Kapitel
Das Land unserer Träume   59

Drittes Kapitel
Ist Schlafen Luxus? Warum wir Schlafschulden mit Lebenszeit bezahlen   109

Viertes Kapitel
Wach und im Takt bleiben – wie der Schlaf den Tag bestimmt   145

Fünftes Kapitel
Schlafrivalen: Wenn der Schlaf zum Albtraum wird   191

Sechstes Kapitel
Die modernen Schlafwächter   235

Anhang
 Danksagung 287
 Anmerkungen 289
 Der angewandte Schlafquotient –
 eine Schlafkur 294
 Fragebogen zu Ihrem Schlafquotienten 301
 Nachwort von Professor William C. Dement 305
 Literatur 307
 Register 312

Vorwort

Der Schlaf, der stille Mörder, wurde lange mit dem Tode verbunden. Erst jetzt erfahren wir, wie und warum. Die Ergebnisse der modernen Schlafforschung, die von der Autorin Thea Herold und dem Mediziner Ingo Fietze in diesem Buch so anschaulich beschrieben werden, wirken zunächst so irritierend, dass wir uns davor fürchten müssten, überhaupt schlafen zu gehen!

Aber wir müssen schlafen – damit wir überleben können. Mehr noch:

Wir schlafen, um zu leben.

An dieses tiefgreifende Paradoxon – dass wir »den kleinen Tod« riskieren müssen, wenn wir weiterleben wollen – können wir uns nur langsam gewöhnen. Damit es uns irgendwann überhaupt gelingt, sollten wir uns damit auseinander setzen. Einige Vorschläge machen uns dazu Herold und Fietze, indem sie die Tiefen unserer allnächtlichen Unwägbarkeiten erkunden.

Die wohl wichtigste Idee, die sie uns mit ihrem Buch ans Herz legen wollen, ist die Tatsache, dass die moderne Schlafmedizin uns alle angeht. Jeden von uns. Sie ist nicht die private Domäne des Arztes. Sie betrifft Ehemänner und Ehefrauen, Väter und Mütter oder Freunde und Geliebte. Wir schlafen beieinander, teilen unsere Nächte und werden dabei gegenseitig zum Beobachter des Schlafes. Wir sehen auch das, was die Opfer von Schlafstörungen nicht sehen –

weil sie zum Beispiel so tief schlafen oder durch den Schlaf kognitiv ausgeschaltet werden. Will man dabei ein kluger und einfühlsamer Beobachter sein, ist es hilfreich, selbst einiges über den Schlaf zu wissen. Wie kommt es zum Schnarchen? Warum kann im Schlaf die Atmung aussetzen? Und wieso schnaufen und röcheln manche von uns? Warum kann so manch einer nie genug schlafen? Was heißt hier eigentlich genug? Und warum gibt es jene »weißen Nächte«, in denen wir, so scheint es, überhaupt kein Auge schließen können – oder gewiss nicht ausreichend schlafen?

Diese Fragen sind sowohl für unsere eigene Schlafhygiene als auch für die unserer Liebsten und unserer Familie relevant. Genauso wie nur wir allein die privilegierten Beobachter des gestörten Schlafes unserer Liebsten sind, so sind wir selbst auch die bestmöglichen Hüter der eigenen Schlafgesundheit.

Tatsächlich können – und müssen – wir selbst eine aktivere Rolle bei der Beobachtung und Pflege des Schlafes übernehmen. Der Schlafquotient ist eine wertvolle Anleitung dabei, ein Gradmesser für die Erhaltung des erholsamen Schlafes.

Die Schlafforschung macht klar, wie sehr unsere Gesundheit auch und gerade »im Schlaf« gepflegt sein will. Sowohl vom gesunden als auch vom anfälligen, sensiblen Schlafenden wie auch vom bereits betroffenen Patienten. Wir haben alle ein wachsendes Interesse an der Gesundheitsvorsorge und -fürsorge, und ein guter Schlafquotient hilft dabei, insbesondere das Interesse am gesunden Schlaf zu schützen und zu fördern. Wenn Sie ein gut informierter Pfleger des gesunden Schlafes sein wollen, werden Sie dieses Buch genießen.

Nirgendwo sonst in der Biologie unterschätzen wir so gravierend die normale Vielfalt und individuelle Variationsbreite wie beim Schlaf. Nur weil sieben bis acht Stunden die Durchschnittsschlaflänge sein soll, heißt dies noch lange nicht, dass manche nicht mit weniger Schlaf auskommen und andere mehr Schlaf brauchen. Die wenigen Glücklichen, die nur vier bis fünf Stunden Schlaf benötigen, werden in der wohlgeformten Kurve der Statistik jene unglücklichen Langschläfer ausgleichen, die sich erst nach neun bis zehn Stunden Schlaf wohl fühlen.

Doch warum »glücklich«? Warum »unglücklich«?

Weil unsere Gesellschaft so stark auf Produktivität fokussiert ist und Ruhepausen, den Schlaf eingeschlossen, so wenig schätzt. Denken Sie darüber nach. Langschläfer zu kritisieren oder gar zu verachten, das gleicht der Forderung an einen Basketballspieler, er möge sich bitteschön in einen Boxer der Bantamgewichtsklasse verwandeln. Es kann auch niemand von einem Zweimetermann verlangen, seine Körpergröße zu kürzen, nur damit er »passt«. Aber Langschläfer werden ständig unter großen und völlig unangebrachten Druck gesetzt, weniger zu schlafen!

Ein anderes damit verwandtes Problem, das im Buch »Der Schlafquotient« aufgegriffen wird, ist unsere Neigung, das Wachsein nicht nur für begehrenswerter als den Schlaf zu betrachten, sondern auch als jenen Zustand, in dem sich unsere Gesundheit am besten einschätzen lässt. Doch denken wir dann wenig an den Schlaf. Aber Ärztepraxen haben nicht die ganze Nacht auf, und wer kommt schon auf die Idee, wegen einer Schlafstörung die Notaufnahme aufzusuchen! Dies hatte lange Zeit zur Folge, dass wir eine augenscheinliche Tatsache übersehen haben: Der Schlaf beeinflusst unser körperliches Befinden in hohem Maße. Mehr noch: Fast unser gesamter Gesundheitszustand ist von ihm abhängig. Der einzige Weg, um dieser Tatsache angemessen zu begegnen, ist es, den Schlaf selbst zu untersuchen.

Dafür gibt es heute die Schlaflabore und schlafmedizinischen Zentren. Dafür haben wir heute die Möglichkeiten einer Schlafüberwachung zu Hause. Und deswegen sollte jeder solche Bücher wie das vom Schlafquotienten lesen. Erst wenn alle Menschen mehr von diesem lebenswichtigen Phänomen verstehen, werden wir auch in der Lage sein, unser Schlafverhalten zu schätzen, zu begreifen und zu regulieren.

Genießen Sie das Buch und genießen Sie Ihren Schlaf!

Beides sind große Geschenke. Wie Shakespeare seinen Macbeth sagen lässt: »Schlaf, der die Stirne des Kummers entrunzelt, die Geburt von jedes folgenden Tages Leben … Balsam verwundeter Gemüter, die heilsamste Erquickung der Natur und die nahrhafteste Speise im Gastmahl des Lebens«.

Prof. J. Allan Hobson
Harvard Medical School
Boston

Erstes Kapitel
In den Armen von Morpheus

Selbst wenn du alle Reichtümer der Welt hättest, du könntest abends doch nur in einem Bett einschlafen und deine Augen schließen. So ging die Rede in ihrer Familie. Zeit ihres Lebens waren die Großeltern von Anna Rosenthal fest davon überzeugt, dass nichts so kostbar sein kann wie guter und erholsamer Schlaf. Das gaben sie an ihre Kinder und Kindeskinder weiter. Anna, die Enkelin, würde schon deshalb nie in eine Wohnung einziehen, in der es sich nicht wunderbar schlafen lässt.

Deshalb bittet sie den Vermieter ihrer Traumwohnung vor der Unterschrift im Mietvertrag: Die Wohnung gefällt uns. Aber ich möchte gern eine Nacht darin auf Probe schlafen.

Der Mann glaubt erst, er hätte sich verhört. »Aber Sie haben die Wohnung doch schon mit der ganzen Familie besichtigt«, gibt er zu bedenken. »Ja«, antwortet sie, »eben. Die Wohnung ist schön. Aber wir kennen sie leider nur am Tage. Ich möchte deshalb gern eine Nacht hier schlafen. Es wäre sehr wichtig.«

Der Vermieter erinnert sich an die begeisterten Blicke der Rosenthal-Familie. Alle waren doch so zufrieden. Vater, Mutter und Sohn. Vermutlich war diese abwegige Bitte jetzt nicht viel mehr als ein Spleen. Aber dem Mietvertrag sollte das nicht im Wege stehen. »Na schön, wenn Ihnen das so wichtig ist, dann gebe ich Ihnen die Schlüssel bis morgen. Schlafen Sie ruhig Ihre Nacht auf Probe. Am besten, wir stellen die Couch aus unserer Musterwohnung hinein. Einen ›Doppelsitzer mit Schlaffunktion‹. Sie werden sicher wunderbar schlafen.«

Die Probenacht

Anna Rosenthal ist weder übervorsichtig noch ängstlich. Doch ihre Bitte, einmal auf Probe zu schlafen, klingt sicher nicht nur für den Vermieter absolut ungewohnt. Dabei könnte sie in Zukunft fast so selbstverständlich werden wie die Frage nach der Höhe der Miete, den Nebenkosten und der Lage der Wohnung. Aber jeder, dem sein Schlafplatz in einer neuen Wohnung mindestens genauso wichtig ist wie der Garagenplatz für sein Auto, sollte heute schon Annas Frage verstehen.

Wir wollen Anna während ihrer Probenacht begleiten, weil wir ihre Frage nicht nur für klug, sondern sogar für intelligent halten.

Im Jahr 1905 entwickelte der Psychologe Alfred Binet einen Fragenkatalog, um die Intelligenz eines Menschen zu testen. Bald darauf wurde in Berlin vom deutschen Psychologen Wilhelm Stern der Begriff IQ für Intelligenzquotient geprägt. Auch der Begriff »emotionale Intelligenz« – der EQ – kursiert mittlerweile mit schöner Selbstverständlichkeit. Wir verdanken ihn dem amerikanischen Psychologen Daniel Goleman, der 1997 sein gleichnamiges Buch veröffentlichte. Doch alle diese Parameter zur Beschreibung und Klassifizierung des menschlichen Verhaltens haben mit dem Schlaf gar nichts oder nur wenig zu tun. Sie blenden dieses so wichtige Kapitel unserer Lebenszeit einfach aus.

Deshalb werden wir eine sensible Achtsamkeit für den Schlaf, die praktischen Erfahrungen und persönlichen Angewohnheiten, die Nacht in Ruhe und erholsam zu verbringen, mit einem *Schlafquotienten* (SQ) beschreiben. Darunter verstehen wir:
* *die Zeit*, die wir uns im Laufe eines vierundzwanzigstündigen Tagesrhythmus zum Schlafen gönnen;
* *das Wissen* um den gesunden und um den gestörten Schlaf;
* *persönliche Eigenheiten*, um mit dem Auf und Ab der Leistungskurve während des Wachseins umzugehen;
* *individuelle Gewohnheiten* zur Schlafhygiene und zur Pflege des Schlafes;
* *erlernte Fähigkeiten*, das Schlafbedürfnis und Schlafverhalten den äußeren Umständen anzupassen (Schichtarbeit, Zeitzonenwechsel, Schlafmangel, Extremnächte, Nahrung, Bewegung, Temperatur).

Für alle, bei denen ein hoher Schlafquotient das Verhalten bestimmt, wird es wie ganz selbstverständlich zum Alltag gehören, dass sie nach angemessener Zeit ausgeschlafen aufwachen. Anderen, die eher einen niedrigen Schlafquotienten haben, fehlt es entweder an Schlafquantum oder an Schlafqualität oder an beidem. Möglicherweise mangelt es ihnen außerdem noch am Verständnis für den Schlaf ganz allgemein. Oder – alle Gründe kommen zusammen. Gerade in diesem Fall ist es einen Versuch wert, sich dem paradoxen Zustand Schlaf noch einmal unvoreingenommen anzunähern; vielleicht lässt sich dann aus eigener Kraft Abhilfe schaffen, wenn der Schlaf gestört ist. Oder man weiß, dass man sich durch fachkundigen Rat helfen lassen kann.

Anna Rosenthal hat durch das Vorbild ihrer Großmutter eigentlich einen guten Schlafquotienten mitbekommen. Sie schläft gut und gern, wenn sie sich auch zu wenig Zeit dafür gönnt. Und doch gelingt es ihr immer seltener, den erholsamen Schlaf auch zu bekommen. Immerhin kann sie wieder schlafen. Denn auch in ihrem Leben gab es eine Zeitspanne, in der sich bei ihr der Schlaf partout nicht einstellen wollte, in der sie nachts ewig wach lag, zermürbende Stunden lang. Keine frohe Zeit.

Deshalb stand ihr Entschluss fest. Egal, wie schön diese Wohnung bei Tageslicht ist, sie würde auf ihrer Probenacht bestehen, um herauszufinden, wie es dort in der Nacht »funktioniert«.

Hier mag sich bei Ihnen Widerspruch regen, weil Sie der Ansicht sind: Schlafen kann man einfach oder eben nicht. Oder Sie fragen sich: Warum sollte man dem Schlaf zu viel Bedeutung beimessen? Das Leben ist kurz. Ein paar Stunden müssen reichen. Die Moderatorin Sabine Christiansen behauptete einmal: Vier Stunden sind genug. Und alles andere wäre dumm. Also schlafen kluge Menschen so wenig wie möglich? Oder schlafen kluge Menschen so lange, wie es geht? Wie der Held Henry Perowne in Ian McEwans Roman »Saturday« es ersehnte: »Schlaf, die einzige Zeit der Gnade«? Wir werden – bevor wir diese Fragen beantworten – zunächst versuchen, den Schlaf ganz einfach und mit all unseren Sinnen zu betrachten.

Unsere erste Beobachtung: Schlaf verlangt Zeit. Diese Tatsache ist so selbstverständlich, dass sie vielen gar nicht der Erwähnung wert scheint. Doch bereits die *Schlafmenge* im Laufe eines Lebens müsste jedem zu denken geben. Wir verschlafen im Durchschnitt ein Drittel vom Tag. Das fühlt sich allerdings oft viel kürzer an – natürlich auch deshalb, weil sich niemand selbst beim Schlafen zuschaut. Nur als Gedankenspiel: Könnten wir rein rechnerisch unser Schlafpensum pro Jahr ohne Unterbrechung auf einmal erfüllen, dann gäbe es zwischen Neujahr und dem 1. Mai im Kalender nichts anderes als den lakonischen Eintrag »Schlafen«. Aber könnten wir dann vom 2. Mai bis Silvester ununterbrochen wach und tätig sein? Natürlich nicht.

Die Natur hat den Schlaf – wie viele andere Lebensfunktionen – fest an unseren täglichen Rhythmus gebunden. Wissenschaftler bezeichnen dieses tagesrhythmische Verhalten als »zirkadian«. Wir schlafen täglich. Ohne diese Stunden der Erholung erleben wir den kommenden Tag wie hinter ungeputzten Scheiben. Die Augen scheinen nur halbscharf zu sehen. Farben verlieren ihre Brillanz. Unsere Ohren nehmen weniger wahr als gewohnt. Wir sind schlecht gelaunt. Jeder Muskel versucht sich zu schonen. Und wir haben buchstäblich zu nichts richtig Lust. Aber im Grunde sind wir nur eines: unausgeschlafen, müde, nicht wach.

Das Fatale ist: Ob wir morgens ausgeschlafen haben oder nicht, das können wir nicht messen, so wie man etwa mit einem Thermometer die Körpertemperatur misst. Aber wir wissen es intuitiv. Jeder spürt die Qualität seines Schlafes in der zurückliegenden Nacht schon beim Aufstehen am Morgen. Doch wir reden kaum oder nur sehr privat darüber.

Das ist eine der vielen Ungereimtheiten aus Morpheus' Reich. Guter Schlaf ist kein begnadeter Selbstdarsteller und macht auf den ersten Blick auch nicht viel her. Er wird erfahrungsgemäß nicht zum Thema am Frühstückstisch. Ganz anders hingegen ist die Situation, wenn die letzte Nacht zu laut, zu unruhig oder zu kurz war. Das sieht man uns nicht nur an, darüber reden wir auch. Auch für Mythen, Geschichten, Dramen oder Filme kommen in den meisten Kulturkreisen eher die grüblerischen Schlaflosen, die asketischen Nichtschläfer, ruhelosen Schlafwandler, kriminellen

Schlafstörer oder die lustvollen Bettgeschichten in Frage. Und der Moment des Aufwachens. Die reine Kopfkissenzeit wird meistens ausgespart und ausgeblendet.

Und das überrascht auch niemanden: Ein Mensch, der einfach so im Bett liegt und schläft, sieht ja tatsächlich nicht besonders aufregend aus. Oder schauen wir nur nicht genau genug hin?

Ein Kopfkissen-Film oder: »Schlafen von außen«

Machen wir die Probe aufs Exempel und lassen eine imaginäre Kamera laufen. Unser Film bekommt den Arbeitstitel »Die Probenacht« und hat einen denkbar einfachen Plot: Annas Schlaf von abends bis morgens.

Erste Einstellung: Anna setzt sich auf ihr Bett. Sie legt sich hin. Sie deckt sich zu. Sie freut sich auf die Ruhe. Sie freut sich auf ihren, wie es bei den Großeltern heißt, »gesegneten Schlaf«. Anna kennt den Schlaf in all seinen Variationen – das Tiefschlafen genauso wie das nervöse, oberflächliche Schlummern, das wohltuende Nickerchen am Tage, das bunte Träumen in der Nacht, das erschöpfte Dösen in der S-Bahn auf dem Heimweg oder das flüchtige Eindämmern auf dem Sofa am Abend. Sie lacht sich manchmal selbst aus und spottet: »Ich schlaf, wo und wann immer ich kann.«

Das war auch ihr Heilmittel, als sie kaum noch schlafen konnte. Sie hatte es sich in den unruhigen Nächten nach und nach angewöhnt: einfach den Schlaf kommen und gehen lassen, weniger bewerten und die Nacht so annehmen, wie sie ist. Diese neue Grundeinstellung machte damals den großen Unterschied. Heute schläft Anna wieder so gut, dass sie sich eher zu wenig als zu viel davon erlaubt.

Doch zurück zum Film: Verfolgen wir jetzt in kleinen Schritten, was beim Schlafen äußerlich passiert.

Für das Einschlafen suchen wir intuitiv eine entspannte Position. In den meisten Fällen liegen wir, so auch Anna. Doch natürlich findet uns der Schlaf auch im Sitzen, sogar im Stehen ist es möglich einzuschlafen. Die motorische Beruhigung gehört auf jeden Fall zum Start. Sie wird sensorisch, vegetativ und psychisch begleitet und vertieft. Alles in uns beginnt sich zu entspannen von der Kopfhaut bis zu den Fußsohlen. Unsere imaginäre Kamera registriert jetzt: Selbst die Falten in Annas Gesicht glätten sich in diesem Augenblick und geben ihrer Miene etwas Abgeklärtes und Friedliches.

Anna nennt das für sich blaue Momente. Sie hat die Augen schon fast geschlossen, sie liegt da wie immer. Diesmal allerdings in einer fremden und nahezu leeren Wohnung. Die Fenster stehen offen. Draußen verschwindet allmählich das Licht, ganz in der Nähe rauscht die S-Bahn vorbei, eine Straßenbahn rumpelt in ihren Gleisen. Immer wieder bellt ein Hund. Eine ziemlich laute Klangkulisse.

Anna steht deshalb lieber noch einmal auf und schließt die Fenster. Sie versucht damit, den Krach zu mindern. Aber sie weiß noch nicht, ob das tatsächlich besser für ihren Schlaf ist. Vielleicht wird es zu warm, wenn sie sich bei geschlossenem Fenster unter die Bettdecke legt. Die Wohlfühltemperatur für den guten Schlaf ist zwar individuell sehr verschieden, liegt aber meist in den Grenzen von 23 bis 29 Grad, und zwar unter der Decke, unter dem Pyjama, also auf der Haut gemessen. Das ist übrigens deutlich mehr, als noch die Generation unserer Großeltern annahm. Sie hielten ihre Schlafzimmer meistens kalt.

Also jetzt sind die Fenster zu, und Anna legt sich wieder hin, schließt noch einmal die Augen, rückt sich zurecht.

Auch ihre Arme liegen entspannt neben dem Körper. Unter den Augenlidern rollen die Augäpfel sporadisch hin und her. Dann dreht sie sich noch ein paarmal um, bis der Körper allmählich zur Ruhe kommt. Sie bleibt schließlich auf der Seite liegen und zieht die Beine an.

Das ist die so genannte Löffelstellung, die besonders bei Jugendlichen und Frauen beliebt ist. Vier oder fünf Minuten vergehen. Es passiert weiter nichts.

Ist Anna jetzt eingeschlafen?

Für den exakten Beginn des Schlafs bekommen wir leider keine eindeutige Sekunde Null vor unsere Kamera. Den »Schlafstart« können wir uns nicht ansehen wie den Start eines Rennens der Formel 1. Es sind eher kleine Signale, durch die wir spüren, wie der Schlaf näher kommt. Ein recht deutliches Zeichen kann für manchen das so genannte Schlafrütteln sein. Das sind kurze, kräftige und unwillkürliche Muskelzuckungen, die Beine, Arme oder den gesamten Körper durchfahren. Immerhin sechzig bis siebzig Prozent von uns erleben dieses Schüttelphänomen bewusst oder unbewusst jeden Abend. Es ist ein motorisches Signal für den Start in den Schlaf. Andere erleben visuelle Halluzinationen hinter geschlossenen Augenlidern. Kurze Lichtblitze können dabei auftreten, Farbräder oder tänzelnde Punkte, die wie Sternschnuppenschwärme auftauchen und verschwinden. Möglicherweise künden auch auditive Signale den Schlafbeginn an. Dabei kann es ein kurz auftretendes Klingeln im Ohr geben (momentaner Tinnitus) oder Schnappgeräusche und eine Art von Klappern oder Klatschen. Alle diese Signale weisen darauf hin, dass der Körper allmählich zur Ruhe kommen will.

Als ein eher selten auftretendes Einschlafphänomen – das sich auch morgens beim Aufwachen einstellen kann – wollen wir noch die *Schlafparalyse* erwähnen. Sie tritt gelegentlich bei einem akuten Schlafdefizit auf, zum Beispiel nach einer durchgemachten Nacht. Dabei erleben wir uns nach dem Hinlegen zwar noch als munter. Die Augen sind geöffnet. Der Geist ist hellwach. Allein der Körper scheint bereits zu schlafen. Wir fühlen uns wie gelähmt und sind zu keiner Bewegung mehr fähig. Es ist niemandem zu wünschen, auf diese Art und Weise in den Schlaf zu sinken.

Grundsätzlich gibt es keine klare oder feste Linie zwischen dem ersten Schlafstadium, dem leichten Schlaf und dem Einschlafen. Wir erleben eher ein sanftes Hinübergleiten in Morpheus' Reich, das zuweilen minutenlang oder nur Sekundenbruchteile dauert.

Fallen wir so abrupt in den Schlaf, dann sind wir wirklich »todmüde«. Das sehen wir manchmal beim unbekannten Gegenüber in der Bahn, im Flugzeug am zeitigen Morgen oder auch in der Familie auf dem Sofa am Abend. Dann sackt man unwillkürlich in sich zusammen. Die Augen fallen zu, man »ist ganz einfach weg«. In anderen Fällen geht es eher langsam. Aber meistens schlafen wir nach kurzer Zeit ein. Durchschnittlich dauert unser Einschlafen fünf bis zwanzig Minuten. Auch wenn es uns viel länger vorkommt.

Schon 1867 hatte Wilhelm Griesinger, Mitglied der Berliner Medizinischen Psychologischen Gesellschaft, auf ein deutliches Einschlafphänomen hingewiesen: langsam rollende Augenbewegungen. Das ist ein untrügliches Signal für das Eingeschlafensein. Nun beginnt für unseren Körper die Schlafenszeit.

Nach etwa fünf Minuten beobachten wir bei Anna, dass sich ihre Augen wieder beruhigen. Sie schläft – liegt jetzt wie in Morpheus' Armen. Äußerlich kaum wahrnehmbar, ist das Eintauchen in das tiefere, zweite Schlafstadium vollzogen. Unter den geschlossenen Augenlidern bewegen sich die Augäpfel jetzt in seitlicher Richtung oder verdrehen sich nach oben. Sie verharren dort und ruhen. Die Pupillen werden enger. Das Rollen unter den Augenlidern verschwindet schließlich ganz. Die Muskeln verlieren weiter an Tonus, an Spannung. Jetzt öffnet sich der Mund. Ganz leicht. Der Unterkiefer entspannt sich und hängt ein bisschen nach unten. Spätestens hier setzt bei Schnarchern gern das nächtliche Knarzen, Grunzeln und Tönen ein – in den verschiedensten Melodien und Lautstärken.

Im Gegensatz zur Lichtwahrnehmung, die abgeschaltet ist, bleiben die Ohren auch jetzt weitgehend »auf Empfang«. Akustisch ist der Schlafende noch immer ansprechbar. Deshalb hört Anna noch die Straßenbahn, wenn auch nicht mehr so laut und nicht mehr bewusst. Aber sie würde nicht aufwachen, hätte jetzt jemand das Licht angeschaltet; der visuelle Reiz vermag sie in diesem Stadium nicht mehr zu wecken.

Was lässt sich von der Kamera noch aufnehmen? Wir sehen, der Atem ist ruhig und gleichmäßig. Und wie auf einer nach unten führenden Treppe vertieft sich auch Annas äußerlich sichtbare Entspannung weiter. Deshalb nannten die Schlafmediziner die beiden jetzt folgenden Stadien lange die Tiefschlafphasen drei und vier. Heute trennt man diese Stadien klinisch nicht mehr, und wir sprechen ganz einfach vom Tiefschlaf.

Für unseren gesamten Organismus ist dieser Abschnitt in physischer Hinsicht die erholsamste Schlafphase. Jetzt ist die Zeit für die heilsamen und regulierenden Wirkungen des Schlafes angebrochen. Ab und zu bewegt sich Anna unter der Decke. Im Allgemeinen sind es übrigens vier bis fünf Bewegungen pro Stunde – wobei sie im Tiefschlaf deutlich weniger auftreten als in der Einschlafphase. Auf jeden Fall gehören Aktivitäten wie die Lagewechsel zum normalen und gesunden Schlaf und sind nichts Ungewöhnliches. Im

Übrigen wird unser muskulärer Tatendrang im Schlaf gut gedämpft. Alles in allem verändern wir unsere nächtliche Position nicht mehr, aber auch nicht weniger als zehn bis zwanzig Mal im Durchschnitt.

Rein äußerlich betrachtet tanzt nur die fünfte und letzte Phase – allgemein Traumschlafphase genannt – aus der Reihe. Das ist dann auch die Zeit, in der wir nachts tatsächlich träumen, obwohl nach aktuellem Stand der Schlafwissenschaft zuweilen Traumanteile auch in anderen Schlafphasen (zum Beispiel im Tiefschlaf) möglich sind.

Äußerlich erscheint auch im Traumschlaf der Körper regungslos. Der Muskeltonus des Bewegungs- und Stützapparates ist so gut wie auf Null gestellt. Selbst die sonst so untrüglichen Muskeleigenreflexe, wie zum Beispiel der berühmte Reflex unterhalb des Knies, sind im Traumschlaf erloschen. Wenn Träume uns im Sitzen erwischen, kommt es vor, dass der Kopf in Richtung Brustkorb herunterklappt. Sitzen wir auf dem Beifahrersitz im Auto, kann es passieren, dass unser Kopf von einer Schulter auf die andere rollt. Oder wir fahren im ICE, verrutschen im Traum und sinken unserem wildfremden Nachbarn ahnungslos an die Seite. Die Muskulatur wird im Traumschlaf wie paralysiert. Es scheint so, als tue die Natur alles dafür, dass wir uns im Traum nicht mehr bewegen können. Und wer weiß? Vielleicht würden wir ja sonst in mancher Nacht unseren Träumen nachlaufen. Auf solche und ähnliche Verhaltensabweichungen werden wir aber später bei den Schlafstörungen tatsächlich zu sprechen kommen. Denn es gibt durchaus Menschen, die eben das tun.

Trotzdem kann es, von außen betrachtet, kleine, aber auffällige Bewegungen in der Traumphase geben. Zoomen wir näher heran: Die Pupillen sind weit. Tatsächlich beginnen sich Annas Augen im Traumschlaf unter den Lidern wieder zu regen. Die Augäpfel rollen sehr schnell und unkoordiniert in alle Richtungen. Schlafforscher nennen das »rapid eye movement«, abgekürzt REM. Dieser Zusammenhang von Augenbewegungen beim Träumen erkannten erstmalig im Jahr 1953 die amerikanischen Schlafforscher Eugene Aserinsky und Nathaniel Kleitman. Daher wird der Traumschlaf in der Schlafforschung und Schlafmedizin auch REM-Schlaf genannt. Wenn wir unter den Augenlidern sogar parallele Bewegungen beobachten können, dann folgt der Träumende seinen Traumbildern wie einem inneren Kinofilm. Diese Traumschlafphase wird auch als phasischer REM-Schlaf bezeichnet. Traumschlaf ohne Augenbewegungen ist der so genannte tonische REM-Schlaf.

Die Fähigkeit, Träume zu sehen, ist eine sehr rätselhaft anmutende Angelegenheit. Doch immerhin siebzig bis achtzig Prozent aller Schlafenden erleben dieses Phänomen. Andere schmecken, riechen, fühlen oder ertasten ihre Träume. Jeder kann träumen, und jeder träumt auf seine Art; es ist eine der erstaunlichsten Gaben, die uns das Leben schenkt. Es ist, als habe uns die Natur für phantastische Erlebnisse während der Nacht keinerlei Grenzen gesetzt. Raum, Zeit, Ort verschwimmen im Traumerleben, verändern sich in ihren Dimensionen. Träume wirken wie die Mythenfabriken, Kreativlaboratorien oder Künstlerstaffeleien unseres Unterbewussten, das im Schlaf ab und zu die Oberhand gewinnt. Ihre Abbilder, darauf werden wir in späteren Kapiteln noch ausführlicher zu sprechen kommen, spielen jedoch auch für unser waches Bewusstsein bei Tage eine enorm wichtige Rolle.

Körperlich und von außen betrachtet kann es in dieser Schlafphase in Ausnahmefällen sogar zum Gestikulieren, Lallen, zum Sprechen oder Zähneknirschen kommen. Und nicht zu vergessen: Im Traumschlaf ist die Libido erhöht, und das schon in allerfrühester Jugend. Es beginnt im Säuglingsalter bereits ab dem dritten bis sechsten Lebensmonat. Wenn wir, wie die Statistiker meinen, ein Viertel bis ein Fünftel der Nacht im Traumschlaf verbringen und achtzig Prozent der Traumzeit beim Mann mit einer Erektion einhergeht, wird rasch offenbar: Schlafzeit ist eine Zeit voller Lust.

Der komplette Schlafzyklus des Menschen mit den fünf verschiedenen Phasen dauert im Durchschnitt 85 bis 100 Minuten – eine Entdeckung der Pioniere der amerikanischen Schlafforschung William C. Dement und Nathaniel Kleitman im Jahr 1960.

Sie erkannten nicht allein die Struktur der Schlafzyklen, sondern fanden heraus, dass sich diese Vorgänge wiederholen und von vorne beginnen: leichter Schlaf, Tiefschlaf, REM-Schlaf. Dieses Auf und Ab unserer verschiedenen Schlaftiefen kann sich in einer normalen Nacht mit sieben bis acht Stunden Schlafdauer bis zu fünfmal wiederholen. Dabei verändern sich die prozentualen Anteile der Schlafphasen pro Zyklus allmählich. Gegen Morgen verlieren die Tiefschlafphasen an Länge, dagegen nehmen die Traumschlafphasen zu. Die Schlaftiefe verringert sich demnach zunehmend in der zweiten Nachthälfte. Dann überwiegt der psychisch erholsame REM-Schlaf gegenüber dem eher um Mitternacht vorherrschenden physisch erholsamen Tiefschlaf. Doch wir schlafen nie wirklich ganz ohne Pause, selbst wenn uns das so vorkommt.

Ein kurzes Aufwachen in der Nacht ist völlig normal. Wir erleben kurze Momente der Wachheit im Schlaf, mit oder ohne körperliche Aktivität oder Lagewechsel, oft ohne sie selbst bewusst wahrzunehmen. Wir drehen uns durchschnittlich zehn- bis zwanzigmal pro Nacht. Ob wir lieber auf dem Bauch liegen oder auf der Seite schlafen, ob in

Rückenlage oder in Embryonalposition – darüber entscheiden wir intuitiv. Aber auch die Außentemperatur und das Bett beeinflussen die Schlaflage und die kurzen Aufwachmomente.

In diese im Fachjargon als »Arousal« bezeichneten Zustände gerät Anna auch. Sie wälzt sich gerade in einem *Bewegungsarousal* von einer Seite auf die andere. Etwas scheint sie am Weiterschlafen zu hindern. Aber wir stören sie nicht, sondern lassen sie für eine Weile allein.

Ein ewiges Rätsel oder: »Schlafen aus der Innenperspektive«

Unser Film konnte in Wirklichkeit bisher nur einen sehr kleinen Teil des Schlafgeschehens »von außen« aufnehmen. Doch um wirklich etwas mehr vom Schlafen zu verstehen, sollten wir uns auch vor Augen führen, was beim Schlafen »innen« passiert. Am besten, wir halten den Film an, spulen zurück und gehen den Schlafzyklus noch einmal von Anfang an durch, um das unsichtbare Geschehen zu betrachten.

Beim Einschlafen hatte sich Anna hingelegt und die Augen geschlossen. Die Lider wurden ihr schwer. Tatsächlich nimmt die Durchblutung der Augendeckel mit steigendem Schlafdruck zu. Wir alle kennen dieses Phänomen als ein untrügliches Signal für unser Müdesein. Zu Kindern sagt man wortwörtlich: Du hast schon ganz kleine Augen. Auch Erwachsene reiben sich die Augen, um gegen die schweren Lider anzugehen. Doch irgendwann ist der Druck zu groß. Die Augen schließen sich, die Pupillen werden eng. Genau so, als ob sich innere Fensterläden schließen. Damit verschwindet auch das Licht als Wachimpuls und Weckreiz.

Gleichzeitig sinkt während der Einschlafphase der Blutdruck. Der Puls, der leise Schritt unseres Herzschlags, wird langsamer. Würden wir jetzt den Blutdruck messen, würde die Zahl vor dem Schrägstrich, im Fachjargon der systolische Wert, jetzt keine 120 wie üblich, sondern 110 anzeigen.

Der Kreislauf verlangsamt sich also, wird ruhiger und schaltet gewissermaßen auf eine sanfte Slowmotion um. Aber nicht überall im Körper. Die Durchblutung des Hirns bleibt während des Schlafens konstant. Verändert wird nur der Schwerpunkt dieser Arbeit. Im Nichttraumschlaf verteilt sich das Blut an die Seiten unseres Gehirns, zu den Temporallappen (Schläfenhirnlappen) hin, wo auch das Hörzentrum sitzt. Der Traumschlaf ist ähnlich dem Wachzustand, das Vorderhirn wird stärker durchblutet, aber auch die Parietalregion, die Scheitelhirnlappen. Welche tatsächliche Bedeutung diese Schwerpunktverlagerung in Hirnbereich hat, ist bisher noch nicht völlig geklärt.

Auch die Atmung wird ruhiger, in der Atemtiefe wie in der Frequenz. Damit vermindert sich im Schlaf auch die Luftzufuhr zur Lunge. Der Kohlendioxidgehalt im Blut steigt gering an, und wir »dämmern« schneller oder langsamer in den Schlaf – als wollte uns der Körper mit einer von ihm selbst hervorgerufenen und sehr sanften Form von Mini-Narkose in Orpheus' Reich hinüberhelfen.

Die jetzt eingeschlagene langsame Gangart des Kreislaufs bestimmt nun auch die Magen- und Darmbewegungen. Wenn wir erst spät und viel und schwer gegessen haben, spüren wir, wie sehr sich dann der Magen plagt. Die Passage der letzten Mahlzeit durch den Magen-Darm-Trakt dauert länger als tagsüber und kostet Kraft und Energie. Gleichzeitig nimmt die Magensäure im Schlaf zu, auch ohne späte Mahlzeit. Die Muskeln, die Mastdarm und Harnröhre verschließen, scheint der Schlaf nicht zu beeindrucken. Sie leisten zuverlässig während der gesamten Schlafzeit ihre

Arbeit. Ebenso die Zwischenrippenmuskeln des Brustkorbs und des Zwerchfells, die beide unsere Atmung unterstützen. Und nicht zuletzt ist in jeder Minute unseres Lebens auf den Herzmuskel Verlass. Auch beim Schlafen behält er seinen unermüdlichen Taktschlag bei.

Dagegen gönnen sich alle für die willkürlichen Bewegungen verantwortlichen Muskeln, zum Beispiel die der Arme und Beine, zur nächtlichen Stunde eine meist schwer verdiente Pause.

Annas Schlaflage und ihre ruhige Position haben uns das schon von außen erkennen lassen. Ihre Augenlider bleiben geschlossen. Das ist nicht nur eine Folge der Durchblutung, sondern auch ein Zeichen dafür, dass die Augenmuskeln unermüdlich weiterarbeiten. Und sogar die Muskulatur für Pupille und Augapfel bleibt wach. Interessant war die Entdeckung, dass ein bestimmter Muskel im Mittelohrbereich beim Schlafen eine besondere Aufgabe übernimmt. Er mindert die akustische Leitung zum Mittelohr. So ist es uns zwar nicht vollständig möglich, im Schlaf die Ohren zu schließen, aber die auditive Aufnahme wird recht hilfreich gedämpft.

Wir hören also im Schlaf nicht mehr so gut hin. Jedenfalls nicht bei gewohnter Klangkulisse und bei Tönen, die wir als »ungefährlich« herausfiltern. Die dennoch sensible Alarmbereitschaft unserer Ohren ist ein Rudiment aus früheren Entwicklungsphasen, als wir buchstäblich während der dunklen Nachtstunden »mit den Ohren sehen« mussten. Heute ist dieser Reflex in solch ausgeprägter Form gar nicht mehr erforderlich. Doch noch oft genug reagieren unsere Ohren viel sensibler, als sie müssten, selbst auf Geräusche, die ohne jede Bedrohung für uns sind, wie zum Beispiel Heizungsgeräusche im Winter.

Und noch ein Trick der Natur: Nachts ist auch die Urinproduktion in der Blase gedrosselt. Dank des Hormons Renin sorgen unsere Nieren dafür, dass wir auch in den Nachtstunden Salz und Wasser in ausreichender Menge im Kreislauf behalten – und deshalb nicht wegen voller Blase geweckt werden. Normalerweise. Denn natürlich spielt dabei die abendliche Trinkmenge oder eine Erkrankung von Blase oder Nieren eine störende Rolle.

Aber was passiert in unserem zentralen Nervensystem, im Gehirn, beim Schlafen? Auf diese Frage fanden die Forscher lange keine Antwort. Ein paradoxer Wirrwarr von äußeren Beobachtungen des Schlafs und des Schlafenden ergab wenig Sinn und ließ kaum Rückschlüsse auf die Vorgänge im Hirn zu. Das menschliche Innenleben während der Nacht blieb eine Terra incognita. Man konnte keinerlei Messungen vornehmen. Also erklärte man sich, was beim Schlaf physiologisch passiert, über Jahrhunderte nur mit Hypothesen.

Hypnos' Paradoxien oder:
Frühere Erklärungsmodelle

Erinnern wir uns kurz an die ersten Forschungsansätze im 19. Jahrhundert. Ganz naheliegend schlussfolgerte man aus den äußeren Beobachtungen, dass der Mensch Sinnesreize braucht, um wach zu bleiben – sonst schläft er ein. Die These lautete: Ohren, Augen, Nase, Haut und Zunge müssen beschäftigt sein. Wenn die Stimulation der Sinne aussetzt, bleibt dem Menschen gar nichts anderes übrig, als einzuschlafen.

Diese so genannte *sensorische Theorie* war eines der ersten wissenschaftlichen unter den historischen Erklärungsmodellen für den Schlaf. Ein praktischer Arzt aus Berlin,

Wolf Davidson, hatte zwar bereits 1796 eine Abhandlung über den Schlaf verfasst. Darin ging es um psychologische Erscheinungen wie um Ursachen der Träume und um das Nachtwandeln. Doch erst 1863 wurde der Zusammenhang zwischen Schlafen und Sinnen in einer Dissertation des Leipziger Arztes Ernst Kohlschütter über die »Messungen der Festigkeit des Schlafes« wissenschaftlich belegt.[1]

Kohlschütter untersuchte eine ganze Reihe von schlafenden Versuchspersonen. Er weckte sie mit Hilfe eines Pendels, das er gezielt aus unterschiedlichen Höhen auf eine Schiefertafel fallen ließ. Unermüdlich variierte der Forscher Schallhöhe und Lautstärke. Am Ende seiner Versuchsreihe stellte er fest, dass »die Festigkeit und die Tiefe des Schlafes und dessen Länge nicht identisch sind mit dem Gefühl der Stärkung und Erquickung beim Erwachen. Sonst müssten wir entsprechend dem Experiment durch zweistündigen Schlaf ebenso gestärkt sein wie durch achtstündigen Schlaf.« Heute wissen wir, dass die unterschiedlichen und immer wiederkehrenden Schlafphasen die verschiedenen Werte für die Weckschwelle gegen äußere Reize bedingen. Diese Weckschwelle steigt vom Einschlafen zum Tiefschlaf hin an. Es gibt dabei sogar Momente, in denen wir uns wegtragen lassen könnten – eben im Tiefschlaf. Aber während des Traumschlafs wird die Weckschwelle wieder niedriger, und wir wachen leichter auf.

Mit diesem Erklärungsmodell hatte Kohlschütter schon zur damaligen Zeit viel mehr neue Fragen aufgeworfen als offene Probleme gelöst. Immerhin ließ sich nach Kohlschütters Weckversuchen beweisen, dass das Einschlafen mit dem »Verlust der sensorischen Reizwahrnehmung einhergeht«. Und schon zu seiner Zeit war den meisten aus eigener Erfahrung bekannt, wie sehr wir trotz erhöhter Reizschwelle auch im Schlaf Gefangene von bestimmten

Gewohnheiten und äußeren Umständen bleiben – und dass Weckreiz nicht gleich Weckreiz ist. Ein Zeitgenosse Kohlschütters bemerkte, dass »manche sorgsame Mutter durch das leiseste Geräusch ihres Kindes geweckt [wird], während sie beim Schnarchen des Ehemannes oder sonstigen gewöhnten Lärm nicht erwacht«.[2]

Bis heute stellt sich dem einen oder anderen jungen Elternpaar in diesem Zusammenhang oft die gleiche paradoxe Frage: Warum kann der frischgebackene Vater das fordernde oder winselnd-klagende Schreien des Babys erst dann hören, wenn die Mutter einmal nicht in der Nähe ist? Weiß er hingegen, dass die Mama zu Hause und in Hörweite des Kindes ist, weckt ihn das größte Geschrei kaum auf. Dann kann er das ganz einfach überhören. Immerhin wissen wir heute, dass für dieses Phänomen des »Ausfilterns« der so genannte Hyperarousal-Status verantwortlich ist. Der sorgt für hochsensible fünf Sinne auch während der Nacht.

Ein weiteres Aufsehen erregendes Experiment ist aus dem Jahr 1877 überliefert. Der Nervenarzt Adolph Strümpel hatte in seiner Klinik einen fünfzehnjährigen Schuhmacherlehrling untersucht, der wegen eines seltenen Nervenleidens in Behandlung war. Ein Patient, »bei dem die Temperatur-, Tast- und Schmerzempfindung, Geruchs- und Geschmackssinn sowie die Empfindung des Stuhl- und Harndrangs fehlten. Schließlich trat noch eine Erblindung des linken Auges und Taubheit des rechten Ohres ein. Wenn man die restlichen beiden Reiz wahrnehmenden Organe, nämlich das rechte Auge und das linke Ohr, verschloss, schlief der junge Mann sofort ein.«[3] Kohlschütters These schien sich also zu bestätigen.

Wir greifen der Geschichte vor: So ist es aber nicht. Heute ist längst bekannt, dass wir auch ohne jegliche Reizwahrnehmung wach bleiben können und dass dafür das »Wachzentrum« im Hirnstamm verantwortlich ist.

Aber erst einmal zurück zu den fast vergessenen Pionieren der wissenschaftlichen Schlaferkundung. Neben der »sensorischen Theorie« erklärte man sich Ende des 19. Jahrhunderts den Schlaf bereits zusätzlich mit Hilfe der so genannten vaskulären Theorie, die auch als »Saft-Theorie« oder »Gefäß-Theorie« bezeichnet wurde.

Bei diesem Erklärungsmodell gingen die Wissenschaftler davon aus, dass sich im Schlaf das Blut im Körper umverteilt. Man glaubte, es sinke dabei gewissermaßen vom Kopf in den Darm. Gleichzeitig vermutete man, dass sich während des Tages so genannte Hypnotoxine (Schlafstoffe) im Körper anreichern würden. Man vermutete, dass vor allem ihretwegen der Schlaf eintrete. Allein wenn sie durch den Schlaf wieder abgebaut würden, könne der Mensch morgens aufwachen.

Eine Bestätigung für dieses Modell fand sich unter anderem bei den legendären Tierexperimenten der französischen Forscher René Legendre und Henri Piéron. Sie entnahmen Blut von Hunden, die künstlich vom Schlaf abgehalten wurden. Das Blut der müden Hunde übertrugen sie auf wache und putzmuntere Artgenossen, die daraufhin sofort einschliefen. Also schlussfolgerte man: Hypnotoxine schien es tatsächlich zu geben. Doch noch im selben Jahr, 1901, als diese Ergebnisse veröffentlicht wurden und für großes Aufsehen sorgten, räumte Professor Georg von Bunge auf einem psychologischen Kongress in Basel ein: »Wir haben unsere Betrachtungen über die Thätigkeit des Gehirns zu Ende gebracht. Unsere Erkenntnisse über den Schlaf sind sehr dürftig. Die Nothwendigkeit des Schlafes ist ein Erfahrungssatz. Aber a Priori ist sie nicht ohne weiteres einzusehen. Zur Beurtheilung des

Schlafes gilt nur ein einziges Mittel. Wie schnell weckt man auf ...«[4]

Bunge stand zu Anfang des 20. Jahrhunderts vor der gleichen Frage wie seine Vorgänger. Auch ihm fehlte trotz neuerer Erkenntnisse noch immer die Möglichkeit, den Schlaf präzise zu untersuchen und zu messen.

Wir machen einen kleinen Zeitsprung und weisen schon jetzt auf das dritte, bis heute gültige Erklärungsmodell für den Schlaf hin. Mit ihm fasste der Schweizer Schlafforscher Alexander Borbély die seither gewonnenen und gar nicht mehr dürftigen Erkenntnisse der Schlafforschung zusammen und beschrieb, dass sich unser Schlaf durch eine weiterentwickelte Synthese aus beiden historischen Modellen erklären lässt. Borbély nannte es das Zweiphasenmodell. Tatsächlich steht sein Erklärungsversuch auf den Fundamenten der beiden früheren Hypothesen. Borbély fügte in seiner Abhandlung die Saft-Theorie als Ausdruck der homöostatischen Regulation hinzu. Das ist jene körpereigene Selbstregulation, die einen stabilen Körperzustand aufrechterhält. Sie reguliert zum Beispiel die Körpertemperatur in der Nacht wie am Tage und hält sie innerhalb gewisser Grenzen auf einem konstanten Niveau.

Darüber hinaus ergänzte Borbély den bisherigen Ansatz, indem er darauf hinwies, dass diese Regulation der inneren Körperfunktionen nicht allein für die Schlaf-Wach-Balance ausreicht. Sie wird im gleichen Maße von unserer inneren Uhr beeinflusst, die fast synchron mit unserem geophysikalisch vorgegebenen 24-Stunden-Rhythmus (dem so genannten zirkadianen Rhythmus) tickt. Tatsächlich braucht sie 24,2 Stunden; sie geht also – ließe man sie gewähren – immer ein bisschen nach.

Unterm Strich lieferte das Borbély'sche Zweiphasenmodell erst 1980 die wissenschaftliche Begründung, warum nur ein hoher zirkadianer Schlafdruck in Kombination mit den passenden homöostatischen Voraussetzungen einen erholsamen Schlaf herbeiführen kann. Erst dann sind wir »bereit fürs Bett«. Das ist auch der Grund, warum die Schlafbereitschaft und die Schlafzeit miteinander harmonieren müssen, wenn wir tatsächlich ausgeschlafen aufwachen wollen.

Borbélys Zweiphasenmodell wurde später von den Amerikanern Dale Edgar und William C. Dement weiterentwickelt zum so genannten Gegenprozessmodell. Es beschreibt die Fähigkeit, durch einen unabhängigen inneren Stimulus wach zu bleiben – durch unsere innere Uhr –, und die Fähigkeit durchzuschlafen dank des Umstands, dass der Organismus genügend Schlafschuld aufgebaut hat. Der Schlaf kann sich vor allem dann frei entfalten, wenn innere und äußere Stimuli sowie die unabhängigen Wachprozesse aktiv im Zaum gehalten werden. Zugespitzt formuliert: Wir schlafen, wenn genügend Schlafdruck dem Aufwachen entgegenwirkt. Hauptregulator für unseren guten Schlaf ist demnach unsere innere Uhr. Die Homöostase ist ein sichernder Zweitregulator.

1993 fanden die Schlafforscher Bruce McEwen und Eliot Stellar noch eine dritte Komponente für das komplizierte Zusammenspiel zwischen homöostatischer und zirkadianer Regulation – den allostatischen Schlafdruck. Mit der Allostase werden die gesamten Sinneseindrücke und Aktivitäten des Tages und unser Ermüdungsstatus berücksichtigt. Auch die Ernährung oder sportliche Bewegung spielen hier eine Rolle. Sie wirken auf unseren Schlaf ein und haben Einfluss auf die nächtlichen Weckreaktionen, die Arousals.

Ein anderes Beispiel für den Einfluss der Allostase: Im beschriebenen Fall der jungen Mutter kommt es zum »oberflächlichen Schlaf« – einem Zustand hypersensibler Aufmerksamkeit für ihr neugeborenes Baby –, und trotz Müdigkeit wird sie vom leisesten Ton geweckt. Mit diesem allostatischen Schlafdruck war der dritte Regulator beschrieben.

Diese jüngsten Erkenntnisse über den Schlaf waren auch deshalb möglich, weil den zeitgenössischen Schlafforschern im Unterschied zu den genannten Pionieren der Schlafmedizin relevante Werkzeuge zur Verfügung standen, um den Schlaf zu »messen«.

Die Schrift des Schlafes oder:
Die Erfindung des EEG

Auch bei dieser wichtigen Entdeckung war Fortunas Fußtritt, als Zufall getarnt, zu Hilfe gekommen. In den zwanziger Jahren des 20. Jahrhunderts experimentierte an der neuropsychiatrischen Universitätsklinik zu Jena Direktor Hans Berger mit zahlreichen Elektroden, die er an der Schädeloberfläche von Versuchspersonen fixierte. Die elektronischen Ableitungen ergaben auf dem Protokollpapier seltsame Zickzack-Kurven, die ihn faszinierten. Es waren die grafischen Echos der Spannungsschwankungen im Gehirn, die ein Tintenstift als wellenförmiges Diagramm präzise aufs Papier brachte. Berger hoffte, mit diesem Gerät, einem Röhrenverstärker von Siemens, bald eine Art »Hirnspiegel« entwickeln zu können.[5] Aber für das allumfassende Spiegelbild der komplexen Hirnprozesse reichte seine Erfindung noch nicht aus. Trotzdem ging Berger als ein Wegbereiter der Hirnforschung in die Geschichte ein. Dank dieser rätselhaften Kurven wurde er 1928 zum Vater des Elektroenzephalogramms (EEG).

Der Geburtsstunde des EEG gingen seit 1925 einige

Jahre des Experimentierens und Rätselns voraus. Immer wieder studierte der Psychiater die endlosen Kurven, ohne sich über die wissenschaftliche Relevanz seiner Entdeckung im Klaren zu sein. Bei Versuchen mit seinem jüngsten Sohn kam er zum ersten Mal hinter den möglichen Sinn dieser Linien. Genau in dem Moment, als das Kind einschlief – wahrscheinlich, weil ihm die lange Sitzerei unter Vaters Strippen zu langweilig wurde –, veränderten sich die Diagramme. Die Kurven »schalteten« rapide um und »beschrieben« sichtbar jene bisher nur geahnten geheimnisvollen Unterschiede zwischen einem aktiven und einem ruhenden Nervenzentrum.

Das Einschlafen ließ sich regelrecht mitlesen: Aus starken Zickzack-Linien mit heftigen Amplituden wurden sanfte Wellen, sobald der Mensch schlief. Dank der EEG-Kurven – die wir im sechsten Kapitel noch erläutern – wurde der Wechsel zwischen Wachsein und Schlafen fortan deutlich erkennbar und ließ sich schmerzlos untersuchen.

Berger, der zunächst die weitreichenden Folgen seiner Entdeckung noch gar nicht ermessen konnte, vertiefte die Studien und präsentierte seine Ergebnisse schließlich 1929 der Öffentlichkeit.

Bald bestätigten ähnliche Untersuchungen an anderen Forschungszentren die Relevanz von Bergers Erkenntnissen. In Berlin entwickelte man am Kaiser-Wilhelm-Institut für Hirnforschung einen so genannten Neurographen und forschte damit weiter an den Unterschieden zwischen wachen und schlafenden Menschen.[6] Alois Kornmüller gehörte hier zu den aktiven Vorreitern für die klinische Elektroenzephalographie. Wesentliche Unterstützung bekam er durch den Ingenieur Jan Friedrich Tönnies. Der Forscherdrang und der Enthusiasmus der beiden Männer schienen grenzenlos. Bei einem spektakulären Selbstversuch ließ sich Tönnies von Kornmüller die Kopfhaut öffnen und den Schädelknochen bis zur inneren Kopfhaut durchbohren, um EEG-Ableitungen aus unterschiedlicher Entfernung von der Hirnrinde zu erhalten und sie miteinander vergleichen zu können.[7] Es sollte zum Glück bei dieser einen Pioniertat bleiben. Bis heute bescheidet man sich bei EEG-Ableitungen auf Untersuchungen an der Oberfläche des Kopfes.

Mit Bergers Entdeckung begann für die Schlafforschung das Zeitalter der exakten Vermessung. Gut fünftausend Jahre, nachdem die Sumerer mit der Keilschrift das älteste Alphabet der Menschheit entwickelt hatten, und sechshundert Jahre nach der Erfindung des Drucks mit beweglichen Lettern durch Johannes Gutenberg fand man im EEG die »Schrift des Schlafes«. Unsere Großeltern wussten von der epochalen Erfindung ihres Zeitgenossen Berger so gut wie gar nichts. Oder man hörte in der Öffentlichkeit, wenn überhaupt, nur vage von einer Erfindung des EEG.

Es gab auch keinen Grund zur Eile. Jahrhundertelang hatten sich die Menschen ihren Reim auf diese rätselhafte Pause in der Nacht gemacht. Der Schlaf trat Tag für Tag als ein Mysterium in ihren Alltag.

Ein Geschenk Gottes oder:
Schlaf in vorwissenschaftlichen Erklärungen

Tatsächlich empfand der Mensch in prähistorischen Zeiten und der Antike den Schlaf schon immer als einen Widerspruch. Als ein »Beides in einem«. Er war unseren Vorfahren unheimlich – und galt ohne jeden Zweifel trotzdem als segensreich. Man fand ihn rätselhaft – und ebenso schön und erholsam. Er wurde gepriesen – und gleichzeitig galt es als eine erstrebenswerte Aufgabe, seinen Schlaf bezwingen zu können.

Schon für unsere frühen Vorfahren war der Schlaf ein Geschenk der Götter. Er wurde beschworen wie reiches Jagdglück, große Herden von Pferden und Rindern, die Liebe der Frauen und der Segen vieler Kinder. Schon auf den riesigen archaischen Felszeichnungen der Garamanten, die im Akakus-Gebirge der libyschen Sahara von dieser frühen Besiedlung zeugen, wurden Figuren in schlafender Position verewigt.

Zur Pharaonenzeit im alten Ägypten huldigten die Menschen im Nil-Tal dem Gott Bes, der für sie der Hüter des Schlafes war. Er schützte Haus und Herd und gab Obacht auf die Kinder.

Auch in der Antike schrieb man einer Gottheit die Macht über die Schlafenden zu. Bei den Griechen verkörperte Hypnos den Herrscher über den Schlaf. Sein Bruder Thanatos war für den Tod verantwortlich. Doch genau genommen waren Thanatos und Hypnos Zwillingsbrüder, die Söhne von Nyx, der Göttin der Nacht. Und nicht Thanatos, sondern allein Hypnos gab der Dichter Homer den sehr zutreffenden Beinamen »Allbezwinger«. Denn selbst die Götter auf dem Olymp mussten sich seiner Macht beugen und einschlafen, wenn der Tag lang war. Allein das Sterben blieb den Menschen vorbehalten. Die Erfahrung des Todes besaßen die Unsterblichen nicht.

Doch die Allmacht des Schlafes war nur eine der vielen Charaktereigenschaften, die man ihm zuschrieb. Öfter als erwünscht zeigte sich Hypnos wankelmütig und launisch. Manchmal blieb er ganz aus.

Am Schlafmangel hatten auch schon frühere Generationen zu leiden. Zur Besänftigung seiner Launen wurde der Schlafgott in Skulpturen, in Zeichnungen oder auf Vasenbemalungen verehrt und als geflügelter Jüngling gestaltet. Wie bei Eros, dem Liebesgott, symbolisierten bei ihm die Flügel sein unmerkliches Kommen und Gehen. Auf leisen Sohlen, wie ein Hauch schwebend, ging er seiner Arbeit nach. Ein Stab und ein Horn, gefüllt mit Schlummersäften und Mohnkapseln, gehörten zu seinen Werkzeugen. In der Antike stellte man sich bildhaft vor, dass Hypnos mit ihrer Hilfe abends heimlich Schlafsaft über die müden Lider der Menschen gießt. Dieser geheimnisvolle Saft schien zu erklären, warum die Menschen am Ende des Tages einschlafen müssen.

Bei den Germanen beherrschte ein frühes Vorbild des Sandmanns die Kunst, die Menschen abends in den Schlaf zu schicken. Denn das Einschlafen selbst war den Menschen der Vorzeit am wenigsten geheuer – der Wechsel vom Wachsein zum Schlafen. Man fürchtete sich davor, am Morgen nicht wieder aufzuwachen. Andererseits wusste man bereits: Wenn der Segen des Schlafs ausblieb, war Gefahr im Verzug für Körper und Geist. Wer nicht gut schlief, wurde irgendwann krank. Man suchte schon nach einer Erklärung dafür. Platon dachte über das Aussetzen der Schläfrigkeit und den Schlaf nach. Aristoteles erklärte sich das Schlafen mit dem Einfluss der Wahrnehmungen und der Nahrung, die zu einer den Schlaf fördernden Wärmeproduktion führe. Wenn man so will, waren das schon frühe sensorische Erklärungsmodelle. Es gab sogar schon so etwas wie eine antike Schlafmedizin, denn man wendete die Heilkraft des Schlafes gezielt an. Im griechischen Epidauros, am Tempelplatz des Aklepios, ließ man Kranke unter Aufsicht von Priestern in »heiligen Hainen« zur Genesung schlafen.

Auch in der christlichen Schöpfungsgeschichte spielte der Schlaf eine eminent wichtige Rolle. Es steht geschrieben, Gott habe Adam in tiefen Schlaf versetzt, um ihm die Rippe für Evas Erschaffung zu entnehmen. Aber nicht nur im Alten Testament, an vielen Stellen wurde in der Bibel guter Schlaf als unerlässlich für das Wohl der Menschen beschrieben. Nachtgebete mit der Bitte um Beistand werden bis heute gesprochen, und viele von ihnen enden mit den Worten »... der Herr behütet dich«.[8]

Diese Vorsicht lässt sich leicht erklären. Jeder Schlafende war schutzlos, angreifbar, wehrlos. Für guten Schlaf hatte man vorausschauend Sorge zu tragen. Schon zu Zeiten, als der biblische Jakob von der himmlischen Leiter träumte, wussten die Menschen, für guten Schlaf brauchten sie Schutz. Ebenso Ruhe, einen Rückzugsort und halbwegs stabile Wärme während der Nacht. Und daran hat sich im Wesentlichen bis heute nichts geändert.

Zurück zu unserer Filmkamera: Sie zeichnet gerade heftige Bewegungen auf. Irgendeine dieser Ur-Voraussetzungen für ruhiges Schlafen scheint Anna Rosenthal bei ihrer Probenacht zu vermissen.

Die Schlafsicherung:
Wie das Zweiphasenmodell funktioniert

Gehen wir der Sache auf den Grund: Anna schläft jetzt unruhig und dreht sich wieder und wieder um. Sie wendet sich vom Fenster zur Wand, wälzt sich wieder zurück, zieht die Decke über die Schulter und schlummert weiter.

Wir wollen jetzt erklären, auf welche Art die Natur ihre geniale Erfindung Schlaf »sichert«. Die Frage ist ja: Warum können wir sogar dann einschlafen oder weiterschlafen, wenn äußerlich vieles dagegenspricht? Wenn uns absolut nicht nach Schlafen zumute ist – zum Beispiel wegen

Sorgen oder Stress oder in glücklichen Momenten voller Übermut?

Fragen Sie sich selbst, und sicher werden Sie sich an solche Momente erinnern. So mancher hat schon die eigene Hochzeitsnacht verschlafen und fühlte sich »vom Schlaf übermannt«, kurz nachdem der letzte Gast gegangen war. Dabei verhieß doch diese Nacht der Nächte etwas ganz anderes ...

Oder was geschieht im Katastrophenfall? Denken wir an die Evakuierten aus New Orleans im Spätsommer 2005, als die Hurricans »Katrina« und »Rita« vom Meer kommend über das amerikanische Festland fegten. Nächtelang mussten die Flüchtlinge auf Feldbetten, auf blankem Boden, in Massenunterkünften verbringen, und dennoch schliefen sie letztendlich ein. Inmitten von fremden Menschen, beim Krach der Sicherheitsdurchsagen, bei hellstem Licht und trotz aller Sorgen um die Vermissten, um die verlassenen Wohnungen und um die Häuser. Auch hier gilt der Erfahrungssatz des alten Professors Bunge: »Wir müssen schlafen.«

Aber warum ist sich die Natur da so sicher?

Wie schon beschrieben, ist mit Borbélys Zweiphasenmodell erklärt worden, dass unser Schlaf dann eintritt, wenn der homöostatische Schlafdruck sehr hoch ist und die zirkadianen Rhythmen das Schlafbedürfnis verstärken. Aber wenn wir es genau nehmen, funktioniert diese Regulation sehr viel komplexer. Auch wenn es sich mit unserer Sprache nicht besonders schlüssig ausdrücken lässt und recht unentschieden klingt: Unsere Schlaf-Wach-Regulation ist starr und flexibel zugleich. Ein individuell eingespieltes System, das sich als recht dynamisch und relativ anpassungsfähig erweist. Wir können den festen Stundenplan, den uns die Natur zwischen Wachen und Schlafen vorschreibt, in Ausnahmefällen schon mal ignorieren und überlisten. Schichtarbeiter schlafen gegen die innere Uhr, und sie versuchen, damit zurechtzukommen. Aber nicht nur durch Nachtarbeit, auch bei Zeitzonenreisen oder beim Sparen am Schlaf bringen wir unser homöostatisches Innenleben durcheinander. Bei dem einen wird sich das weniger auswirken, bei dem anderen mehr. Aber niemand kann ganz vergessen und ignorieren, dass er schlafen muss.

Unabhängig von unserem Wollen und Wissen stellt sich Schlaf wortwörtlich ein. Dafür beginnt sich bei jedem von uns schon während der ersten vier Lebensmonate so etwas wie eine »innere Uhr« einzurichten. Sie hat kein Zifferblatt. Aber wir können an drei unabhängigen Stellgrößen ablesen, ob es gerade Zeit dafür ist, zu schlafen oder aufzuwachen. Diese Anzeiger sind aus heutiger Sicht die innere Körpertemperatur, das Urinvolumen und die Menge an Wachstumshormon im Blut.

Als Taktgeber für das alles, gewissermaßen als der Rhythmus-Schrittmacher unserer inneren Uhr, arbeitet ein reiskorngroßes Neuronenbündel, der suprachiasmatische Nukleus (SCN). Seine Bedeutung und Arbeitsweise wird im vierten Kapitel noch genauer beschrieben. Hier »tickt« das Zentrum unserer Nervenuhr und sorgt fast unbeirrbar für den richtigen Einsatz. Der SCN dirigiert auch unseren individuellen Hormonstatus. Er behält alles unter Kontrolle, so wie ein Konzertmeister sein Orchester im Auge behält. Wie nach einer Partitur gibt der SCN den Takt vor und entscheidet, ob wir gerade ein hellwaches Fortissimo oder ein verschlafenes Adagio durchleben. Und gleichzeitig bzw. parallel dazu spielt die Homöostase, der Energiehaushalt unseres Körpers, eine entscheidende Rolle.

Die Schlafforscher nennen das uns schon bekannte Beziehungspaar, das unser Schlafen und Wachen bestimmt, die zirkadiane Regulation und die Homöostase. Ein anderes für den Schlaf-Wach-Rhythmus zuständiges Beziehungspaar ist die Thermoregulation und der Metabolismus.[9]

So aneinandergereiht klingt die Sache ziemlich kompliziert. Und ihre Zusammenarbeit ist auch wirklich gar nicht so leicht zu beschreiben. Aber gehen wir zunächst einmal die dafür zuständigen Steuerelemente durch.

Die für das Wachzentrum tätigen Botenstoffe sind unter anderem:

Noradrenalin

Serotonin

Acetylcholin

Histamin

Orexin.

Zu den für das Schlafzentrum verantwortlich tätigen Botenstoffen gehören:

GABA (Gamma-Aminobuttersäure)

Galanin.

Darüber hinaus gibt es weitere Botenstoffe und Hormone, die den Schlaf-Wach-Rhythmus beeinflussen. Das sind, soweit heute bekannt:

Adenosin

Prostaglandin (D2)

Interleukin 1 beta

Tumornekrosefaktor alpha

Gluthadion

Glutamat

Cortisol

Ghrelin

Melatonin

Wachstumshormon

Substanz P.

Wir wollen drei dieser Hormone genauer betrachten. Das Hormon Melatonin wird vom Körper verstärkt in der Nacht bei anhaltender Dunkelheit ausgeschüttet. Wenn die Sonne scheint, ist seine Produktion gedrosselt. Kein Wunder also, dass es Melatonin, einmal entdeckt, in den letzten Jahren als »Schlafhormon« zu regelrechter Berühmtheit gebracht hat – vor allem als hilfreiches Mittel gegen die Jetlag-Beschwerden, die nach einem Zeitzonenwechsel auftreten können. Eine repräsentative Umfrage ist uns zwar nicht bekannt, aber es scheint nur wenige Piloten zu geben, die dieses Medikament nicht kennen.

Das körpereigene Melatonin, das in der Zirbeldrüse des Gehirns produziert wird, spielt beim Einschlafen tatsächlich eine Sonderrolle im Zusammenwirken aller Hormone, die den Schlaf beeinflussen. Melatonin ist der Vermittler des zirkadianen Schlafdrucks.

Für eine Art Gegengewicht sorgt Cortisol, das zur Gruppe der Zuckerhormone gehört. Es kurbelt den Blutzuckerspiegel an und stellt unter den Hormonen einen der wichtigsten Wachmacher dar. Cortisol wird deshalb auch, und oft sehr dramatisch, als ein »Stresshormon« beschrieben. Tatsächlich birgt es bei hoher Ausschüttung ein Risiko für Menschen mit bekannten Herz- und Kreislaufbeschwerden, vorzugsweise in den Morgenstunden. Dann ist das Risiko, einen Herzinfarkt, eine Herzrhythmusstörung oder einen Schlaganfall zu erleiden, genau aus diesem Grund am höchsten.

In normalen Fällen aber erledigt das Cortisol seine Arbeit sehr sanft in Harmonie mit den anderen Stimmen im Hormonkonzert und sorgt mit zunehmendem Tageslicht beim Schlafenden allmählich dafür, dass er langsam aus Morpheus' Reich zurückkehrt und wieder in den Tag findet.

Alle Hormone, die erwähnten und die nicht genannten, unterliegen einem strengen Tag-Nacht-Regime. Doch speziell für Cortisol wurde in den vergangenen Jahren nachgewiesen, dass neben dem zirkadianen noch ein semizirkadianer Rhythmus mitspielt. Das ist eine gar nicht so unbekannte Melodieüberlagerung. Wir erleben diesen Cortisolausstoß gegen sechs Uhr abends und nehmen diesen zweiten Weckruf des Tages recht gerne an. Und noch dazu – als würden diese beiden verschiedenen Taktlängen nicht schon reichen – schwingt die Cortisolproduktion auch noch in einem internen ultradianen Takt. Das heißt, dieses Hormon beherrscht uns den ganzen Tag, wenn auch unmerklich. Faktisch erleben wir so regelmäßig sehr kleine und immer wiederkehrende »Weckimpulse«. Diese minimalen Cortisolstöße haben eine Taktfrequenz von zirka 0,6 Stunden und sorgen etwa alle vierzig Minuten für ein freundliches, aber kleines »Leistungshoch«, das nachfolgend allerdings von einem minimalen »Tief« in der hormonellen Schwingungskurve abgelöst wird. Doch glücklicherweise werden uns diese internen »Pausen« oft gar nicht bewusst.

Ein weiterer Mitspieler, der guten Schlaf fördert, ist Vasopressin (ADH – antidiuretisches Hormon), ein Stoff, der eine stark gefäßverengende Wirkung hat. Wir könnten auch »Dursthormon« dazu sagen. Vasopressin spielt neben den beiden zuvor genannten Hormonen für die Schlaf- und Wachfunktion eine nicht zu unterschätzende Rolle. Es minimiert die Urinproduktion während der Schlafzeit im Einklang mit dem bereits erwähnten Renin. Ohne deren Arbeit würde unsere Nachtruhe viel zu oft unterbrochen, wie man sich gut vorstellen kann.

Für Anna Rosenthal ist gegen drei Uhr am Morgen solch eine Unterbrechung unumgänglich, und sie ahnt, warum. Vor dem Schlafen hat sie noch einmal viel getrunken. Sie wacht deshalb auf, fällt aber nach dem Gang zur Toilette sofort wieder auf ihre »Probecouch« zurück. Dabei fröstelt sie ein wenig. Sie zieht sich die Decke jetzt bis zur Nase hoch.

Unter der Decke

Bekanntlich gehören wir Menschen zur Gruppe der gleichwarmen (endothermen) Organismen. Wir halten unsere Körpertemperatur normalerweise stabil, und zwar auf einem Wert um zirka 37 Grad Celsius. Unabhängig davon, ob die Außentemperaturen in Rekordhöhen schießen oder auf frostige Minusgrade absinken. Erst abends, wenn wir müde werden, sinkt unsere innere Temperatur ein wenig, so geringfügig, dass wir es kaum spüren. Doch dieses subtile Signal reicht, um zu merken, dass sich unser Körper zum Schlafen bereit macht. Wir wollen ruhen, liegen, möchten einfach unter die Decke. Treffen wir den richtigen Zeitpunkt – unser Schlaffenster –, dann schlafen wir ohne Probleme ein.

Im Schlaf kühlt sich unser Körper weiter ab. Oft merken wir das zuerst an den Füßen und an den Händen. Auch bei Anna ist das ein Grund für Bewegung und für ein kurzes Arousal, eine unbewusste Weckreaktion. Während ihre Hände unter der Decke waren, lagen ihre Füße frei. Erst nachdem Anna sie unter die Bettdecke gezogen hat, kann sie weiterschlafen. Bis zu einem halben Grad rutscht die Temperatur schließlich nach unten. Für diese Temperaturregulation schwitzen wir zuweilen recht heftig, ein Zeichen der Wärmeabgabe über die Haut, die durch eine Weitstellung der Hautgefäße möglich wird. Handflächen und Füße sind die ersten Körperpartien, bei denen diese Regulation einsetzt. Frauen spüren das oft eher als Männer, vor allem, wenn sie einen niedrigen Blutdruck haben. Ihnen ist dann an Händen und Füßen kalt, ein Grund, warum man die so genannten Schlafsocken erfand.

Es ist wissenschaftlich erwiesen, dass die optimale Wohlfühltemperatur für einen guten Schlaf – unter der Decke und auf nackter Haut gemessen – bei 29 Grad liegt. Anna kann das so genau nicht wissen. Das muss sie auch nicht. Atmung und Haut sorgen ganz allein dafür, dass wir, Wärme abgebend, besonders gut in den Schlaf hineinfinden und den Schlaf erhalten.

Müssen wir für den Erhalt oder das Absenken der Körpertemperatur schwitzen, tun wir dies ausschließlich im Tiefschlaf und fast nie im Traumschlaf. Anders ist es, wenn wir stattdessen Wärme brauchen, um nicht zu frieren, weil wir zum Beispiel auf einer Berghütte in kalter Umgebung schlafen. Wir ziehen dann die Decke eher fester um uns oder sehen uns nach einer zweiten Decke um.

Also nicht nur wegen der Schutzfunktion erfanden unsere Vorfahren die Betten als besonderen Schlaf-Ort. Felle, Stroh, Decken und später die Matratze dienten als unverzichtbarer Wärmeschutz. Müssten wir im Kalten schlafen oder auf feuchten Moosen im Wald liegen, dann würde ein Kältezittern einsetzen, einzig, um uns wieder Wärme zuzuführen. Der Schlaf wäre dadurch gestört.

Außerdem würde sich das Zittern auf unsere Energiebilanz auswirken. Denn im Schlaf wollen wir ja eigentlich weniger Energie verbrauchen und die Kräfte regenerieren und uns deshalb zum Beispiel zu große Wärmeverluste ersparen. Aus diesem Grund bewegen wir uns auch nicht im Schlaf, oder eben viel, viel weniger.

Um nicht zu frieren, decken wir uns zu, rollen uns ein und sind bis heute den Erfindern des Bettes, des Bettzeugs und allen Federlieferanten dieser Welt von Herzen dankbar.

Anna, die jetzt um kurz nach drei Uhr die zweite Nachthälfte durchlebt, hat ihren niedrigsten, kältesten Körpertemperaturwert erreicht. Sie fröstelte schon, als sie auf dem Weg ins Badezimmer unter der Decke hervorkam. Deshalb beeilte sie sich, legte sich erleichtert wieder ins warme Bett und gleitet nun hinein in ihre letzte Runde Schlaf.

Rein quantitativ betrachtet sind die mit dem Temperaturabfall einhergehenden Veränderungen gar nicht so bedeutend. Die Energieeinsparung für den Stoffwechsel (Metabolismus) durch die etwas abgesenkte Körpertemperatur sowie durch die ruhige Lage (Immobilisation) im Schlaf beträgt nur etwa fünf bis elf Prozent. Es kann auch gar nicht viel mehr eingespart werden, weil sich das Schlafen als ein überaus aktiver und dynamischer Zustand darstellt, wie wir jetzt wissen.

Kurzum: Schlafen kostet Kraft. Neben dem Erhalt der nur gering gesenkten Körpertemperatur verbrauchen die kurzen unmerklichen Wachmomente (Arousals) und die Bewegungen beim Wechsel der Körperlage Energie. Das ist übrigens auch eine Erklärung dafür, warum wir manchmal nach langen Stunden im Bett am Morgen wie gerädert aufstehen. Dann hat uns wahrscheinlich – durch welchen Weckreiz auch immer – etwas gestört: Egal ob Lärm, Kälte, Urindrang, Juckreiz, das Schnarchen im Nachbarbett oder unruhig zuckende Beine – uns brachte der Schlaf keine Erholung, sondern Stress durch die vielen Unterbrechungen, die Arousals.

Dazu gehören auch die so genannten Mikro-Arousals, Aufwachmomente, mit denen keine großen Bewegungen oder Körperlagewechsel einhergehen und die uns dennoch mehr Kraft kosten, als wir denken. Jeder, der an einer belebten Straße schläft, kennt diese quälende Sorte der Arousals, aber auch etwa ein herzschwacher Patient, der nachts seinen Puls spürt, ein Allergiker, den es nachts juckt, ein Asthmatiker, dem nachts die Luft wegbleibt, oder der Osteoporose-Kranke, dessen Kreuz nachts schmerzt – es gibt viele Gründe, weshalb die lange gar nicht oder kaum beachteten Wachmomente in der Schlafforschung der vergangenen zehn bis fünfzehn Jahre an Bedeutung gewonnen haben.

Zurück zur Körpertemperatur: Damit wir nicht frieren, misst unser Körper seine Temperatur gewissermaßen ständig mit. Natürlich dürfen wir uns diesen inneren Thermostaten nicht so robust wie den Anzeiger an der Heizung zu Hause vorstellen. Die Impulse für die thermoregulierenden Mechanismen kommen von wärmesensitiven und kältesensitiven Neuronen, die ebenfalls Bestandteile des Schlaf- und Wachzentrums sind. Ihr Zusammenspiel im Zentralen Nervensystem funktioniert so ähnlich wie Wasser in miteinander verbundenen Röhren. Dort reagieren alle Wassertropfen sensibel aufeinander. Genauso die Neurone. Werden die »Warmmacher« aktiver, blockieren sie die »Kaltmacher«, und wir schlafen gut. Der Tiefschlaf wird länger, die Arousals sind gedämpft. Und umgekehrt: Haben die Kaltmacher die Oberhand, drängen sie die Warmmacher zurück, was dann schließlich zum Weckreiz führt. Dieser nächtliche Balanceakt gehört zu jenen vegetativen Prozessen unseres Innenlebens, auf die wir bewusst kaum Einfluss nehmen; er ist deshalb auch kaum willkürlich zu lenken.

Die Non-REM-Schlafphasen (Phase eins und zwei sowie der Tiefschlaf) einerseits und der Traumschlaf auf der anderen Seite unterscheiden sich deutlich. Das wissen wir jetzt bereits. Und so ist es auch bei der Thermoregulation. Nur im REM-Schlaf passt sich die Körpertemperatur der aktuellen Umgebungstemperatur an. Im Non-REM-Schlaf bleibt die Körpertemperatur erhalten.

Die Folge: Träumen wir beim Nickerchen am warmen Sandstrand, dann heizen wir uns entsprechend auf. Da wir in Traumphasen nicht schwitzen, wird uns die Überhitzung wach machen. Denn die Wohlfühltemperatur im Traumschlaf beträgt nur 25 Grad und ist niedriger als die der anderen Schlafstadien. Wenn wir dagegen in einer kühlen Berghütte oberhalb von dreitausend Metern übernachten und dort vom kommenden Gipfelsturm träumen, sinkt unsere Körpertemperatur sehr schnell. Es sei denn, wir haben das durch eine wärmere Bettdecke oder einen dicken, mit Daunen gefüllten Schlafsack verhindert. Reicht die Zudecke dagegen nicht aus, kann die gesunkene Temperatur zu einem sehr kräftigen Weckreiz werden. Dieser lebenserhaltende Impuls ist wichtig, weil wir sonst in der Kälte erfrieren könnten. So ist in frostigen Wintern von Kälteopfern unter den Obdachlosen die Rede. Und überdies kann ein Narkotikum wie Alkohol diesen Weckreiz gefährlich dämpfen; wir hören immer wieder – und nicht nur aus dem winterkalten Russland –, dass nach durchzechten Nächten benebelte Heimgänger am Straßenrand einschlafen und erfrieren.

Diese paradoxe Gleichschaltung von Körpertemperatur und Umgebungsgraden in der REM-Phase erscheint wie ein »temporäres Missmanagement« der Natur. Eine eindeutige Erklärung dafür haben die Schlafforscher jedenfalls noch nicht gefunden. Was wir wissen, ist, dass Stoffwechsel und Energieverbrauch im REM-Schlaf etwas höher sind als im Non-REM-Schlaf, vielleicht um eben doch der sich ändernden Körpertemperatur entgegenzusteuern und sie annähernd konstant zu halten.

Möglicherweise helfen uns – das wäre nicht das erste Mal in der Forschung – Beobachtungen aus dem Tierreich weiter. Es könnte ja auch beim Menschen so sein, dass wir die REM-Phasen als Energiepausen brauchen. Und dass wir sogar Energie gewinnen, wenn sich im REM-Schlaf Körper- und Umgebungstemperatur anpassen. Vögel zum Beispiel, die viel Energie verbrauchen, müssen im Schlaf extrem viel Energie tanken. Damit sie dabei im Winter in unseren Breiten nicht erfrieren, ziehen viele von ihnen in ganzen Schwärmen in den Süden.

Und noch ein riesiger weißer Fleck ist der wissenschaftlichen Analyse bislang unzugänglich. Forscher vermessen den Schlaf – auch den in der Traumphase – bis heute an der Oberfläche des Kopfes. Wir können also beschreiben, wann ein Traum beginnt und wann die Phase vorbei ist. Aber das, was wir im Traum »sehen«, können uns auch die genauesten und modernsten EEG-Kurven nicht verraten. Wir müssen es akzeptieren, dass Trauminhalte nur in den wenigsten Fällen vom Gedächtnis gespeichert werden. Wenn wir also wissen wollen, was Anna jetzt in diesen frühen Morgenstunden träumt, dann müssten wir sie wecken. Oder sie wacht zufällig selbst mitten in einer ihrer morgendlichen REM-Schlafphasen auf. Nur dann wird sie sich daran erinnern, worum es in ihrem Traum während der Probenacht ging. Sonst hat sie ihn ganz einfach und sehr schnell vergessen.

Warum wir schlafen

Wie sich zeigt, hat die Natur den Schlaf als komplexes und ziemlich geheimnisvoll geregeltes Geschehen inszeniert. Faszinierend und rätselhaft, dass unsere Schlafpausen meist zum richtigen Zeitpunkt, unter förderlichen Bedingungen und regelmäßig Tag für Tag eintreten. Der Schlaf ist einfach ein Gesamtkunstwerk der Natur. Aber eine Frage sei trotzdem erlaubt: Warum eigentlich hat die Natur den Schlaf erfunden?

Diese Frage stellen wir uns nicht erst seit heute. Sie gehört zu den uralten Rätseln der Menschheit; nach der Antwort haben schon die Schamanen der Naturvölker und die Ärzte der Antike gesucht. Und bis heute gehen die Meinungen der Experten auseinander. Obwohl »wir in den vergangenen 60 Jahren mehr über den Schlaf erfahren [haben] als in den 6000 Jahren davor«[10] – bei der Antwort auf dieses Problem scheiden sich die Geister.

Der Autor Dieter E. Zimmer ermutigte einmal seine Leser, sich einfach die private Lieblingsmotivation zu überlegen und sich selbst zu fragen: Warum schlafe ich? Er resümierte in der *Zeit* Ergebnisse einer Allensbacher Umfrage nach der individuellen Bedeutung des Schlafes. Die Fragebögen boten überraschend klare Antworten. »Erholung« kreuzten 89 Prozent der Befragten an. »Gesundheit« war für 78 Prozent der erste und wichtigste Grund. Es folgten 62 Prozent für »Abschalten« von Stress, 56 Prozent für »Vitalität«, 37 Prozent für »Frieden«; 35 Prozent nannten »angenehme Träume«, und »Genuss« setzten 32 Prozent der Befragten in Bezug zum Schlaf.[11]

Theoretisch scheint es offenbar gar keinen Zweifel mehr daran zu geben, wie nützlich und bedeutsam der Schlaf für uns ist. Der durchschnittliche Schlafquotient in Deutschland ist offenbar viel besser, als man gemeinhin denkt. »Deutschland ist Europameister. Im Früh-zu-Bett-Gehen. Im Frühaufstehen und auch beim Mittagsschlaf … in Deutschland werden europaweit die meisten Nickerchen gehalten.«[12]

Auf jeden Fall sind die Zeiten, in denen sogar verschiedene Schlafforscher am Schlaf »sparen« wollten oder ihn

»effizienter« zu machen versuchten, für immer vorbei. Heute bietet die Forschung vier aktuelle Theorien an, um die Funktion des Schlafes zu erklären.

1. Das restaurative Modell

Wir schlafen tatsächlich, um uns zu erholen. Vielleicht auch, um giftige – »hypnotoxische« – Schlafstoffe abzubauen und dafür im Austausch Stoffe, die unser Wachsein aufrechterhalten, aufzubauen. Jeder weiß: Wir brauchen unseren Schlaf, sonst halten wir unser Wachsein nicht lange durch. Längst haben Experimente mit Schlafentzug nachgewiesen, wie sehr es schadet, nicht zu schlafen. Lange dürfen solche Versuche nicht dauern. Denn Schlafentzug ist quälend. Wer über längere Zeit am Schlaf sparen muss, baut eine Schlafschuld auf und beginnt bald spürbar am Schlafmangel zu leiden. Er senkt die Aufmerksamkeit, die Spannkraft, das logische Denkvermögen, die Wortfindung und allgemein das Befinden – kurz, er macht dumm, wie es William C. Dement ausdrückte, einer der Väter der Schlafmedizin.[13] Und nur eines kann gegen den immer stärker werdenden Schlafdruck bei wachsendem Schlafmangel helfen: sich hinlegen und die äußeren und inneren Fenster zur Welt für ein paar Stunden zu schließen.

2. Das Energiemodell

Diese Erklärungsvariante wurde 1970 von den Amerikanern Truett Allison und Henry Van Twyver publiziert.[14] Sie suchten nach Hinweisen aus weit zurückliegenden Zeiten und fanden heraus, dass schon vor etwa 180 Millionen Jahren aufgrund der Endothermie (der »Erfindung« einer konstant hohen Körpertemperatur) bei Vögeln und Säugetieren eine Schlafpause notwendig geworden war. Nur so hatten sich die energieaufwändigen Kreisläufe der Warmblütler im Wachsein aufrechterhalten lassen. In einfachen Non-REM-Schlafpausen verbrauchten diese frühen Schläfer weniger Kraft; sie schliefen, um Energie aufzutanken. Die REM-Phase – der Traumschlaf – entstand erst 50 Millionen Jahre später.

Der Wechsel vom REM- zum Non-REM-Schlaf und zurück setzt schließlich sehr komplexe und gut entwickelte Hirnstrukturen voraus. Deshalb träumt auch ein menschlicher Fötus noch relativ wenig. Für diese Vermutung spricht auch, dass die Schlafpausen, die man bei einem heute lebenden Verwandten eines primitiven Ursäugers nachweisen konnte, keine REM-Phasen aufweisen. Die in Australien lebenden eierlegenden Kurzschnabeligel (Tachyglossus aculeatus) träumen nicht, ebenso wenig wie Krokodile und alle anderen wechselwarmen Amphibien und Reptilien.

Oder nehmen wir den Schlaf des Elefanten, der relativ wenig schläft (vier bis fünf Stunden, davon etwa zwei Stunden im Stehen). Auch andere große Tiere wie das Pferd oder die Kuh verbringen mehr als die Hälfte der Schlafzeit im Stehen. Wie viele andere Grasfresser können sie gar nicht so ausgiebig schlafen, weil sie für den Ausgleich ihres Energiehaushaltes einfach sehr lange wach sein müssen, um sehr viel zu fressen. Eine Ausnahme bildet der Koalabär, der auch als Vegetarier ausgesprochen lange schläft. Allerdings schont er sich dementsprechend, bewegt sich sehr ökonomisch und ist aus diesem Grund energetisch ein wohlversorgter Zeitgenosse. Wir als Menschen sind leider nicht in der Lage, uns die langen Schlafzeiten eines Koalabären zu gönnen. Aber Schlafzeiten als Schonzeiten zu erleben, das sollten wir uns schon gestatten.

3. Das Immobilisationsmodell
Dieser Theorie zufolge schlafen wir, um nicht vor der Zeit zu altern. Der Schlaf stellt uns ruhig. Es lohnt sich zu schlafen. Im wortwörtlichen Sinne. Wir pflegen uns, geben unserem Körper Zeit, sich innerlich zu entgiften, Virusinfekte abzuwehren oder bakterielle Bedrohungen zu bekämpfen. Unser Immunsystem »repariert« im Schlaf fortwährend kleinere oder größere Schäden. Aber wenn das Immunsystem durch Belastung und Stress vom Tag sowieso schon beeinträchtigt ist und dann noch Schlafmangel hinzukommt, werden wir früher oder später schwächer, anfälliger und schließlich krank. Andererseits hat der Rat unserer Vorfahren bis heute Bestand, sich zum Beispiel bei einer Erkältung vor allem »gesundzuschlafen«. Viele wissen, dass wir Fieberattacken wie im Halbschlaf zu erleben scheinen und dass gutes Schlafen gegen jede Form der Erkrankung hilft.

Schon zu Beginn der achtziger Jahre konnte man in Tierexperimenten zeigen, dass Versuchstiere bei extremem Schlafmangel von zwei oder gar drei Wochen starben. Aber nicht direkt am fehlenden Schlaf – sondern konkret an bakteriellen Infektionen, die das unausgeschlafene Immunsystem nicht mehr in den Griff bekam.

Nicht zuletzt sei daran erinnert, dass man im Schlaf wächst. Die Wachstumshormone regulieren das Zellwachstum, und die Hormone für die Zellerneuerung spielen bei den homöostatischen Prozessen der Nacht eine wichtige Rolle. Das gilt nicht nur für Kinder und Jugendliche, sondern bis ins hohe Alter.

Und nicht nur für Models gilt: Schlaf ist ein Schönheitsmittel, das sich durch nichts ersetzen lässt. Der Spiegel zeigt uns am Morgen immer untrüglich, wie gut oder schlecht die vergangene Nacht war.

Noch ein Beispiel am Schluss – zugegeben: ein sehr extremes. Als sich die Weltumseglerin Ellen MacArthur nach 72 Tagen, 22 Stunden, 54 Minuten und 22 Sekunden den Rekord aller bisherigen Weltumrundungen im Ein-Mann-Boot holte, wurde sie nach ihrem vordringlichsten Wunsch gefragt. Was will sie an Land zuallererst tun?

Was für eine Frage! Diese Frau war zwischen November 2004 und Februar 2005 keinen Schritt über festen Boden gegangen, sondern ohne Unterbrechung, dem Rekord entgegenjagend, auf ihrem Trimaran über alle großen Meere dieser Welt gesegelt. Sie hatte ausgezeichnete technische Bedingungen und wunderbare menschliche Unterstützung. Sie verfügte über modernste Funktechnik und das Navigationssystem GPS, über Computer und Videokameras. Sie besaß Können und Willenskraft genug, sie hatte auch genug zu essen und zu trinken und wahrscheinlich sogar Neptuns Segen. Nur eines konnte sie weder mitnehmen noch ersetzen oder willentlich ganz bleibenlassen. Sie konnte nicht auf Vorrat schlafen. Ihre Tagebucheintragungen kommen fast täglich auf dieses Problem zurück: »Sleep more, suffer less« (mehr schlafen, damit es weniger weh tut), schreibt sie schon am sechzehnten Tag der Reise in ihr Journal.[15] Und sie wiederholt diese Selbstermahnung wieder und wieder – in vielen Variationen. Am Ziel der Reise sah man ihr neben der Freude über den Erfolg vor allem die Strapazen des Schlafentzugs an. So lautete ihr erster Wunsch danach prompt und klar: Bitte, lasst mich erst mal ins Bett. Ich habe gewonnen, jetzt lasst mich schlafen. Was für eine Antwort.

4. Das Gedächtnismodell

Dem aufgeschlossenen, weltzugewandten Menschen des 21. Jahrhunderts mag dieses Modell zusammen mit dem zuvor beschriebenen Immobilisationsmodell zur Stärkung des Immunsystems am schlüssigsten erscheinen. Wir schlafen, um unser Gedächtnis zu »konsolidieren«. Wir verarbeiten unsere psychophysiologischen Erinnerungen, schreiben im Schlaf unsere Erlebnisse ins Gedächtnis ein, wir sortieren unseren Lernstoff vom Tage und verarbeiten unsere mentalen Zustände.

Sehr vereinfacht gesagt: Beim Schlafen schaffen wir Nacht für Nacht Ordnung im Kopf. Wir putzen durch, sortieren Unnötiges aus. Unsere Sinnesorgane legen eine Pause ein. Und alle Eingangsdateien des Tages werden für den betreffenden Hirnbereich noch einmal abgewogen und strukturiert. Die einen werden wieder gelöscht. Die anderen werden im Langzeitgedächtnis archiviert. Je nachdem.

Das Wort »Den Seinen gibt's der Herr im Schlaf«[16] steht schon im Buch der Bücher und erinnerte die Menschen seit früher Zeit daran, dass im Schlaf etwas Wichtiges passiert und dass jeder mit einem Gutteil Gottvertrauen in die Schlafzeit zu gehen habe. Auch die Volksweisheit, dass der Morgen klüger ist als der Abend, wies schon Generationen vor uns darauf hin und hat die Zeiten bis heute im Sprichwort überlebt.

Fazit

Noch vor zwei Generationen war unser Wissen über den Schlaf sehr gering und die Verbreitung dieser wenigen Erkenntnisse begrenzt. Die Entdeckungen blieben einem kleinen Kreis von Spezialisten vorbehalten. Im Bücherregal von Annas Großvater fand sich zum Beispiel eine populäre, wenn auch nicht ganz ernst zu nehmende Beschreibung des Schlafes, die der Volksschriftsteller Heinrich Spoerl schon damals, 1937, veröffentlicht hatte. Für ihn war der Schlaf –

wie für die meisten in jener Zeit – sehr einfach zu erklären: Schlaf war das Gegenteil vom Wachsein.

»Unser Nachtleben findet vorzugsweise im Bett statt … Ein Drittel unseres Lebens tun wir nichts, bringen uns in horizontale Lage und lassen die Zeit an uns vorüberfließen … damit es uns und unseren Gedanken nicht zu langweilig wird, schlafen wir. Im Schlafen spürt man die Langeweile nicht.«[17]

Tatsächlich aber ist Schlafzeit das Gegenteil von langweilig. Schlaf ist ein aktiver und essenzieller Teil unseres Lebens. Wir haben es mittlerweile schwarz auf weiß. Geprüft und gemessen. Die Schlafphasen sind entdeckt und beschrieben. Das Gesamtwissen rund um die geheimnisvolle Schlafpause, die wir uns täglich nehmen, hat sich enorm vermehrt. Tag für Tag wird in internationalen Schlafzentren weitergeforscht, um hinter das Geheimnis des Schlafs zu kommen. Ganz gelüftet ist der Schleier bis heute nicht.

Immerhin gibt es Definitionen, auf die man sich aus heutiger Sicht einigen kann: Schlaf ist ein aktiver und dynamischer Körperzustand. Dabei kommt es zu einer Bewusstseinsvertiefung mit veränderten vegetativen Reaktionen und dem Erlöschen einer zielgerichteten Motorik. Während des Schlafs laufen komplexe psychophysiologische Prozesse ab. Die Wahrnehmung bleibt jedoch bestehen, wenn auch gedämpft. Schlaf wird zudem von »inneren Uhren« gesteuert. Doch im Unterschied zu den ebenfalls bewegungslosen Zuständen Koma oder Bewusstlosigkeit ist dieser Zustand reversibel. Schlaf lässt sich zu jedem Zeitpunkt unterbrechen.

Paradoxerweise scheint der Ruf des Schlafs gerade in den vergangenen hundert Jahren, im Zeitraum der industriellen Entwicklungen, zunächst immer mehr Schaden genommen zu haben und war um die Jahrtausendwende auf einem Tiefpunkt: Schlaf spielt für viele nur eine Nebenrolle im Leben, ist mehr eine lästige Pflicht. Dieser Haltung stehen die Erkenntnisse aus Schlafforschung und Schlafmedizin heute konträr gegenüber.

Es wird in Zukunft unumgänglich sein, auf einen guten Schlafquotienten im Alltag zu achten. Er ist eine Grundvoraussetzung für ein langes, erfülltes und gesundes Leben. Solide Kenntnisse über die Zusammenhänge während der Zeit im Bett sind dabei außerordentlich hilfreich. Das Wissen vom Schlaf fördert das Verständnis von seinen Wirkungen und beugt Schlafproblemen vor, noch bevor sie entstehen können. Es hilft uns, Schlafstörungen in einem frühen Stadium zu erkennen.

Anna wacht langsam auf. Es ist früh am Morgen. Wir schalten unsere imaginäre Kamera aus. Unser Gedankenexperiment, der Film mit dem Arbeitstitel »Die Probenacht«, ist fertig. Anna wird wach, ist munter, aber sie fühlt sich nicht gut und schon gar nicht ausgeschlafen, sondern eher wie zerschlagen. Kurz nach vier hatte die Straßenbahn zu fahren begonnen, auch die S-Bahn-Züge quietschten in ihren Gleisen. Tagsüber schluckt der allgemeine Lärmpegel der Stadt diese Geräusche. Oder man hat sich daran gewöhnt. Doch in den Morgenstunden fällt die Geräuschkulisse der Großstadt als Schallfilter aus. Die Straßenbahnen rattern scheinbar lauter als am Tag.

Anna hat sich entschieden. Ihre Familie wird leider doch nicht einziehen. Sie muss die erträumte »Wohnung mit Schlaffunktion« andernorts finden. Mit diesem Entschluss gibt sie den Wohnungsschlüssel am Morgen an den Vermieter zurück. Mit müden Augen. Und einem Herzenswunsch: Heute Nacht schlafe ich wieder in meinem eigenen Bett!

Zweites Kapitel
Das Land unserer Träume

Am Sonntagmorgen frühstücken Rosenthals zu dritt. Es ist noch nicht ganz neun Uhr. Anna strahlt mit der Sonne um die Wette. Die Worte sprudeln aus ihr heraus: »Ist das nicht ein wunderbares Wetter ... obwohl wir schon September haben ... so warm ... und wie die Sonne scheint ... und kaum eine Wolke ... Sollten wir nicht vielleicht ...«

Sohn Max verteilt lustlos Frischkäse auf seinem Knäckebrot. Er ist müde und klingt noch ziemlich angekratzt: »Mama, das nervt ...«

»Ma-ax!« Der kurze Ordnungsruf kommt vom Vater. Doch dann verschwindet Andreas sofort wieder hinter der Zeitung. Sie bietet in diesem Moment nicht nur Lektüre, sondern auch Sichtschutz, so verschlafen, wie er noch ist. Anna dagegen könnte Bäume ausreißen. »Ja ... genau ... Max, hatte ich dich nicht letztens schon gefragt ... nein, ich *wollte* fragen. Aber ich hab's wieder vergessen ... Jetzt sag doch mal: Wie war der Test in Mathe, habt ihr die Deutschklausur zurück, und konntest du das Fahrrad reparieren? Und wir wollten ja heute noch ...«

Andreas taucht hinter seiner Zeitung auf. Er knurrt. »Anna, was drängelst du uns bloß ...? Wir haben Wochenende, und es ist so früh am Morgen. Lass gut sein.« Er blickt dabei noch immer nicht richtig wach in den Morgenhimmel und versucht vergeblich, sein Gähnen zu unterdrücken. Auch Max ist im Moment nicht richtig »auf Sendung«.

Er kann seinen Vater nur zu gut verstehen, beruhigt ihn mit einem Blick unter Männern und flüstert erklärend: »Mama plant schon wieder ...«

Schlafforscher kennen das Drama dieser Szene: Frühaufsteher trifft auf Morgenmuffel. Wenn der Spätaufsteher von einer morgendlichen Wortkaskade überflutet wird. Und wenn dann noch jemand mitreden soll, der übermüdet ist und sich wie gerädert fühlt, weil er um des lieben Friedens willen zu früh aus den Federn musste, obwohl er sich die letzte Nacht um die Ohren geschlagen und viel zu wenig Schlaf bekommen hat.

Wenn das alles zusammentrifft, dann herrscht dicke Luft. Sonntags am Familientisch. Aber auch in der Woche in Institutionen oder in Ämtern, im Büro oder am Ladentisch. Egal wo. Wie viel Kraft uns dieses schwierige Einpendeln in den Tag kostet, wie viel Überwindung und Kreativität, ist uns oft selbst nur zu schmerzlich bewusst. Und jeder kann sich vorstellen, welch starke Motivationsbremse dann gelöst werden muss.

Da reicht schon der Blick zu Rosenthals Familientisch. Die schlafmedizinische Ursache für diesen unglücklichen Start in den Sonntag liegt in einer kleinen, aber leider oft übersehenen Tatsache: Jeder schläft auf seine eigene Weise. Selbst wenn wir darüber noch nie nachgedacht haben – wir spüren es intuitiv. Unser zentrales Nervensystem bekommt schon bei der Geburt seine individuellen Schlafeigenheiten mit in die Wiege gelegt. Bei dieser Formatierung unseres internen Computers gibt es offenbar von Anfang an ein Programm, das vorgibt, wann wir am liebsten einschlafen und wie lange wir am liebsten schlafen, worin also die optimalen individuellen Voraussetzungen für einen guten Schlaf bestehen.

Nur machen wir uns die praktischen Konsequenzen dieser Tatsache viel zu selten bewusst.

Ein Beispiel: Wer denkt denn schon an dieses Problem, wenn es um die Frau oder den Mann fürs Leben geht? Es gehört aber nicht viel Fantasie dazu, sich auszumalen, welch enorme Rolle dieser »kleine Unterschied« im täglichen Miteinander spielen kann. Wenn der Horrorsatz für den Mann abends im Bett heißt: »Ich bin schon zu müde, Liebling«, dann kann dies durchaus daran liegen, dass unglücklicherweise eine »Lerche« und eine »Eule«, also zwei unterschiedliche Schlaftypen, das Zusammenleben versuchen.

Jeder schläft auf seine Art

So einfach »Pi mal Daumen« lässt sich die richtige Schlafdauer für einen wachen Tag nicht festlegen. Es gibt zwar den so genannten Pittsburgher Schlafqualitätsindex und andere Fragebögen, mit deren Hilfe die Schlafforschung die objektiven Parameter des Schlafverhaltens erfasst.[1] Aber dem stehen die subjektive Schlafempfindung und das persönliche Schlafprofil gegenüber. Für unseren Schlaf spielen unter anderem auch Faktoren wie Alter, Geschlecht, Einschlafzeitpunkt, Ernährung, körperliche und geistige Aktivitäten oder soziale Zeitgeber eine Rolle. Es gibt geborene Kurzschläfer, Durchschnittsschläfer und Langschläfer. Unsere subjektiven und individuellen Vorlieben im Ruheverhalten sind uralte, im Menschen angelegte Eigenschaften. Der Schlaf und dessen Struktur sind – wie im ersten Kapitel beschrieben – eine Kombination aus objektiv notwendigen Abläufen und den subjektiven Besonderheiten und Regularien, die wir mit dem Schlafquotienten ausdrücken.

Diese einzigartige Mischung aus Schlafeigenheiten war

nicht zuletzt ein wichtiges Merkmal für die Individualisierung und Variabilität unter den Menschen. Der Zustand des Schlafs jedes Einzelnen ist deshalb genauso persönlich und unverwechselbar wie der Klang der Stimme, die Farbe der Iris oder die Lineatur der Hände. Der Schlaf lässt sich zwar im Laufe unseres Lebens in seiner individuellen Entwicklung beeinflussen und unterliegt sozialen Zwängen oder Vorgaben durch unser Umfeld. Aber trotzdem bleibt auch der »geschulte« Schlaf eine absolut eigenständige, private Angelegenheit.

Nicht zu Unrecht behauptet Andreas Rosenthal, wenn er seine Eigenart als »Morgenmuffel« gegenüber Anna verteidigt, das hätte er vom Vater Oskar geerbt. Und tatsächlich scheint er dieses Familienerbe auch an Oskars Enkel Max weitergereicht zu haben. Bis heute können Schlafforscher das Rätsel nicht völlig lösen, wie sehr uns die Eigenheiten des Schlafes »im Blut liegen«. Auch wissen wir zum gegenwärtigen Zeitpunkt noch nicht, wie und in welchem Ausmaß unsere Schlafeigenheiten genetisch bedingt und in unserem Naturell verankert sind und wie viel davon erlernbar ist. Wie viel abhängig von der sozialen Umgebung bleibt und wie viel sich schließlich durch einen hohen Schlafquotienten subjektiv beeinflussen lässt.

Wenn es sein muss, kann die Macht der Gewohnheit sogar einen Morgenmuffel in einen Frühaufsteher verwandeln. Aber er wird ein schlechter Frühstarter bleiben. Am einfachsten ist es, die Aufstehzeit im Kindesalter »umzuprogrammieren«. Zumindest fällt dies dann leichter als in den späteren Erwachsenenjahren. Das zeigt sich beispielsweise, wenn ein Fünfzigjähriger noch immer im Schichtdienst arbeitet. Im vierten Kapitel werden wir zeigen, warum ihm solch ein Leben gegen seine inneren Uhren in diesem Alter viel mehr abverlangt als mit zwanzig Jahren. Und erst recht, wenn er von Natur her ein »Morgentyp« ist. Dagegen würde sich ein »Morgenmuffel« in diesem Falle besser machen. Spätaufsteher zeigen erfahrungsgemäß eine höhere Toleranz gegenüber dem Schichtdienst als Frühaufsteher.

Willentlich können wir nur recht wenig oder gar nicht darüber entscheiden, ob wir nun zu den Frühaufstehern oder den Spät-zu-Bett-Gehern gehören wollen. Weil vielmehr unsere Natur diese Entscheidung trifft, sollten wir versuchen, sie zu erkennen, zu akzeptieren und im Leben praktisch umzusetzen. Das wäre ein solider Baustein für einen guten Schlafquotienten.

Hier sollte man sehr pragmatisch entscheiden. Der geborene Abendmensch versucht besser, nicht Zeitungen bei Sonnenaufgang auszutragen. Und der Frühaufsteher verzichtet lieber auf den Job in einer Bar. Es könnte sonst passieren, dass er noch vor seinem letzten Gast einschläft.

Auch die Schlafforscher unterscheiden diese zwei ausgeprägten Schlaftypen: Die Morgenmenschen nennen sie Lerchen und die Abendmenschen Eulen. Allerdings gibt es auch den indifferenten Schlaftyp, der sich weder zu der einen noch der anderen Gruppe rechnen kann.

Für alle Schlaftypen gilt trotzdem der gleiche Schlaf-Wach-Rhythmus, allerdings mit einer Art Phasenverschiebung der inneren Uhr. Das komplexe Zusammenspiel von homöostatischer Regulation und zirkadianen Rhythmen durchlaufen aber beide Gruppen ähnlich. Doch ungeachtet der rhythmischen Symmetrie bleiben die Tiefpunkte, in denen das Ruhebedürfnis am größten ist, und die aktiven Hochleistungsphasen zwischen den beiden Schlaftypen spürbar zeitverschoben. Während bei den »Lerchen« die Körpertemperatur schon gegen Mitternacht um einen halben Grad abgesunken ist, geschieht dies bei einer »Eule« erst zwischen ein und zwei Uhr in der Nacht.

Zu Hause bei Rosenthals sieht das praktisch oft so aus: Beide nehmen abends gern ein Buch in die Hand. Doch während Andreas enthusiastisch ein Kapitel nach dem anderen verschlingt, kann Anna zu später Stunde ihren Lesestoff längst nicht mehr so schnell aufnehmen wie tagsüber. Und während sich Andreas mit wachen Sinnen immer mehr in seine Lektüre vertieft, versinkt Anna bald schon im ersten Schlafzyklus. Auch das Licht der Leselampe hält sie nicht vom Einschlafen ab.

Es gibt dazu zwar noch keine Studien, aber wir halten die Frage trotzdem für interessant. Wenn es um unsere Partnerbeziehungen geht: Führen zwei »Eulen« oder zwei »Lerchen« automatisch ein harmonischeres Leben als zwei »Gegenspieler« in Bezug auf den Schlaftyp? Oder stimmt etwa das Gegenteil? Haben die Eltern von Max Rosenthal überhaupt eine Chance, jemals gemeinsam ausgeschlafen aufzuwachen? Oder vom Tage müde zusammen einzuschlafen? Ganz offensichtlich stimmt ja zwischen Anna und Andreas der Schlaftyp nicht überein. Der ungarische Dichter Sándor Márai gab dafür einen Rat in meisterlicher Gelassenheit: »Ich denke daran, dass die Menschen vergeblich Wahrheiten finden, vergeblich Erfahrungen sammeln, ihr Grundnaturell können sie doch nicht ändern. Vielleicht kann man im Leben auch nichts anderes tun, als diese unabänderliche Gegebenheit, sein Grundnaturell, klug und vorsichtig an die Wirklichkeit anzupassen. Das ist alles, was wir tun können.«[2]

Wenn also eine Frau, die zu den »Lerchen« zählt, mit einem Mann, der offenbar eine »Eule« ist, zum gleichen Zeitpunkt – und zwar harmonisch – frühstücken will, wäre es für sie wahrscheinlich ratsam, zu erkennen, dass ihr geliebter Morgenmuffel noch gar nicht auf Wortkaskaden, Fragen oder Ideen reagieren kann. Selbst wenn er wollte. Vielleicht suchen beide nach einer kreativen Lösung. Denn einer der Gründe, warum beide so unterschiedlich in den Tag hineingehen, liegt in ihrem Schlaftyp. Sie schlafen zwar nebeneinander, aber ihre Schlafphasen sind und bleiben zeitverschoben.

Vielleicht wäre es am Sonntag möglich, das Frühstück eine Stunde später einzuplanen? *Ihr* gehören das Bad und die Zeitung zuerst, und *sie* gönnt sich den ersten Blick aus dem Fenster. Freilich müsste sie Geduld haben, bis auch *er* von all diesen Tagesneuigkeiten etwas hören will oder sehen kann. Erst dann, wenn er wirklich aufgewacht und munter ist, kann sie ein gutes Gespräch erwarten. Am Abend kehrt sich dann das Szenario um. Das ist die Zeit, in der die »Eulen« noch wach und angeregt sind, während die »Lerchen« schon in sich gehen oder auffällig gern in Richtung Kopfkissen verschwinden, »um noch ein wenig zu lesen«. Denn während eine »Lerche« am Morgen vom Stresshormon (Cortisol) eher geweckt wird, dämpft bei »Eulen« am Abend erst viel später als bei »Lerchen« eines der Schlafhormone, das Melatonin, alle Aktivitäten. »Eulen« fühlen sich zu später Stunde einfach noch nicht so müde und haben gegen Abend gern noch etwas vor, während sich »Lerchen« nur selten spätabends noch Pflichten in ihre Terminkalender schreiben. Sie sträuben sich eher, die Nacht zum Tage zu machen. Sie stellen sich lieber für morgens in aller Herrgottsfrühe den Wecker oder werden ohnehin beim ersten Sonnenstrahl wach. Sie arbeiten gern frisch hinein in den Tag. Genießen die morgendliche Stille und den Sonnenaufgang. »Lerchen« wissen viel von den Morgenseiten des Tages. Weil diese Stunden so schön sind.

»Eulen« dagegen quälen sich am frühen Morgen mühsam aus dem Bett. Aber sie erleben den Sonnenuntergang oft noch hellwach, entwickeln in der ersten blauen Stunde des Abends zuweilen ihre besten Gedanken, halten noch bis in die Nacht hinein ihre Sinne wach und wissen mehr von der dunkleren Seite des Tagesdurchlaufs. Weil der Abend so schön ist.

Praktisch umgesetzt: Auf die »Eule« könnte am Morgen ein kräftiger Kaffee warten, damit der Tag leichter beginnt. Und umgekehrt hilft der »Lerche« am Abend eher ein anregendes Gespräch oder ein Spaziergang an frischer Luft. Darauf reagiert sie besser als auf stille Lektüre.

Jahrtausendelang war der Natur gemäß zwischen Sonnenuntergang und Sonnenaufgang die Zeitnische zum Schlafen, und der gesamte zirkadiane Rhythmus des Menschen hat sich darauf eingestellt. Ob Mann oder Frau, ob Kind oder Greis – das machte keinen Unterschied. Das Licht, der alles beherrschende Zeitschalter, bestimmte die natürlichen Wachphasen und die Nachtruhe. Erst im Laufe der Evolution, nur mit viel Aufwand und unter gefährlichen Umständen konnte mit dem Feuer die Dunkelheit verdrängt, die Pause der Nacht übersprungen werden. Bis heute schwingen wir trotzdem im Takt der Tage und Nächte. Sogar im Takt der Jahreszeiten. So liegen wir in der lichtärmsten Zeit des Jahres, von Anfang November bis Ende Januar – Kinder sogar bis Ende April –, gern ein bisschen länger im Bett.

Edisons Zwirn

Der Traum, auch in der Nacht Licht zu haben, mehr Licht, als die Natur uns zumisst, war so uralt wie die Geschichte der Menschen selbst. Die Herrschaft der Dunkelheit bestimmte die Nacht. Und die Nacht hütete so auch den menschlichen Schlaf. Generation für Generation.

Lange schien es unmöglich, größere Areale eine Nacht hindurch zu beleuchten. Das änderte sich schlagartig mit jenem historischen Moment, als Thomas Alva Edison[3] die Glühbirne erfand. Seitdem verschwindet die Nacht als Oase der Dunkelheit – ganz allmählich, aber stetig.

Vielleicht war es kein Zufall, dass gerade Mister Edison – ein Unruhegeist und unermüdlicher Forscher, der mit dem Schlaf auf Kriegsfuß stand – den Traum vom ewigen Licht Wirklichkeit werden ließ. Blättern wir zurück zum Oktober 1879 und besuchen den zweiunddreißigjährigen Edison in Menlo Park, einem damals sehr verschlafenen Städtchen in der Nähe von New York. Hier arbeitete der Erfinder, rastlos, wie die Leute sagten. Von seinen zahlreichen Patenten, wie dem »Phonographen«, erzählten sich seine Zeitgenossen Wunderdinge. Aber der Mann war den Leuten auch sonst nicht geheuer. Er schien ohne Ermüdung zu arbeiten, fast ohne Pause. Auch an jenem Herbstmorgen baute er bereits frühmorgens eine Versuchsanordnung auf, als seine Mitarbeiter mit dem ersten Hahnenschrei in die langgestreckte Laborhalle traten. Viele gähnten. Edison hingegen war schon hellwach. Wie jeden Morgen.

»Also, weiter geht's, ein neuer Versuch!« Sein Assistent holte tief Luft und stellte den Schalter der Apparatur um. Einen kurzen Moment nur. Denn Edison sah bereits das Ergebnis. Schon wieder war der Versuch gescheitert. Der dünne Metallfaden in der gläsernen Birne auf dem Experimentiersockel verglühte so schnell, dass in der eben geschriebenen Protokollnotiz kaum die Tinte trocknen konnte. Und so ging das seit Monaten.

Edison war damals mit all seiner Kraft und mit jedem Dollar, den er dafür aufbringen konnte, auf der Suche nach einer »elektrischen Sonne«. Seit alters her sorgte das Feuer für Licht und leuchtete für die Menschen, wenn die Sonne verschwand. Es gab Lagerfeuer, Fackeln, Kerzen, Fett- und Öllampen und schließlich das Gaslicht. Doch das unstete Licht der Gaslaternen stellte den Erfinder Edison nicht zufrieden. Nicht nur, weil die trübe Funzelei die Augen verdarb und überdies die Wände schwarz färbte. Es störte ihn auch erheblich, dass beim Brennen eines Gaslichts der Sauerstoff in den Räumen verbraucht wurde. Darüber hinaus war das Flackern gefährlich, es konnte jederzeit zu Explosionen kommen. Das Gaslicht passte dem Patent-Ingenieur also ganz und gar nicht, wenn er sich die Nacht um die Ohren schlug. Und außerdem: Es stank.

Vielleicht ahnte Edison sogar schon, dass die Lichtstärke einer Kerze (1 Lux) oder einer Gaslaterne nicht annähernd ausreicht, um den Schlaf-Wach-Rhythmus entscheidend zu verändern. Heute weiß man, dass 1000 Lux notwendig sind, um die innere Uhr als Taktgeber zu beeindrucken und einen entscheidenden Weckreiz zu erzeugen. Dafür wäre das Licht von tausend Kerzen notwendig. Doch schon 190 Lux genügen, um einen kurzfristigen Weckimpuls auszulösen. Das entspricht etwa dem Licht einer 100-Watt-Glühbirne, die aus drei Metern Entfernung auf unsere Augen strahlt. Das Deckenlicht im Badezimmer kann also beim nächtlichen Gang zur Toilette dafür bereits ausreichen. Der Lichtschein einer Gaslaterne, einiger weniger Kerzen, einer Fackel oder eines Lagerfeuers zu Zeiten unserer Vorfahren störte dagegen nicht, funktionierte also auch nicht als Weckreiz. Ihre geringe Leuchtkraft konnte in den Gang der inneren Uhren nicht eingreifen.

Zurück ins Jahr 1879. Nach dem erneuten Fehlschlag sah Edison in die morgendliche Runde. Er schaute ringsum in übermüdete Augen, was er wahrscheinlich im Eifer seiner Arbeit gar nicht bemerkte. Jeder Mann, der hier stand, hatte seit Monaten viel zu wenig geschlafen und schließlich eine gehörige Schlafschuld aufgebaut. Auf welche Weise und wie stark ein solches Schlafdefizit auf Körper und Geist einwirken kann, beschreiben wir im nächsten Kapitel.

Hätte der geniale Edison über das heutige Wissen der Schlafforschung verfügt, hätte er seine Mannschaft vielleicht erst einmal nach Hause geschickt. Ins Bett, um auszuschlafen. Denn »Schlafentzug macht dumm«. So hart brachte es der amerikanische Pionier der Schlafforschung William C. Dement immer wieder auf den Punkt. Bei permanentem Schlafmangel vermindert sich nicht nur die Reizwahrnehmung, sondern es kommt darüber hinaus zu kognitiven Defiziten. Auch von der Gefahr, dass Kurzschlafen dick machen kann und möglicherweise die Lebenszeit verkürzt, wusste man damals noch nichts. Und selbst heute gehören diese Forschungsergebnisse noch nicht zum allgemeinen Wissensstand. Max Rosenthal und seine jugendliche Altersgruppe würden sonst vielleicht etwas seltener die Nacht zum Tag machen und ihre allzu sparsam-asketische Einstellung dem Schlaf gegenüber ändern. Heute denken viele: Schlafen ist einfach nicht »cool«.

Immerhin beruhigt in diesem Zusammenhang ein Blick auf die Statistik, denn der durchschnittliche Deutsche knipst im europäischen Vergleich das Licht recht früh aus. Herr und Frau Durchschnittsschläfer legen sich um 22.47 Uhr brav ins Bett. Und gäbe es am Morgen einen deutschen Durchschnittswecker, dann würde der zwischen Nordsee und Alpen um 6.18 Uhr klingeln. Auch das ist – mit Blick auf unsere Nachbarn in Frankreich oder Polen – relativ früh. Und was den Schlaftyp betrifft: Immerhin achtzig Prozent der Deutschen halten sich für Morgentypen und damit für »Lerchen«. Ihnen stehen zwanzig Prozent geborener »Eulen« gegenüber. Eigentlich müsste man auch die

Gruppe der Schläfer mit indifferentem Schlaftyp beachten. Aber darauf stellte sich die Statistik in ihren bisherigen Umfragen noch nicht ein.

Geborene Kurzschläfer

Thomas Alva Edison war schon zu seiner Zeit weder ein Durchschnittsschläfer noch eine »Eule« oder »Lerche«. Er gehörte zum Sonderfall der geborenen Kurzschläfer. Auch einer seiner Nachfolger und Rivalen, Nikola Tesla, gönnte sich gerade mal zwei Stunden Schlafzeit in der Nacht. Immer wieder finden sich solche gnadenlos genialen Schlafmuffel in den überlieferten Biografien der großen Geister früherer Zeitalter. So wissen wir, dass nicht nur Leonardo da Vinci, sondern auch Michelangelo ein lebenslanger Kurzschläfer war. Zu den Schlaf-Asketen unter den Politikern gehörte Margaret Thatcher, die in den Jahren ihrer politischen Karriere nur legendäre vier Stunden schlief. Winston Churchill gönnte sich als britischer Premier gerade mal sechs Stunden. Und Bill Clinton schläft fünf, was auch nicht viel ist. Die Sängerin Madonna soll bis heute mit vier Stunden Schlaf auskommen.

Die Tatsache, dass ein geborener Kurzschläfer mit vier oder weniger Stunden pro Nacht ebenso leistungsfähig ist und genauso ausgeschlafen sein kann wie ein Normal- oder Langschläfer, bleibt noch immer eines der vielen ungelösten Rätsel des Schlafes. Nicht zuletzt ist auch der geborene Kurzschläfer ein Beweis, wie verschieden die Natur den menschlichen Schlaf als Lebensausdruck gestaltet.

Wir können noch nicht einmal mit Sicherheit sagen, ob Ausnahmetalente so geniale Leistungen erreichen, weil sie weniger schlafen oder weil sie nur dann diese Ausnahmeleistungen zeitlich bewältigen können, wenn sie weniger lange im Bett bleiben. Es wäre auch genauso schwer zu unterscheiden, ob man nachts weniger schläft, weil man jederzeit ins Internet gehen kann und das Surfen immer einfacher, schneller und billiger wird – oder ob man nachts im Internet surft, weil man aufwacht und nicht wieder in den Schlaf zurückfindet. Und obwohl es durchaus zufriedene Kurzschläfer gibt, kann die Schlafforschung dem Kurzschlaf kein Unbedenklichkeitszeugnis ausstellen. Erzwungener Kurzschlaf mit Schlafverzicht macht nicht genial, sondern gewaltig müde.

Edison war Kurzschläfer von Natur aus und gewann dem Zustand Schlaf persönlich so gut wie gar nichts ab. Der Amerikaner schlief zeit seines Lebens wenig, eher »wie nebenbei«, und hatte sogar Probleme, überhaupt einzuschlafen. Er wetterte schon manchmal: »Die meisten Menschen essen einhundert Prozent mehr als nötig und schlafen einhundert Prozent mehr als nötig, und zwar weil es ihnen Spaß macht.« Er selbst war ein hagerer Mann und schien noch dazu mit unermüdlichen Kraftreserven und endloser Leidenschaft für seine Erfindungen ausgestattet. Aus heutiger Sicht könnten jedoch gerade seine »Nebenher-Schläfchen« – mehrmals in kurzen Phasen und auch tagsüber genossen – ein Grund für seine Leistungskraft gewesen sein. Immerhin 84 Jahre lang ist Edisons unermüdliche Lebensuhr ohne große Störungen gelaufen. Das Geheimnis, wie er tatsächlich schlief, ließ er sich übrigens nie patentieren. So ist nicht überliefert, wie er es mit seinen Schlafgewohnheiten hielt. Aber man kann nach heutiger Kenntnis mit einigem Recht vermuten, dass er ein geborener Kurzschläfer war.

Doch zurück an Edisons Experimentiertisch, an dem sich nun Folgendes ereignet haben soll: Wach und frisch wiederholte Edison für seine Laborrunde die entscheidende Frage: Wie kann man den Draht in der Glasbirne zum Leuchten bringen, ohne dass er sofort schmilzt? Dabei drehte er mit nervösen Fingern am Knopf seiner Jacke. Bis ihm der Knopf schließlich abriss, mitsamt dem Faden. Erst hielt sich der Erfinder den Knopf mürrisch vor die Nase. Dann jedoch rückte der Zwirn in seinen Blick, und auf einmal durchflutete ihn ein Glücksgefühl. Es machte bei Edison buchstäblich »blink« im Gehirn. Eine untrügliche Intuition und unbewusste Sicherheit überkam ihn, noch bevor er den Beweis angetreten hatte. Jetzt wusste er es.[4]

An diesem Morgen, am 19. Oktober 1879, ist für die weitere Entwicklung der Gattung Mensch nicht nur bildlich gesprochen ein Licht aufgegangen: Ja, mit einem Faden, einem Zwirn, überlegte Edison, damit sollte man es versuchen. Sein erstes Kohlefadenglühlämpchen brannte vierzig Stunden lang. Einen Tag, eine Nacht, einen Tag und wieder in die Nacht hinein. Kein anderes der über tausend Patente des Thomas Alva Edison hatte auf die Menschen so nachhaltige Auswirkungen wie jene preiswerte und zuverlässige Lichtquelle für die Nacht.

Edisons Erfindung fand bald schnelle Verbreitung. Als hätten die Menschen kurz vor der Jahrhundertwende und am Beginn der Industriellen Revolution nur auf dieses neue Licht gewartet. Es war, als könnte man jetzt Tag und Nacht völlig neu ordnen. Eine Zeitung gab ihrem Bericht über Edisons Erfindung den Titel »Die zweite Schöpfung«. Und schon ein Jahr später sorgte die Novität in Europa auf der Pariser Elektrizitätsausstellung 1881 für Furore. Lange Schlangen bildeten sich damals vor dem Salon mit »Edisons Lampe«. Geduldig standen die Besucher an und näherten sich ehrfürchtig Schritt für Schritt jenem kleinen, völlig unscheinbaren Lichtschalter. Die staunenden Gäste der Weltausstellung wollten eigenhändig das geheimnisvolle »An« und »Aus« der Glühlampe erleben. Auch auf den Lichtschalter selbst war Edison stolz. Nicht zufällig erinnerte die Form an jenes Tier, das seit alters her dem Menschen frühmorgens das Aufwachen erleichtert hat. Edisons Lichtschalter ähnelte, wenn auch nur entfernt, einem Hahn.

Schalter zum Licht

Von einem echten, fröhlich krähenden Hahn werden heute nur noch wenige aus den Federn geholt. Doch niemand könnte sich gut 125 Jahre nach dieser Präsentation in Paris noch sein Leben ohne Lichtschalter vorstellen. Mittlerweile kennen wir Lampen in allen möglichen Formen, Funktionen und Facetten und bringen sie an allen nur vorstellbaren Orten der Welt zum Strahlen. An fast jedem bewohnten Punkt wird abends, wenn die Sonne untergeht, in die Nacht hinein geleuchtet. Ohne diese »künstlichen Sonnen« funktioniert unser modernes Leben nicht mehr. Und dennoch: So viel Segen uns das künstliche Licht seit Edison auch gebracht hat, es wurde gleichzeitig zu einer der stärksten Waffen gegen den Schlaf.

Die dunkle Nacht, deren Finsternis den Schlaf hütete, wurde seither immer mehr zurückgedrängt. Und Hand aufs Herz: Denken wir jemals darüber nach, wie willkürlich wir heute mit dem wohlfeilen Kunstlicht hantieren? Auch diese Zeilen wurden nachts im Schein elektrischen Lichts geschrieben und werden möglicherweise jetzt auch unter einer hellen Lampe gelesen.

Ist uns bewusst, wie sehr wir damit in die inneren Rhythmen eingreifen, wenn wir erst spät nachts das Licht ausschalten? Oder es zeitig noch weit vor Sonnenaufgang einfach per Schalterklick wieder anknipsen? Ist uns dabei klar, wie nachhaltig wir den Schlaf und unser inneres Uhrwerk manipulieren?

Ob das Licht von der Sonne oder aus der Steckdose kommt – es wirkt generell als ein überaus potenter Zeitgeber und Wachmacher. Trotzdem ist Licht nicht gleich Licht. Das Licht einer Kerze oder der Lichtkegel einer 25-Watt-Glühbirne würde, wie die Gaslaterne, kaum einen Weckreiz darstellen. Im Gegenteil: Diese Art von Beleuchtung mag für manchen Schläfer sogar eine Einschlafhilfe sein. Jahrelang hing im Kinderzimmer von Max Rosenthal ein sanft von innen beleuchteter Mond und erinnerte den Jungen beim Einschlafen an den ruhig schimmernden, stillen Begleiter durch die Nacht. Dabei konnte er wunderbar ins Reich der Träume hinüberdämmern, fühlte sich wohl und geborgen.

Aber schon das Licht einer gewöhnlichen Neonröhre strahlt so intensiv, dass ihr Scheinen Einfluss auf unsere innere Uhr nehmen kann. In der Maßeinheit für Lichtstärke berechnet, braucht es 3000 bis 10 000, oder mindestens 1000 Lux weißen Lichts, um einen Effekt in unserem zirkadianen Rhythmus hervorzurufen. Unser natürliches Sonnenlicht – mit einer Leuchtstärke von bis zu 100 000 Lux – stellt natürlich den stärksten Weckreiz dar. Dieser universellen Kraft können sich weder Morgen- noch Abendtypen entziehen. Letztendlich reichen sogar schon die erwähnten 1000 bis 2000 Lux aus, um einen Menschen zu wecken; allerdings müssen sie dafür länger einwirken. Andreas und Max genießen im Sommer das Sonntagmorgenfrühstück auch viel lieber draußen, wenn sie im Garten unter dem Apfelbaum sitzen. Sie werden dann einfach leichter wach. Gute Laune und fröhliche Stimmung stellen sich bei heller Morgensonne auch schneller und zuverlässiger ein als bei

Nieselregen. Anna sollte überlegen, ob sie die Glühbirne über dem Küchentisch nicht doch vor dem nächsten Winter gegen eine hellere Lichtquelle auswechselt. So könnte sie zumindest auf ein wenig mehr Resonanz für ihre Morgengespräche hoffen.

Licht ist folgerichtig auch wichtigste Ursache für die unterschiedlich starken Weckimpulse zu den verschiedenen Jahreszeiten: In unseren Breiten bestrahlt uns das sichtbare Sonnenlicht mit einer Lichtstärke bis zu 1000 Watt pro Quadratmeter. Im Winter sinkt diese Kraft deutlich. Und an einem Punkt wie Berlin in der nördlichen Hemisphäre scheint die Sonne nur noch mit einer Lichtstärke von 200 Watt pro Quadratmeter. Wenn dann auch noch Feuchtigkeit und kalte Luft in Bodennähe zusammenkommen, zieht Nebel auf und lässt den ganzen Tag über kaum Sonnenlicht durchdringen. Medizinmeteorologen warnen bei solchen Großwetterlagen davor, sich voll und ganz der »trüben Stimmung« hinzugeben. Sich mal wieder richtig auszuschlafen, das wäre schon eine sehr gesunde Alternative.[5]

Auch für die Schlafdauer spielt die durchschnittliche Einwirkungszeit des Sonnenlichts eine maßgebliche Rolle. Sie schwankt in unseren Breiten bekanntlich stark und liegt zwischen sechzehn Tageslichtstunden im Juni und bestenfalls acht Stunden im Dezember. Folgerichtig müssten wir uns im Winter etwas mehr Schlaf gönnen als im Sommer. Das schaffen wir jedoch nur sehr selten. Die wichtigste Frage an dieser Stelle wollen wir deshalb noch einmal deutlich formulieren: Wie lange sollte man nun schlafen, um am Tag körperlich und geistig fit zu sein?

Wie viel Schlaf brauchen wir?

Die subjektiven Unterschiede in unseren Schlafgewohnheiten und Schlafbedürfnissen werden vor allem an der Zeitdauer deutlich, die wir im Laufe eines 24-Stunden-Tages mit Schlafen verbringen. Deshalb spielt die individuelle Schlafdauer auch eine enorm wichtige Rolle bei der Berechnung des Schlafquotienten. Nicht nur bei Familie Rosenthal gibt es da gravierende Unterschiede. Das kennen wir mehr oder weniger alle.

Doch zunächst betrachten wir die Durchschnittswerte: Statistisch gesehen hätte der Teenager Max an diesem Wochenende 8,5 Stunden schlafen sollen, um die durchschnittliche Schlafmenge eines Jugendlichen zwischen Sonnabend und Sonntag zu erreichen. In der Woche müssen die jungen Erwachsenen pro Nacht mit einer ganzen Stunde weniger Schlaf auskommen. Der Erwachsene braucht – nach heutigem Erkenntnisstand der Schlafforschung – im Durchschnitt sieben bis acht Stunden pro Tag für einen wirklich erholsamen Schlaf. Das Optimum läge sogar bei 8,16 bis 8,17 Stunden. Doch das erreicht der erwachsene Europäer Anfang des 21. Jahrhunderts nicht mehr.

Vielen von uns ist gar nicht bewusst, wie sehr sich die tägliche Schlafdauer in den vergangenen einhundert Jahren verringert hat. Schon Theodor Fontane beklagte in seinen »Irrungen – Wirrungen«, wie wenig man in der Gesellschaft über die Relevanz des Schlafens nachdenkt: »Aber dafür, dass man vorwärts kommt, kommt man doch auch rückwärts und bezahlt mit dem Besten, was man hat. Mit Leben und Gesundheit. Denn was ist Leben ohne Schlaf?«

Zu Beginn des 20. Jahrhunderts, um 1910, kamen durchschnittlich noch über neun Stunden Schlaf in einer Nacht zusammen. Aber seitdem sinkt die Schlafdauer, nicht nur kontinuierlich, sondern auch exponentiell. Waren es 1975 nur noch 7,5 Stunden, liegt das europäische Mittel jetzt bei etwa sieben Stunden pro Tag. Die Deutschen schlafen durchschnittlich 7,3 Stunden, aus statistischer Sicht noch ziemlich viel.

Natürlich variiert diese durchschnittliche Schlaflänge je nach Geschlecht und Altersgruppe, doch ergeben sich etwa folgende Richtwerte für Heranwachsende:

* Kinder mit sechs Jahren: zehneinhalb bis dreizehn Stunden;
* Teenager mit fünfzehn Jahren: neun bis zehn Stunden;
* Junge Erwachsene mit achtzehn Jahren: acht bis achteinhalb Stunden.

Aber die Realität sieht etwas anders aus: Die Schlafzeit für Erwachsene sank von 9,5 Stunden Anfang des 20. Jahrhunderts auf die erwähnten 7,3 Stunden zur Jahrtausendwende. Dieser Rückgang vollzog sich jedoch nicht gleichmäßig oder kontinuierlich. Die Schlafzeitverkürzung begann langsam und beschleunigte sich allmählich, so als wollte sie mit dem wachsenden Tempo der gesellschaftlichen Entwicklungen Schritt halten. Allein in den vergangenen zwanzig Jahren haben wir im Durchschnitt eine halbe Stunde der Schlafzeit »eingespart«. Für Berufstätige im Schichtsystem hat der durchschnittliche »Nachtschlaf«, der manchmal eben auch am Tag stattfinden muss, bestenfalls sechseinhalb Stunden. Somit schlafen Nachtschichtarbeiter pro Woche durchschnittlich zehn Stunden weniger als Normalschichtarbeiter. Im Ergebnis baut sich bei den meisten Schichtarbeitern eine große Schlafschuld auf, die über kurz oder lang zu gesundheitlichen Problemen führen muss.

Die Ursachen für unsere verkürzten Schlafzeiten liegen

auf der Hand: Veränderungen im modernen Leben durch jenen enormen technischen Fortschritt, den das Industrie- und Computerzeitalter mit sich brachte. Hightech-Maschinen arbeiten rund um die Uhr. Schichtarbeit erfordert eine allgemeine Arbeitszeitverschiebung. Die Arbeit in freien Berufen lässt die Grenzen zwischen Arbeit und Privatleben immer mehr verschwimmen und verlängert die Arbeitszeiten oft bis weit in die Nacht. Der Anteil an geistiger Arbeit stieg im Verhältnis zum Anteil körperlicher Arbeit deutlich an. Das mediale Leben in Zeiten des »www« und der Fernsehprogramme rund um die Uhr lässt uns weniger zur Ruhe kommen. Wir kennen alle das Gefühl, es gäbe oft Wichtigeres zu tun als einfach nur zu schlafen. Auf die Nachwirkungen dieses beschleunigten und schlafreduzierten Lebensstils werden wir später noch zu sprechen kommen.

An dieser Stelle lassen wir nochmals allein die Zahlen sprechen: Seit Edisons Zeiten hat sich die durchschnittliche Schlafzeit in Europa also um rund zwanzig Prozent reduziert. In gewissen Bevölkerungsgruppen sogar um noch mehr. Fünfzehn Prozent von eintausend Befragten in einer amerikanischen Studie schliefen nach eigenen Angaben weniger als sechs Stunden pro Arbeitstag. Zehn Prozent von ihnen kamen auch am Wochenende nicht über sechs Stunden hinaus. Damit haben sie nicht einmal das so genannte Schlafminimum erreicht (Kernschlaf) – von der subjektiv als angenehm empfundenen Wohlfühlschlafmenge (Kernschlaf plus Füllschlaf) gar nicht zu reden.

Die meisten können ihre persönliche »Wohlfühlschlafmenge« ohnehin nur an einem Tag in der Woche erleben: in der Nacht von Sonnabend auf Sonntag. Denn da schlafen wir durchschnittlich am längsten. Die ergiebigste Nacht innerhalb der Wochentage erleben wir zumeist von Dienstag auf Mittwoch. An den anderen Tagen schlafen wir im statistischen Schnitt weniger.

Die unruhigste Nacht im Wochenrhythmus durchschlafen wir in der Regel vom Sonntag zum Montag. Das beschreiben vor allem jene Berufstätigen, die in einem normalen Wochentags-Arbeitsrhythmus stehen. Alle statistischen Erhebungen aber ändern nichts an der Tatsache: Jede Nacht ist anders und auch unsere Schlaflänge variiert von Nacht zu Nacht.

So kann es passieren – und zwar gar nicht so selten –, dass paradoxerweise ein kürzerer Schlaf unter günstigen Bedingungen als erholsamer erlebt wird als eine Viele-Stunden-Nacht mit Störungen und Aufwachmomenten. Die subjektiv empfundene Schlafqualität wird nicht allein von der Quantität der Kopfkissenzeit bestimmt. Davon können nicht nur Frischverliebte erzählen. Sie schlafen auf engstem Raum, meist in einem Bett. Sie schlafen nur kurz und wachen morgens trotzdem auf, als hätten sie in einem Jungbrunnen gebadet.

Auch der umgekehrte Fall ist bekannt: Trotz ausreichender Bettzeit steht man wie gerädert auf. Für einen feinen, aber deutlich spürbaren Unterschied zwischen unseren Nächten sorgen zum Beispiel jene Momente, in denen wir aufwachen, ohne es zu bemerken. Denn auch die unbewussten, 0,5 bis 15 Sekunden dauernden Mikrowachepisoden – die Arousals – kosten Kraft, obwohl wir sie gar nicht bewusst wahrnehmen – es sei denn, sie treten im Verlauf eines Lagewechsels, bei Juckreiz, Husten oder im Zusammenhang mit anderen Schlafstörern auf.

Gibt es eine Nacht nach Maß?

Unsere Natur hat uns mit den fünf Phasen eines jeden der vier bis fünf Schlafzyklen einen verhältnismäßig zuverlässigen internen Fahrplan für die Reise durch die Nacht mitgegeben. Unter normalen Bedingungen gilt er immer, egal ob Sommer oder Winter.

Doch die ihm zugrunde liegende Struktur ist ein sehr störungsanfälliges Konstrukt. Manche sprechen auch von einer fragilen Architektur des Schlafes. Dann ließe sich – bildlich gesprochen – auch sagen, wir gehen wie über eine Treppe aus Glas hinunter in die nächtliche Ruhe.

Ein normaler Schlafzyklus – also das Durchlaufen der Schlafphasen eins, zwei, drei, vier und REM – variiert in seiner Länge von etwa siebzig Minuten bis zu zwei Stunden und verändert sich von Nacht zu Nacht. Daher erleben wir unseren Schlaf auch nicht immer gleich, zudem zeigen sich zum Teil deutliche Unterschiede zwischen den ersten vier und den letzten vier Stunden einer acht Stunden langen Nacht. In der ersten Hälfte der Nacht dauert ein Schlafzyklus mit seinen fünf Schlafphasen siebzig bis einhundert Minuten. In der zweiten Nachthälfte verlängert sich ein Zyklus auf anderthalb bis zwei Stunden.

Gehen wir einmal die einzelnen Phasen des ersten Schlafzyklus durch, dann sieht die zeitliche Verteilung im Durchschnitt etwa so aus:

* Schlafphase eins (Einschlafen und oberflächlicher Schlaf) – null bis sieben Minuten;
* Schlafphase zwei (leichter bis mittelleichter Schlaf) – zehn bis fünfundzwanzig Minuten;
* Schlafphase drei (Tiefschlaf) – wenige Minuten;
* Schlafphase vier (Tiefschlaf) – zwanzig bis vierzig Minuten.

Nach dieser ersten und längsten Tiefschlafphase der Nacht folgt eine kurze Phase im Schlafstadium eins oder zwei. Unser Schlaf wird für einige Minuten »leicht«, und danach erleben wir unseren ersten Traumschlaf. Dieser dauert als
* Schlafphase fünf (REM-Schlaf) nur eine bis fünf Minuten. Und damit wäre der erste Zyklus beendet.

Bei den nun folgenden drei bis vier sich wiederholenden Zyklen nimmt jeweils die Länge der Tiefschlafphase ab und andererseits die Länge der Traumschlafphase zu. Wir träumen gegen Morgen deutlich mehr, zwanzig bis vierzig Minuten lang. Es ist deshalb ziemlich wahrscheinlich, dass uns der Wecker in dieser längeren morgendlichen Traumschlafphase erwischt. Die Chancen liegen bei etwa dreißig Prozent.

Doch niemand von uns schläft nach Protokoll. Es gibt keine ideale »Nacht nach Maß«. Stundenzahlen werden uns nicht dabei helfen, eine Garantie zu erhalten für das Gefühl, »ausgeschlafen« zu sein. Und vielleicht könnte mancher schon deshalb ruhiger einschlafen und dann auch ausschlafen, wenn er seine ebenso individuellen wie rätselhaften Fahrpläne durch die Nacht akzeptierte.

Tatsächlich wiederholt sich die Abfolge der Schlafzyklen Nacht für Nacht und ist doch jedes Mal ein wenig anders. Wir schlafen ein, wir schlafen leicht, wir schlafen tief, wir träumen und schlafen weiter so bis zum Aufwachen am Morgen. Wir durchlaufen unsere Schlafzyklen und wachen zwischendurch auf, auch wenn wir das oft gar nicht wahrnehmen. Viele glauben auch über Jahre, dass sie nie im Leben träumen. Doch sie irren sich gewaltig. Bei jedem Menschen nimmt der Traumschlaf fast ein Viertel der Schlafzeit ein.

Wiederum steht es auf einem anderen Blatt, ob und wie wir uns an unsere Träume erinnern. Dafür spielt der Moment, in dem wir aufwachen, eine entscheidende Rolle.

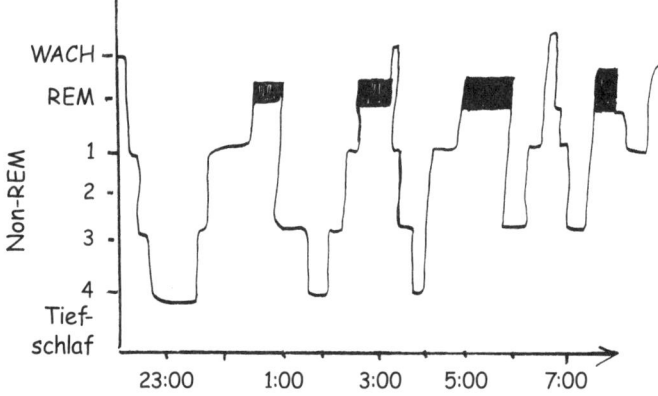

Polysomnographie-Skizze (PSG) »Normalnacht«: In der ersten Nachthälfte dominieren Tiefschlafanteile (physische Erholung). In der zweiten Nachthälfte nimmt der REM-Schlaf zu (psychische Erholung)

Die Frage ist: Wacht man innerhalb oder gleich nach einer Traumschlafphase auf? Nur das Erwachen während eines Traums erlaubt auch die Erinnerung an ihn.

Immerhin lassen sich an den Ergebnissen verschiedener Studien statistische Orientierungswerte für einen gesunden Nachtschlaf erkennen, vor allem, wenn man es mit der Stelle hinter dem Komma nicht übertreibt. So verteilt sich die Schlafzeit während einer erholsamen Nacht im Durchschnitt etwa so:
* Einschlafen (Phase 1): 2 bis 5 Prozent;
* Leichtschlaf (Phase 2): 44 bis 45 Prozent;
* Mittelleichtschlaf (Phase 3): 3 bis 8 Prozent;
* Tiefschlaf (Phase 4): 10 bis 15 Prozent;
* REM-Schlaf (Phase 5): 20 bis 25 Prozent;
* Wachanteil (Arousals): 5 Prozent.

Doch Obacht. Diese statistische Idealnacht existiert nur auf dem Papier. Niemand sollte den Versuch machen, jetzt mit Zettel und Stoppuhr seine Schlafdauer »auf Norm« zu bringen. Von Fall zu Fall kann die private und subjektiv als Wohlfühlschlafdauer empfundene Schlafzeit erheblich vom Durchschnitt abweichen. Wir schlafen unterschiedlich lange. Jeden Tag anders. Auch wenn wir krank werden oder starker körperlicher oder geistiger Belastung ausgesetzt sind, verändert sich unser Schlafpensum sofort. Dann schlafen wir länger, schlafen uns zum Beispiel »dank« einer Frühlingserkältung endlich mal aus und buchstäblich wieder gesund. Ebenso kann es passieren – wenn es zum Beispiel die persönlichen Umstände erfordern, etwa nach der Geburt eines Kindes –, dass über eine gewisse Zeitspanne hinweg ein radikal verkürzter Nachtschlaf ausreichen muss. Wir werden im kommenden Kapitel beschreiben, wie sich durch den ständig aufgebauten Schlafdruck die Schlaftiefe ändert und wir in gewisser Weise dann tatsächlich »effektiver« schlafen.

Und nicht zuletzt belehren uns die Aufzeichnungen der prominenten »Schlafnormabweichler« aus der Geschichte. Höchstwahrscheinlich hat es zu allen Zeiten Menschen gegeben, die extrem lange oder extrem kurze Zeit schliefen. Nur wissen wir heute leider nichts mehr von ihnen. Anders liegt der Fall bei den berühmten Ausnahmeschläfern, deren Leben sich bis heute in Tagebüchern oder Biografien nachlesen lässt.

Die Schlafmarotten der Genies

Gerade wollte sich ein kleiner Krach am Rosenthal'schen Frühstückstisch zusammenbrauen, die Debatte drehte sich nun vollends um das »richtige« Schlafen und den besten

Zeitpunkt dafür, da klärt ein Zwischenruf von Max schon wieder die Lage. Er klingt zwar noch immer knurrig, wird aber von Minute zu Minute munterer, und schon hat sich ein fröhlicher Spott in sein melancholisches Seufzen gemischt: »Ich möchte nur einmal so schlafen wie Einstein oder Leonardo da Vinci. Dann könnte ich endlich ganz so schlafen, wie ich will. Aber ich bin leider kein Genie.«

Nach diesem kleinen theatralischen Ausruf des Sohns blickt Andreas fragend über den Tisch zu Anna hinüber. Wortlos versteht sie seine Frage: Hat der Junge vielleicht Recht? Schlafen Genies tatsächlich anders? Sind sie wirklich Herr über ihren Schlaf? Brauchen die Einsteins und Goethes aller Zeiten, die da Vincis und Michelangelos vielleicht gar nicht so viel Schlaf?

Es wäre faszinierend, die Tagesabläufe berühmter Geister einmal exakt auf ihre Schlafgewohnheiten zu untersuchen. Noch fehlt uns das alles erklärende Traktat über den Schlaf des Genies. Stattdessen wird in den schriftlichen Überlieferungen meist nach dem Ursprung ihrer Gedanken, nach Methoden ihrer Arbeit, nach der Herkunft ihrer Ideen gesucht. Bei solcher Lektüre stellt sich der Leser höchstens die Frage, wie ein so universelles Lebenswerk wie das von da Vinci in nur einem Menschenleben geschaffen werden konnte. Wie ein Goethe, ein Beethoven, ein Voltaire oder Humboldt das enorme Arbeitspensum bewältigt haben mag. Mussten diese Leute eigentlich nie schlafen?

Auch Genies müssen schlafen – und wie. Dichterfürst Goethe galt zeit seines Lebens als überaus genussvoller Langschläfer und gönnte sich durchaus bis zu zwölf Stunden täglich. Ähnlich hielt es Albert Einstein. Er lag mindestens elf Stunden in den Federn. Dagegen schlief Immanuel Kant normal lang, fast genau auf die Minute jeden Tag sieben Stunden. Und: Herr Kant schlief wie nach der Stechuhr. Von ihm wird überliefert, dass er seinem Hang zur pedantischen Pünktlichkeit auch beim Zu-Bett-Gehen frönte. »Fünf Uhr Wecken; auch wenn er weiter schlafen wollte, musste ihn sein Diener Lampe zwingen, aufzustehen; dann ein karges Frühstück, das aus Tee bestand, obwohl er Kaffee liebte, aber für schädlich hielt; dann Arbeit an seinen Werken und Vorlesungen an der Universität; jeden Nachmittag ein gepflegtes Mahl mit Freunden aus der besseren Gesellschaft ... dem folgt um Punkt sieben Uhr jener berühmte kleine Spaziergang, nach dem die Königsberger ihre Uhren stellten, dann Lektüre, und um zehn Uhr abends lag Kant im Bett, um, nachdem er sich auf komplizierte Art zugedeckt hatte, gerade auf dem Rücken liegend einzuschlafen.«[6] Der Vater der Aufklärung schlief offenbar genauso, wie er schrieb. Präzise und grundsätzlich. Sein Leben lang am selben Ort, im ewig gleichen zeitlichen Schlaffenster zwischen zehn Uhr abends und fünf Uhr am Morgen.

Der französische Kaiser Napoleon hingegen fand vier Stunden pro Nacht vollkommen ausreichend, jedenfalls für Männer. Er besaß die Fähigkeit, auch auf dem Rücken eines Pferdes einzuschlafen. Der Schriftsteller Thomas Mann schlief wohl gern mal im Sitzen ein und liebte seinen »Schlafstuhl« sehr. Lama Fo Fu, eine buddhistische Würdenträgerin, schläft aus Überzeugung und seit Jahrzehnten Nacht für Nacht im Sitzen.

Als einer der berühmtesten Schlafsonderfälle der Geschichte aber gilt nach wie vor – neben dem bereits erwähnten Edison – Leonardo da Vinci. Der Maler, Konstrukteur und Forscher, das Universalgenie aus Italien, schlief die meiste Zeit seines Lebens im Rhythmus von vier Stunden. Und die Legende behauptet, er schlief nie mehr als fünfzehn bis zwanzig Minuten am Stück. Damit kam er täglich

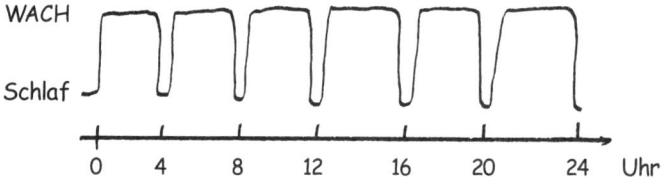

Hypothetische Schlaf-Wach-Kurve Leonardo da Vincis – extremes Kurzschlafen – Gesamtschlaflänge: 1,5 Stunden pro Tag

auf nur 1,5 Stunden Gesamtschlafzeit und steckte die gewonnene Schaffenszeit in sein atemberaubendes Lebenswerk. Es entstanden unvergleichliche Kunstwerke der Hochrenaissance. Da Vinci begründete die experimentierende Naturwissenschaft der Neuzeit und widmete sich grundlegenden Forschungen auf dem Feld der Mechanik, die erst Jahrhunderte später von den Erfindern der Flugapparate genutzt wurden.

Nur, sein Schlafrhythmus war ihm allein vorbehalten und blieb unwiederholbar. Es gibt bis heute immer mal wieder Nachfolgerversuche. Aber niemandem ist es je gelungen, Leonardos Schlafrhythmus über längere Zeit durchzuhalten. Giancarlo Sbragia brach seinen Selbstversuch, »leonardeske« Schlafrhythmen zu pflegen, nach sechs Monaten ab. »Es stimmte, ich konnte mehr lesen, malen und Musik spielen. Aber ich erreichte einen Punkt, an dem ich nicht mehr wusste, wie ich 22,5 Stunden mit guter Aktivität füllen konnte. Tag für Tag. Mein Haus blieb still, meine Kinder nahmen keine Notiz mehr von mir. Niemanden kümmerte es, was ich tat.«[7] Da Vinci war also offenkundig auch in diesem Feld des Lebens eine einzigartige Ausnahmeerscheinung.

In Deutschland gründeten Anfang der neunziger Jahre selbstbewusste Normschlafabweichler und geborene Langschläfer sogar einen Verein und nannten ihn nach der physikalischen Bezeichnung für Zeitdifferenz »Delta t«. Sie bezeichneten sich als die »Zweitnormalen«. Ihr Ziel ist Lobbyarbeit für alle Spätaufsteher, für Menschen, die nicht in der »ersten Normalität« der Frühaufsteher leben, sondern sich eben in ihrer eigenen, der »zweiten Normalität« zu Hause fühlen. Ihr Credo: »Wir sind weder Spinner noch Faulenzer. Wir schlafen nur eben zeitversetzt, und einige von uns schlafen länger als andere.«[8] Tolerante »Lerchen« seien ihnen dennoch willkommen, meinte im Zeitungsinterview der bekennende Langschläfer Günter Heinrich Woog. Er habe mit seinem Schlafpensum schon in den frühen Schuljahren große Probleme gehabt. Er sei in den ersten drei Stunden immer nur anwesend, aber nie wach gewesen. Abends dagegen sei er hellwach geworden und habe gut lernen können.

Wie ist es überhaupt mit dem »Lernen im Schlaf«? Was geht davon nachts? Und funktioniert der Trick mit dem Vokabelheft unter dem Kopfkissen?

Lernen im Schlaf

Die Forschungen der Schlafmediziner belegen es: Schlaf fördert die Kreativität und das Lernvermögen. Ein hoher Schlafquotient begünstigt eine ausgeschlafene Sicht auf die Welt und ist damit eine Voraussetzung für gute Zeugnisse und höhere Leistungen. Er hilft mehr als das symbolische Buch unter dem Kopfkissen oder eine überambitionierte Vorbereitung bis weit nach Mitternacht am Tag vor der Prüfung.

Viel mehr Effekt verspricht noch immer der uralte Ratschlag, nicht auf den letzten Drücker zu lernen, sondern lieber ein paar Tage früher zu beginnen und dann »noch einmal darüber zu schlafen«. Auch das Leistungstief am Nachmittag eignet sich ideal, um ein das Gedächtnis stärkendes Kurzschläfchen zu halten. »Power-Nap« ist heute eine gern benutzte Vokabel für das Nickerchen geworden. Das englische Wort liegt mit dem darin suggerierten »Auftanken« auch gar nicht so falsch. Schlafen wirkt nicht nur bildlich gesprochen als Gedächtnis-Elixier. Tatsächlich ist mittlerweile wissenschaftlich nachgewiesen, dass sich beim Schlafen unser Gedächtnis sortiert, festigt und ordnet. Früher nahm man an, diese Prozesse vollzögen sich ausschließlich im Traumschlaf. Heute ist dagegen bekannt, dass sowohl der REM-Schlaf als auch der Tiefschlaf enorme Bedeutung für die Arbeit unserer Gedächtnisspeicher haben.

Im Traumschlaf ordnet sich vor allem das Langzeitgedächtnis. Wer also kürzer schläft und darum auch weniger Traumschlafabschnitte durchlebt, vermindert die Leistungskraft in diesem Bereich. Auf das Kurzzeitgedächtnis scheint eine Reduktion von Traumschlaf dagegen keine Wirkung zu zeigen.

Bilderrätsel der Nacht

Wir haben das Wort »Traum« jetzt schon so oft gebraucht, dass es höchste Zeit wird, die Frage danach präziser zu stellen. Was ist das eigentlich: ein Traum?

Bildlich betrachtet – nicht ohne ein kleines Augenzwinkern – stellen wir uns die Träume vielleicht so vor wie fragile interne Zeitreisevehikel, Erlebnisverdichterstationen oder Seifenblasenbühnen für die Theaterstücke unserer Erinnerungen. Tatsächlich sind Träume so etwas wie die Verpackungskunstwerke unserer Seele, die meist in der Nacht, doch manchmal auch am Tage an uns geliefert werden. Träume sind mehr als die Fortsetzung des Tages mit geschlossenen Augen. Träume sind unsere ausschließliche Privatsache – manchmal wunderschön und manchmal der blanke Horror.

Den alten Ägyptern ist das älteste Traumbuch zu verdanken: Sie glaubten, in den Träumen Botschaften der Götter zu finden. Interessanterweise stellten sie schon 1300 v. Chr. eine Theorie der Gegensätze auf, die sich später auch bei Freud wiederfindet. Der Traum vom Tod beispielsweise verwies gerade auf ein langes Leben. Auch für Homer, den wortgewaltigen Dichter der Antike, waren Träume Sendboten der Götter. Sokrates haderte mit ihnen und sah darin bestenfalls eine »göttliche Mahnung«. Die mittelalterliche Äbtissin Hildegard von Bingen glaubte, aus Träumen spräche oft »göttliche Offenbarung«. Träume, die »Echos der Nacht«, beschäftigten die Phantasien der Menschen seit jeher, und auch in vorwissenschaftlichen Zeiten machten sich die Menschen ihren Reim auf dieses mysteriöse Phänomen. Vor allem Künstler maßen in allen Epochen ihren Traumbildern und Traumreflexionen enorme Bedeutung bei.

Nur wenige Beispiele: Der griechische Dichter Homer war ein großer Träumer. In seinem Hauptwerk »Odyssee« kündigt sich in einem Traum der Königin Penelope die kommende Bedrohung an. Ein Adler symbolisiert darin die Rückkehr von Odysseus, fette Gänse die ungebetenen Gäste im Haus.

Jahrhunderte später im mittelhochdeutschen Epos »Nibelungenlied« sah Kriemhild das künftige Unglück und den Mord an ihrem Helden Siegfried im Traum voraus. Ob bei Shakespeare oder Lessing, bei Goethe oder Dostojewski – bei vielen Dichtern übernahmen immer wieder die Träume prophetische Aufgaben oder handlungsauslösende Funktionen. Hermann Hesse schrieb sich die Rätsel um seine Traumnächte wortwörtlich von der Seele, zum Beispiel in dem Gedicht »Traum«: »Aus einem Traume aufgewacht / Sitz ich im Bett und starre in die Nacht. / Mir graut vor meiner eignen Seele tief, / Die solche Bilder aus dem Dunkel rief. / Die Sünden, die ich da im Traum getan, / Sind sie mein eigen Werk? Sind sie nur Wahn? / Ach, was der schlimme Traum mir offenbart, / Ist bitter wahr, ist meine eigne Art. / Aus eines unbestochenen Richters Mund / Ward mir ein Flecken meines Wesens kund. / Zum Fenster atmet kühl die Nacht herein / Und schimmert nebelhaft in grauem Schein. / Oh süßer, lichter Tag, komm du heran / Und heile, was die Nacht mir angetan! ... / Und mache mich, ob's auch in Schmerzen sei, / Vom Grauen dieser bösen Stunde frei!«

Nicht allein Hermann Hesse fragte sich, wie viel seine nächtlichen Traumgestalten mit dem realen Leben bei Tageslicht zu tun haben könnten. Welch höllische Gruselgestalten und Nachtmonstren finden sich in den finsteren Erinnerungen, die Francisco de Goya in seinen Radierungen »Los Caprichos« festhielt. Meister Rembrandt malte Joseph, dramatisch in Szene gesetzt, wie er dem Pharao dessen Träume deutet und ihm sieben fruchtbare und sieben unfruchtbare Jahre voraussagt.

Diese Liste berühmter Traum-Bilder ließe sich seitenlang fortsetzen. Über die Klassiker der Moderne, über die Surrealisten wie Paul Klee, René Magritte oder Salvador Dalí bis zu den Traumdarstellungen in der Gegenwartskunst. Und auch im Film hatte der Traum von Anfang an eine Hauptrolle. Mit dem Kino gab es endlich eine gestalterische Möglichkeit, die sonst eher diffuse Umsetzung von Traumerlebnissen in plastischen Szenen zu zeigen. Hollywood trägt nicht ohne Grund den metaphorischen Beinamen »Traumfabrik«.

Der deutsch-amerikanische Kunst- und Medienwissenschaftler Rudolf Arnheim, der sich ausführlich mit der Psychologie des künstlerischen Schaffens befasste, schrieb über die Rolle des Schlafs in der Kunstproduktion: »Das menschliche Bewusstsein scheint im Schlaf in tiefere Schichten hinunterzusteigen, in denen das Leben nicht durch abstrakte Begriffe, sondern durch bedeutsame Bilder beschrieben wird. Wir müssen diese schöpferische Vorstellungskraft bewundern, die der Schlaf in uns weckt. Aus dieser Kraft der Bildsprache erhält auch der Künstler seine Gedanken.«[9]

Die schlafwissenschaftliche Ergründung des Traumgeschehens begann Mitte des 20. Jahrhunderts. 1953 entdeckten die beiden amerikanischen Forscher Nathaniel Kleitman und Eugene Aserinsky, sein Schüler, den Zusammenhang von REM-Schlafphase und Träumen. Auch William C. Dement gehörte damals zu Kleitmans Schülern. Er fand bei seinen Versuchsreihen heraus, dass sich Personen, die man in einer REM-Phase aufweckt, in den meisten Fällen an ihre Träume erinnern.

Mit diesen Entdeckungen schlug die somnologische Forschung einen neuen Weg ein. Bald kamen die Forscher hinter eine der wichtigsten Aufgaben des Träumens: Wir träumen, um zu lernen. Wir machen uns im Schlaf unser Bild von der Welt. Wir speichern ab, wir festigen unsere Erfahrungen und bauen sie in unser bereits gelerntes, erfahrenes, trainiertes, weitgehend unbewusstes Wissen ein.

Doch obwohl der Österreicher Sigmund Freud schon Anfang des 20. Jahrhunderts in seinem Buch »Die Traumdeutung« die Trauminhalte zu durchleuchten begonnen hatte und die schlafphysiologischen Versuche seit einem guten halben Jahrhundert immer neue Erkenntnisse über Träume hervorbringen – unsere nächtliche »Traumarbeit« steckt noch immer voller Geheimnisse.

Nach der Entwicklung der Traumdeutung durch Sigmund Freud, nach der Entdeckung der »rapid eye movements« und des REM-Schlafs in den fünfziger Jahren durch Aserinsky, Kleitman und Dement war es vor allem die Forschung des Amerikaners Allan Hobson, die Ende der siebziger Jahre einen tieferen wissenschaftlichen Einblick in den Traumprozess erlaubte.

Hobson fand heraus, dass während des Traums Hirnstrukturen aktiviert werden, die – in welcher Form auch immer – mit früheren Wacherfahrungen in Verbindung stehen. Es gibt Schock- und Sorgen-Träume sowie Serien- und Wiederholungsträume – um nur einige zu nennen. Unsere Träume gehören zu uns, auch wenn uns das manchmal gar nicht so lieb ist.

Der englische Dichter und Dramaturg Oscar Wilde fand dafür eindringliche Worte: »Es gibt nur wenige unter uns, die nicht mitunter vor dem Morgengrauen erwacht sind, entweder nach einer von jenen traumlosen Nächten, die uns in den Tod verliebt machen, oder nach einer von jenen Nächten des Grausens oder der entstellten Lust, wenn durch die Kammern des Gehirns Phantome geistern, die schrecklicher sind als die Wirklichkeit selbst.«

Schlafen und Vergessen

Sollten wir deshalb erleichtert sein, dass wir uns an die meisten Träume gar nicht erinnern? Immerhin nimmt das Träumen im Schlaf insgesamt etwa vier bis fünf Jahre eines durchschnittlichen Menschenlebens ein. Faktisch träumen wir viel. Wir merken davon nur eben wenig.

Wahrscheinlich ist das auch ein Grund, warum wir den Träumen eher in den verschiedenen Sprachen der Künste nahe kommen. In den Bildern der Maler, den Texten der Dichter oder in der Musik der Komponisten – darin drückt sich das Geträumte oft viel angemessener aus als im sachlichen oder gar wissenschaftlichen Wort. Bleibt der Traum also für alle Zeiten ein paradoxes und nie präzise zu beschreibendes Erlebnis?

Auch für die Schlafmediziner sind Träume komplizierte Gebilde. Sie sind psychophysiologische Leistungen unserer nächtlichen Nervenarbeit, die sich äußerlich nur an Merkmalen wie den schnellen Augenbewegungen erkennen, aber sonst kaum darstellen lassen. Immerhin hilft uns die Neurochemie des Träumens, ihre wesentlichen Mitspieler zu erkennen.

Noch einmal: Im Traum werden Hirnstrukturen aktiviert, die im Wachen wie im Schlafen für die Wahrnehmungen, Gedanken und Emotionen verantwortlich sind. Dazu gehören vor allem die Strukturen des so genannten limbischen Subkortex und Gebiete der Hirnrinde (vorderer Kortex). Doch im Unterschied zu den Aktivitäten im Wachzustand nimmt beim Traum im Schlaf die Aktivität in den anderen Hirnstrukturen (dorsolateraler und frontaler Kortex, hinterer cingularer Kortex) ab. Während des Traums aktive Neurotransmitter und Hormone sind zum Beispiel Acetylcholin und Melatonin. Während die cholinergen Neurone den REM-Schlaf fördern (sie werden deshalb REM-on-Neurone genannt), hemmen die aminergen Neurone (REM-off-Neurone) den Traumschlaf. Das Hormon Orexin wirkt als ein zusätzlicher »Traum-Blocker«.

Können wir uns die Träume nun so ähnlich wie neuronale Gewitter vorstellen, die Nacht für Nacht durch unsere Köpfe toben und die seelischen Spannungen des Tages fortschwemmen? Oder sind Träume temporäre Inszenierungen für unser Unbewusstes, das sich auf diese Art manifestieren will?

Zunächst einmal ist die Erkenntnis gesichert, dass sich unser Lernen im Schlaf vor allem – wenn auch nicht ausschließlich – in den Traumschlafphasen abspielt. Neue Inhalte, erlebte Emotionen, episodisch Wahrgenommenes und Prozessuales speichern sich im Gedächtnis ab.

Im Nichttraumschlaf konsolidieren sich insbesondere Wortzuordnungen (wie Vokabeln einer fremden oder Wörter und Wortgruppen der eigenen Sprache) und motorische Fähigkeiten, wie Gehen, Schwimmen oder Fahrradfahren, die wir unser ganzes Leben lang brauchen. Und während wir in der eigentlichen REM-Phase meist szenische Geschichten erleben und verarbeiten, wird im Tiefschlaf der Inhalt vorwiegend »in stehenden Bildern« abgelegt. Darüber hinaus gibt es noch einen wesentlichen Unterschied, wie Männer und Frauen träumen: Männer träumen oft physisch aggressiver, während Frauen wesentlich emotionalere Bilder produzieren. Doch vielleicht ist auch hier alles noch viel komplexer und komplizierter, als wir es uns heute erklären können.

Immerhin lässt sich die Zeitdauer, die unsere Träume im Schlaf einnehmen, heute recht genau beschreiben. Zwischen dem dritten und dem fünften Lebensjahr werden etwa 27 Prozent der Trauminhalte rekapituliert. Vom fünften bis zum siebten Lebensjahr steigt dieser Anteil weiter und nähert sich in der Zeit zwischen dem elften und dem dreizehnten Lebensjahr dem Niveau der Erwachsenen an. Dieses wird zwischen 18 bis 22 Jahren erreicht und bleibt dann bis Mitte des sechsten Lebensjahrzehnts bei etwa 20 bis 25 Prozent konstant. Danach fällt der Anteil des Traumschlafes bis zum Ende des Lebens weiter ab. Über den Verlauf der Traumerinnerungen in diesem hohen Lebensalter liegen bisher keine gesicherten Erkenntnisse vor.

Im Vergleich zum Traumschlaf im hohen Alter ist der Anteil des Traumschlafs nach der Geburt extrem hoch. Ein Neugeborenes verbringt die Hälfte seiner Schlafzeit mit Träumen. Eine Ursache sind die vielen neuen zu verarbeitenden Sinnesreize. Bis zum dritten Lebensmonat reduziert sich dieser Anteil auf 40 und bis zum sechsten Lebensmonat auf 30 bis 35 Prozent. Ist das nicht eine wunderbare Nachricht? Menschen werden als Träumer geboren! Faktisch gönnen wir uns in den ersten Momenten des Lebens acht Stunden Traumschlaf am Tag.

Ein großer Teil des heutigen schlafmedizinischen Grundwissens über die Trauminhalte basiert auf amerikanischen Studien aus den sechziger Jahren. Damals wurden junge Menschen viele Nächte hindurch immer wieder geweckt und zu ihren Träumen befragt. Etwa 90 Prozent der beschriebenen Träume waren glaubwürdige Echos auf die Geschehnisse des vorausgehenden Tages.

Nur fünf Prozent hatten exotische Träume, gerade ein Prozent phantastische Träume, und nicht mehr als 1,3 Prozent sprachen von erotischen Träumen. Nur 15 bis 20 Prozent der Träume beinhalteten ehrgeizige Aktivitäten, heldenhaftes Kämpfen oder leidenschaftlichen Sport. Immerhin 30 bis 35 Prozent waren emotionale Träume, davon am häufigsten solche, die Angst und Furcht beinhalteten. Männer träumten dabei mit mehr Aggressivität. Doch unabhängig vom Geschlecht waren 60 bis 70 Prozent der Träume emotional eher negativ gefärbt.

Beruhigend ist, dass wir unbewusst auf natürliche Weise gegensteuern – mit der so genannten *down regulation*. Unsere Natur zensiert sich selbst und nimmt den finsteren Träumen die Kraft. Nur bei Menschen, die an einer Depression erkrankt sind, ist diese *down regulation* empfindlich gestört und findet in geringerem Maße oder gar nicht statt. In Selbsterfahrungsberichten von Depressiven ist deshalb oft vom Leiden an nächtlichen Horrorattacken die Rede. Andrew Solomon kommt in seinem Bericht »Saturns Schatten« immer wieder auf diese Erfahrungen mit seinen Albträumen zurück: »Meist wachte ich um drei, vier Uhr nachts mit so heftigen Angstanfällen auf, dass ich am liebsten aus dem Fenster gesprungen wäre ...«[10]

Glücklicherweise führen uns nur die wirklich schlimmsten unter den Albträumen in solche düsteren Ecken. Denn immer wieder hört man auch von Traumerinnerungen, die im Kern besagen: Es war schön!

Wird uns der Schlaf in die Wiege gelegt?

Die Eltern von Max wollen sich ihren Sonntagmorgen nicht verderben lassen, und so beendet Andreas Rosenthal die Debatte: »Hör zu, Max: Vielleicht bist du ja kein Genie. Aber trotzdem kannst du schlafen, wie du willst – es gibt halt nur ein paar feste Zeiten, an die musst du dich auch beim Schlafen halten.« Auch Anna lenkt mit einem Lächeln ein. Der Sohn tauscht sofort einen verschwörerischen Blick mit seinem Vater. »Na prima, dann bleibe ich nächsten Sonntag mal richtig lange im Bett.« Die beiden Männer am Rosenthal'schen Frühstückstisch sind fest davon überzeugt, dass sie »von Natur aus« gern früh am Morgen ausschlafen und stattdessen lieber bis spät am Abend wach sind. Sind die beiden also »Eulen« und als solche auf die Welt gekommen?

Die Frage nach dem »Schlaf-Gen« lässt sich bis heute nicht eindeutig beantworten. Aber wir wissen, dass unsere soziale Prägung durch die Familie und den Beruf großen

Einfluss hat. Zumindest für die Vorliebe, zeitiger aufzustehen oder später ins Bett zu wollen. Andererseits ist bekannt, dass unser zirkadianer Schlaf-Wach-Rhythmus eine feste genetische Größe ist und an bestimmte Gene gebunden zu sein scheint. Somit spricht vieles dafür, dass es uns also in die Wiege gelegt ist, ein Kurzschläfer oder Langschläfer zu sein. Die bisher bekannten schlafregulierenden Gene tragen zum Teil wohlklingende Namen, »Cry« zum Beispiel, »Clock« (entdeckt 1990), »Time«, »CKI epsilon« oder BMAC. Wenn man so will, werden uns bestimmte Rhythmusvorlieben wirklich »vererbt«. Aber schon so weit, dass man von einem »Eulen-Gen« oder einem »Kurzschlaf-Gen« sprechen könnte, ist die Forschung noch nicht.

Das Kurzschlafmuster passt übrigens eher zu extrovertierten Personen, zu tatkräftig-energischen Charakteren, während Langschläfer eher introvertierter, zurückhaltender und zuweilen ängstlich sind. Die immer wieder beschriebene Tendenz, dass Bevölkerungsgruppen mit höherer Bildung kürzer schlafen und später zu Bett gehen, lässt sich wissenschaftlich nicht stützen. Wahrscheinlich bringt ein hoher Intelligenzquotient nicht automatisch einen hohen Schlafquotienten mit sich, sonst würden sich die Hochschulabsolventen auf Dauer ein Leben mit Kurzschlaf und damit eine Existenz auf gesundheitlicher Sparflamme nicht antun.

Doch mit den Folgen des Kurzschlafs befassen wir uns noch einmal ausführlich im nächsten Kapitel.

SIE schläft immer anders als ER und umgekehrt

»Ich glaube, meine Frau schläft genauso wie ich!« Wie viele Männer könnten das ohne Zweifel behaupten? Wahrscheinlich nur sehr wenige. Männer und Frauen schlafen und träumen verschieden. Und sie bewegen sich auch anders im Schlaf. Männer bewegen sich heftiger, Frauen drehen sich häufiger um. Wir greifen dem Kapitel über die Schlafstörungen kurz vor – doch um wie viel leichter würde so manche Frau einschlafen können, wenn sie diese Tatsache als eine ganz natürliche Tatsache hinnähme! Das Gleiche gilt natürlich für den Mann. Die Geschlechter schlafen verschieden – von Natur aus.

Das ist nicht nur so, weil jeder ohnehin seinen eigenen Schlaf hat, der sich unterscheidet im Hinblick auf die Schlaflänge, auf das Durchlaufen der Schlafstadien Non-REM und REM oder auf die Schlaflage, den Schlafbeginn, das Tagesnickerchen etc. Hier unterscheidet sich bei Frauen und Männern auch der Schlafquotient.

Betrachten wir die Entwicklung dieser Unterschiede etwas genauer. Nach der Geburt beginnen sich die feinen Nuancen ja erst allmählich zu entwickeln. Noch spielt das Geschlecht keine Rolle. Trotzdem scheinen sich schon am Anfang des Lebens Babys in die Gruppe der »Gerne-Schläfer« und in die der »sensiblen Träumerchen« oder schlicht »schlechten Schläfer« aufzuteilen. Meistens dauert es ein gutes halbes Jahr, bis sich aus einem stark fragmentierten Schlafmuster der Neugeborenen ein relativ fester Schlaf-Wach-Rhythmus entwickelt hat. Sind diese Monate vorbei, schlafen die meisten Kinder etwa elf Stunden, mit einer kurzen, zusätzlichen Schlafpause am Tage, dem Mittagsschlaf. Das kann, muss aber nicht so sein.

Im Leben kommt manchmal eine ganze Menge dazwischen: Kinderkrankheiten, »Zahnen«, Reisen, ungewohnte Tagesrhythmen. Alle Eltern haben hier ihre eigenen Vergleichsmöglichkeiten und gerade bei diesem Thema oft unvergessliche Erfahrungen mit ihren Kindern gemacht.

Bis zum fünften Lebensjahr kommt es dann allmählich

dazu, dass Jungen etwas weniger Tiefschlaf haben als die Mädchen. Sie wachen in der Regel eher mal auf. Zwischen dem fünften und dem zwölften Lebensjahr treten manchmal – auch das häufiger bei Jungen als bei Mädchen – erste Schlafstörungen auf. Bis in die Pubertät hinein sind die jugendlichen Mädchen übrigens oft und gern etwas zeitiger in den Federn als ihre männlichen Altersgenossen. Dafür werden die Mädchen am Morgen auch leichter und früher wach. Sie haben mehr Tiefschlaf als die Jungen, die nachts oft wach werden und dadurch nicht selten auch weniger Schlaf bekommen.

Mit dem Eintreten in die Erwachsenenjahre aber ändert sich die Lage und wendet sich dann für die Frauen nur selten zum Guten. Sie gleichen das zuweilen intuitiv aus. Beispielsweise schlafen 35-jährige Frauen im Durchschnitt noch 45 Minuten länger als gleichaltrige Männer.

Doch allein durch die regelmäßigen Monatsblutungen spüren Frauen eine lange Zeit in ihrem Leben deutlich mehr Rhythmusschwankungen, auch beim Nachtschlaf. Während ihres Monatszyklus – zwischen dem vierzehnten und dem achtundzwanzigsten Tag der Regel, in der so genannten Lutealphase – steigt ihre Körpertemperatur um 0,3 bis 0,4 Grad, was der Schlafphysiologie zufolge eigentlich das Einschlafen fördern müsste. Leider merken viele Frauen von dieser kleinen Hilfestellung der Natur gar nichts oder nur wenig. Die beste Schlafqualität erreichen Frauen während des Eisprungs, etwa am vierzehnten Tag des Regelzyklus. Danach wird der Schlaf allmählich schlechter. Das macht sich vor allem in der letzten Woche vor der Blutung bemerkbar (zum Teil einhergehend mit einer prämenstruellen Depression). Auch während der ersten Tage des neuen Zyklus verbessert sich die Lage nicht sofort. In diesen zehn Tagen des Monats tun sich viele Frauen schwer mit ihrem Nachtschlaf. Laut Statistik schlafen 71 Prozent aller Frauen etwa 2,5 Tage im Monat allein aufgrund dieser Zyklusschwankungen gar nicht oder nur sehr schlecht.

Die postmenstruelle Phase ist dagegen meistens angenehm und eher ausgeglichen. Dann träumen die Frauen wieder mehr, und der erholsame Tiefschlaf nimmt zu.

Auch eine Verhütung mit der Pille hat Auswirkungen auf den Schlaf. Die veränderte Relation zwischen den Hormonen Östrogen und Progesteron beeinflusst die Thermoregulation. Die Körpertemperatur steigt. Gleichzeitig sinkt in der zweiten Nachthälfte die Melatoninkonzentration – allerdings nur in geringem Maße. Das bewirkt einen etwas höheren Traumanteil bei Frauen, die die Pille nehmen. Sie haben übrigens oft eine kürzere Einschlafphase (kurze Schlaflatenz). Allerdings ist die Schlafqualität bei Einnahme der Pille oft doch nicht ganz so gut, wie es auf den ersten Blick scheint. Der Anteil der Tiefschlafphasen verringert sich schließlich, und auch der mittelleichte Schlaf nimmt ab. Falls sich das veränderte Schlafverhalten allzu spürbar und vor allem negativ bemerkbar macht, sollten diese Frauen dann über alternative Verhütungsmöglichkeiten nachdenken.

In guter Hoffung – das Schlafen der Schwangeren

Während der Schwangerschaft lassen die enormen Veränderungen, die das Leben der Frau »in guter Hoffnung« beherrschen, natürlich auch den Schlaf nicht unberührt. Die Qualität der Nachtstunden beeinflusst diese Monate erheblich. Die so genannten Anfangsleiden – Übelkeit, Erbrechen, Harndrang – wirken sich spürbar auf das subjektive Schlafempfinden aus. Der Schlaf wird unruhiger, und das nicht nur deshalb, weil die neue Lebenssituation erst einmal mit Leib und Seele verarbeitet werden muss. Bei vielen Schwangeren ist die Nachtruhe aufgrund der Anfangsprobleme immer wieder durch nächtliche Aufwach- und Aufstehpausen unterbrochen.

Zum Glück holt sich der Schlaf zurück, was ihm zusteht. Im zweiten Drittel der Schwangerschaft schläft die werdende Mutter wieder besser. Sie freut sich nicht nur am Tage, sondern auch im Traum auf ihr Kind. Die zeitweiligen Störungen des Schlafs lassen nach. Die Lage entspannt sich. Vielleicht ist das – neben der Gewichtszunahme und dem Zwerchfellhochstand – ein Grund dafür, dass jede dritte Schwangere schnarcht. Vereinzelt macht sich auch das Symptom der unruhigen Beine (*restless legs*) bemerkbar. Meistens jedoch – und das lässt die werdenden Mütter auch guter Hoffnung sein – gibt es keine besonderen Verschlechterungen, und die guten Schlafgewohnheiten kehren zurück. In diesen Monaten der Schwangerschaft schlafen die Frauen gern, und sie träumen viel.

Im letzten Drittel der Schwangerschaft wird der Schlaf jedoch nach und nach wieder schlechter. Leider lässt sich das weder beschönigen noch ändern. Das ungeborene Kind braucht einfach immer mehr Platz. Im Bauch der künftigen Mutter wird es jetzt eng: Die Blase ist eingedrückt, die Speiseröhre hat sich verschoben, und oft stören Wadenkrämpfe die Nachtruhe. Und während in der ersten Zeit der Schwangerschaft nur 20 Prozent der Frauen schlechter schlafen und mit einem Minimum an erholsamem Tiefschlaf auskommen müssen, leiden darunter in den letzten Schwangerschaftswochen immerhin 75 Prozent! Jetzt wird manche Nachtstunde im Sitzen, im Stehen oder in unbequemer Lage im Bett zugebracht. Jetzt wird nur noch gewartet – gewartet und gewacht. Bis zu der Stunde, in der es kein Schlafen mehr gibt. Denn noch nie hat eine Mutter die Geburt ihres Kindes verschlafen.

Nach der Geburt sind die frischgebackenen Mütter erst einmal rechtschaffen müde – so müde, wie sie glücklich sind über die Ankunft ihres Kindes. Und nun dürfen und sollen sie auch wieder gut schlafen. So erholsam und so viel es nur geht. Schlafen ist auch deshalb so wichtig, weil sich zusätzlich zum Schlafentzug der zurückliegenden Wochen oft unter anderem auch Folgen von Eisenmangel und die gewaltigen Anstrengungen einer Geburt bemerkbar machen. Schlafen ist außerdem der beste Schutz gegen die Nachgeburtsdepression, an der 20 Prozent aller Gebärenden leiden, eine Störung, die meist nicht erkannt und beachtet wird.

Die Natur hilft sich selbst am besten und steuert gegen dieses Stimmungstief. Der wenige und oft durch das Stillen fragmentierte Schlaf der jungen Mutter wird tatsächlich »effektiver«. In Kürze erklärt: Die absolute Länge des erholsamen Tiefschlafs bleibt gleich, sie steigt bei sinkender Gesamtschlafmenge prozentual sogar an. Diese Veränderung in der nächtlichen Schlafstruktur der jungen Mutter wird durch das Stillhormon Prolaktin unterstützt. Würden die Volksweisheit und die Phalanx der Kinderärzte nicht schon genug triftige Gründe für das Stillen aufzählen, sollten die Mütter auch noch auf den Rat des Schlafmediziners hören. Das Stillen sorgt für guten Schlaf. Nicht nur beim Kind – auch bei der Mutter.

Und obwohl wir die Risiken eines andauernden Schlafentzugs im nächsten Kapitel genauer beschreiben, können Schlafmediziner die jungen Eltern auch in dieser Frage beruhigen. Die Natur hat uns einiges an Kraftreserven für Ausnahmesituationen und »stressige« Zeiten mitgegeben. Außerdem dürfen sich selbst die Mütter und Väter ab und an auch am Tag etwas Ruhe gönnen. Oft gibt es dazu mehr Gelegenheiten, als der hyperaktive, leider nicht selten kinderfeindliche Zeitgeist uns einreden möchte. Und noch ein praktischer Rat der Schlafmediziner: Nicht alles, was modern ist, ist deshalb auch gut. Das so genannte *bedsharing* – das gemeinsame Schlafen der Eltern mit ihren Kindern in einem Bett – gefährdet den Schlaf aller Beteiligten mehr, als dass es die Nachtruhe stabilisiert. Nicht nur die Schlafbewegungen der Eltern sind eine Gefahr für das Kind: Jeder Schläfer wacht anders auf, dreht und wendet sich – die Folge ist, dass sich alle drei gegenseitig stören.

Das immer wieder in Mode kommende *rooming-in* ist eine andere Geschichte. Dabei schlafen Kinder und Eltern im eigenen Bett, doch immerhin stehen die Betten im selben Zimmer. Das kann in der ersten Lebensphase nicht schaden und hilft, die innige Verbindung zwischen den jungen Müttern und ihren Neugeborenen zu entwickeln und zu unterstützen. Jede Berührung, jede Umarmung, jede Zuwendung verstärkt das beruhigende Gefühl des Geborgenseins. Doch schon eine alte Hebammenweisheit rät, dass bereits nach den ersten Monaten zwischen Mutter und Kind eine »dünne Wand« während des Nachtschlafs helfen kann. Die feinen intuitiven Antennen der Mutter werden trotzdem noch auf jedes Geräusch des Kindes reagieren. Und doch schirmt ein kleiner Paravent die unmerklichen kleinen Aufwacher, Schnaufer, Schlucker oder Schmatzer der Kleinen etwas ab und schützt den ohnehin reduzierten Schlaf der Mutter.

Noch ein Wort zu den Änderungen des Schlafes in der Menopause. Diese Phase des Übergangs von den fruchtbaren Jahren der Frau in den Lebensabschnitt ohne Regelblutung kann nicht nur unterschiedlich lange dauern, sondern wird auch sehr verschieden empfunden. Die ersten Zeichen der Menopause sind zwischen dem vierzigsten und dem achtundfünfzigsten Lebensjahr zu spüren. Diese grundsätzliche Hormonumstellung als Abschluss der fruchtbaren Lebensphase braucht etwa zehn Jahre. Für eine statistische Durchschnittsfrau in Europa beginnt diese Phase im Alter von 51,4 Jahren. Aber keine der Frauen, die sich heute oft gerade dann in ihren besten Jahren erleben, muss sich deshalb knapp fünf Monate nach dem einundfünfzigsten Geburtstag ein Kreuz in den Kalender machen und mit dem Beginn einer Schlafstörung rechnen.

Tatsache bleibt, dass der Schlaf der Frau sich um eine halbe Stunde verkürzt, jede zweite Frau in dieser Phase darüber klagt, dass sie sich »müde und abgeschlagen« fühlt. Das kann die Folge einer Schlafstörung sein. Aber auch die anderen der möglichen Symptome, wie Mattigkeit, Nervosität, Hitzewallungen oder Gedächtnisstörungen, treten durch das temporäre Chaos in der Hirnregion des Hypothalamus auf.

Kommt durch die gestörte Hypothalamus-Regulation auch noch fehlende Erholung durch beeinträchtigte Nachtruhe hinzu, dann bedingen sich die Beschwerden oft gegenseitig und die Frauen brauchen medizinische Hilfe. Leider hat sich bis heute nicht nachweisen lassen, dass die umstrittene Hormonersatz-Therapie wirklich auch geeignet wäre, Schlafprobleme zu verhindern oder zu beheben. Belegt ist allein, dass in den westlichen Industriestaaten jede zweite Frau in ihren Wechseljahren unter schlechterem Schlaf leidet.

Das heißt ganz praktisch: Schlafstörungen können, aber sie müssen nicht eintreten, zumal im frühen ersten Stadium der Menopause die Hormonkonzentration des FSH (follikelstimulierendes Hormon) sogar steigen kann. Auch die feinen Unterschiede der Prä- und Postmenopause machen sich viele Frauen nicht bewusst. Vielleicht ist das auch gar nicht so schlecht. Die Wechseljahre umfassen ja eine relativ lange Lebensspanne, die bis zum fünften Jahr nach der letzten Regelblutung andauern kann. Deshalb sollten sich alle Frauen – auch die, die sich in ihren jungen Jahren nicht um einen guten Schlafquotienten zu sorgen brauchten – spätestens jetzt mit den Möglichkeiten der Hilfe und Selbsthilfe befassen. Wenn sich daraufhin der Schlaf wieder stabilisiert und die guten Nächte zurückkehren, vermindern sich nachweislich oft auch andere Nebenwirkungen der Hormonumstellung in dieser Lebensetappe.

Vielleicht ist es kein Trost, aber folgende Tatsache mag helfen, mit mehr Vertrauen auf diese besondere Phase im Leben von Frauen zu blicken. Keine von ihnen ist mit dem Problem des Übergangs in die reiferen Jahre allein. Die Wechseljahre sind und bleiben ein natürlicher Prozess. Fast eine halbe Milliarde Frauen – 447 Millionen – durchlebten laut einer statistischen Erhebung kurz vor der Jahrtausendwende zur gleichen Zeit ihre Wechseljahre. Das sollte das Verständnis für diese besonders fragile Lebensphase stärken. Unter den Männern und auch bei den Frauen – gegenseitig.

Fazit

»Auch das Unnatürlichste ist Natur. Wer sie nicht allenthalben sieht, sieht sie nirgendwo recht.«[11] Schon Johann Wolfgang von Goethe, ein Langschläfer, wies zeit seines Lebens auf die unendlich schöpferische Dimension der Natur hin. Alles kann sein, was sich erkennen lässt. So gibt es keine absolute Wahrheit, nur relative Erkenntnis.

Auch beim Phänomen Schlaf hat sich die Natur einen

weiten schöpferischen Spielraum erlaubt und lässt uns den Schlaf immer wieder neu erscheinen und immer wieder anders erleben. Jeder schläft an jedem Tag auf seine Weise. Schlaf ist eine höchst subjektive Lebensäußerung. Nur das Grundbedürfnis, mindestens einmal am Tag zu schlafen, ist uns allen gemeinsam.

Doch wie und wie lange wir es tun und wann es für uns am besten ist, einzuschlafen und aufzuwachen, wohin uns die Träume führen und welche wir uns davon merken, ob wir klüger im Schlaf werden oder nicht, ob wir erfrischt oder wie gerädert erwachen – wie auch immer wir die Nachtruhe nutzen: Alles liegt in unserer eigenen, subjektiven Natur.

»Ich schlafe«, das kann niemand in der Gegenwart sagen. Wer schläft, nimmt sich seine Pause. »Ich schlafe.« Das ist ein Vorsatz, eine Hoffnung, ein Wunsch, ein Versprechen.

Jeder schläft für sich und doch gemeinsam mit allen anderen, die zum intimen Lebenskreis gehören. Wie im alten, überlieferten Gedankenbild von einem Händepaar, bei dem die eine Hand die andere zeichnet, bestimmt der Schlaf des Einzelnen den Schlaf seiner Mitschläfer und umgekehrt. Unsere Schlaf-Beziehungen sind komplex sozial geprägt wie durch die Familiensituation, den Freundeskreis, die Berufsgruppe. Gleichzeitig bleibt unser eigener Schlaf individuell und subjektiv abhängig von Alter, Geschlecht, Gesundheitszustand, Lebenssituation und Ernährung. Unsere Schlafgewohnheiten entwickeln und verändern sich im Laufe des Lebens; sie lassen sich in gewissem Maße kultivieren und durch einen guten Schlafquotienten den Gegebenheiten anpassen. Dann fördert eine gute subjektive Schlafkultur unsere individuelle Lebensqualität und Gesundheit. Äußere oder interne Störungen des Schlafs, die im Laufe der verschiedenen Lebensetappen bei Männern und Frauen auftreten können, gleichen sich leichter aus, wenn man seinen Schlaf kennt und ein aufmerksames Bewusstsein für gute Schlafgewohnheiten entwickelt. Dazu gehört auch, dass wir bemerken, ob und wie stark wir unseren natürlichen Schlaf-Wach-Rhythmus manipulieren.

Nichts hat sich auf das komplexe Regulationssystem, das über Tausende von Jahren die Nachtruhe der Menschen schützte, mehr ausgewirkt als die Erfindung des »endlosen Tags« durch elektrisches Licht. So verdienstvoll alle Segnungen des modernen Lebens auch sein mögen, wir müssen lernen, klug damit umzugehen. Guter Schlaf und technologischer Fortschritt müssen sich heute nicht mehr gegenseitig ausschließen. Der Zukunftsforscher Ervin Laszlo[12] warnte jedoch schon in jenen Jahren, als die Schlafmedizin gerade erfunden wurde: »Die hektische Jagd nach dem materiellen Fortschritt überdeckte die Sehnsucht, einen Sinn im Leben und eine Schlüssigkeit im Dasein zu finden … Anstelle der Orientierung anhand einer umfassenden Sinngebung trat beim modernen Menschen die Idee des Fortschritts: ein geradliniges und überzeugtes Denken, ausgerichtet auf die Befriedigung materieller Bedürfnisse und Wünsche. Das Leben wurde länger und bequemer, dafür aber leerer und bedeutungsloser.«[13] Einen guten Schlaf zu hüten und seinen eigenen Schlaf im Laufe des Lebens kennen zu lernen kann eine Möglichkeit sein, seinem Leben mehr Sinn zu geben.

Drittes Kapitel
Ist Schlaf Luxus? Warum wir Schlafschulden
mit Lebenszeit bezahlen

Andreas legt sich mit einem erleichterten Schnaufen aufs Kopfkissen und gibt seiner Frau die kleine Uhr. »Wolltest du dir noch den Wecker stellen, Anna?«

»Hab ich schon ... damit war es das auch für heute ... mir reicht's.« Anna gähnt.

»Ja, dann schlaf schnell ein. Ruh dich aus. Und träum was Schönes.«

Andreas hört sie noch einmal ausgiebig gähnen und sieht, wie sie das Kopfkissen aufklopft, wie sie die Haarmähne schüttelt, sich auf die Seite rollt und die Decke bis hoch an die Nase zieht, wobei sie sorgsam darauf achtet, dass auch die Füße zugedeckt sind. Er liebt es, bei offenen Fenstern zu schlafen. Ihr ist das manchmal zu frisch. Vielleicht sollte er ihr Schlafsöckchen schenken? Damit wäre die ewige Klage über frierende Füße endlich aus der Welt geschafft.

Andreas stellt den Wecker neben das Bett. Er hat gerade die Weckzeit aufleuchten sehen. »Sag mal, bist du sicher, dass du wirklich so früh aufstehen willst? Dein Wecker steht auf halb fünf!«

Anna bleibt still. Sie will auch gar nichts mehr erklären. Klar, genau so ist es geplant, denkt sie. Und sie murmelt schon halb im Schlummer: »Mach dir keine Gedanken, ich steh ganz leise auf und wecke dich nicht. Ich muss noch an den Schreibtisch. Wir sehen uns dann zum Frühstück wie immer.« So sagt sie es – oder denkt sie es nur? Sie schläft sofort ein, während er noch eine ganze Weile wach neben ihr in die Nacht lauscht.

Am nächsten Morgen ist es draußen noch dunkel, als Anna ihren Computer startet. Der Wecker musste gar nicht klingeln, sie war schon kurz vorher aufgewacht. So geht es vielen, die sich für den Morgen etwas Besonderes vorgenommen haben. Auch die Schlafforschung kann dieses »innere Wecken« bestätigen, wenn auch bislang noch niemand erklären konnte, wie das genau funktioniert. Unser so genanntes Arousal-System scheint dafür verantwortlich zu sein.

Jetzt ist es halb fünf. Drinnen volle Beleuchtung. Draußen stille Nacht. Später beginnt das Morgenrot zu leuchten. Die Natur atmet auf. Alles ist taufrisch – nur Anna nicht. Der Bildschirm scheint zu flimmern, ihre Augen brennen. Die Gedanken laufen ihr quer durch den Kopf. Worte rauschen heran wie ein Schwarm Hornissen. Auf die Stirn gräbt sich bald eine Falte. Der Kopf wird heiß, aber die Füße sind kalt. Sie zieht warme Socken über, schlingt sich einen Schal um den Bauch. Es fröstelt sie trotzdem.

Carpe diem – doch nutze vorher die Nacht

Anna hat ganz einfach nicht ausgeschlafen. Sie war zwar wach, aber nicht munter. Sie hält ihre Augen offen, aber nur mit Mühe. Ein typischer Fall von akuter Schlafschuld. Doch wer von uns kennt das nicht? Wir schlafen oft viel kürzer, als wir schlafen sollten. Wir stehen früher auf, als wir aufwachen wollen. Das Ergebnis: Wir sind müde.

Müdigkeit ist die Währung, mit der uns Körper und

Geist die fehlende Nachtruhe in Rechnung stellen. Schlafschulden lassen sich über kurz oder lang nicht ignorieren. Wir spüren sie intuitiv. Dabei ist es kein Trost, dass die Schlafmediziner zwischen akuter und chronischer Schlafschuld unterscheiden. Akute Schlafschuld entsteht bei allen, die über kurze Zeit ihre Schlafzeit drastisch reduzieren oder eine Nacht lang ganz auf das Schlafen verzichten. Chronische Schlafschulden akkumulieren sich bei allen, die längere Zeit weniger als sechs Stunden schlafen, obwohl sie keine geborenen Kurzschläfer sind.

Anna ist eine Lerche, also ein Morgentyp. Üblicherweise bekommt ihr das frühe Aufstehen sehr gut. Nur liegen jetzt schon einige Nächte hinter ihr, in denen sie nur wenig schlafen konnte. Zu wenig, um einen wirklichen Erholungseffekt zu spüren. Daher ist sie in eine Schlafschuld geraten. Aus Zeitnot. Denn sie steckt mitten im Bologna-Projekt, das sie im Architekturbüro bearbeitet, und das bedeutet Überstunden, Sonderschichten. Dazu kam die Wohnungssuche der Familie, Vor-Ort-Besichtigungen, die meisten am Abend. Und dann noch die Geburtstagsfeier bei Freunden bis tief in die Nacht, die sie auf keinen Fall absagen konnte. Trotzdem stand Anna manchmal schon gegen halb fünf wieder auf, obwohl sie oft noch nach elf Uhr abends auf den Beinen gewesen war.

Und so geht es vielen. Oft beginnt es mit einem Übermaß an Arbeit, aus dem extremer Zeitdruck erwächst. Man wünscht sich, der Tag hätte dreißig Stunden. Wir glauben, es müsste noch viel mehr in einen Werktag hineinpassen, und geben uns mit unserem Tagwerk nicht zufrieden. Wir dehnen unsere Wachzeit aus.

Schauen Sie selbst in Ihren Terminkalender: Was haben Sie sich für heute vorgenommen? Ist das Tagespensum angemessen? Ist es – Ihrer Erfahrung nach – wirklich zu schaffen? Oder fragen wir uns selbst, als Autoren dieses Buches: Wie viel Zeit haben wir uns für die Arbeit an diesem Kapitel gegeben? Ein Wochenende, eine Woche, einen Monat? Haben wir ein gutes Verhältnis von Zeitraum und Arbeitspensum eingehalten oder von vornherein Schlafschulden in Kauf genommen?

Gegen den Leistungsdruck unseres modernen Lebens kommen wir mit einem Leben in natürlichen Rhythmen oft kaum an. Wer geht heute schon noch »mit den Hühnern ins Bett«, wie Goethe es so gern tat? Wer achtet noch auf die Ruhe am »siebenten Tage«? Da doch selbst Gott am Sonntag eine Pause brauchte und »ruhte ... von all seinen Werken, die er gemacht hatte«. Daran erinnert das Alte Testament im zweiten Buch Mose bis heute.[1]

Aber es geht nicht allein um den verlorenen Sonntag. Wie hoch im Kurs steht heute eigentlich noch die »liebe Langeweile«, die sich nicht erst aufgrund von Erkenntnissen der modernen Kreativforschung als extrem wichtig erwiesen hat für die Arbeit an neuen Ideen und das Entwickeln kühner Entwürfe? Nur kurz wollen wir in diesem Zusammenhang an drei berühmte »faule Momente« in der Geschichte erinnern, auch wenn es sich vielleicht nur um Legenden handelt:

Isaac Newton wäre niemals der berühmte Apfel auf den Kopf gefallen, hätte er nicht mit geschlossenen Augen unter dem Baum gelegen. Das legendäre »Heureka« des Archimedes erklang eben nicht, als er unter Zeitdruck am Stehpult stand und mit seinen Formeln rang – sondern als er sich Zeit für ein erholsames Bad nahm und vor sich hin döste. Und der Chemiker August Kekulé von Stradonitz fand die geniale Lösung, die Ringstruktur des Benzols, nicht im Labor, sondern im Bett. Er träumte von einer Schlange, die sich in den eigenen Schwanz beißt. Sicherlich stimmt es, dass geniale Einfälle nur dem fleißig vorbereiteten Geist in den Sinn kommen und nicht dem träge ungebrauchten. Aber wie lange hätte der Chemiker noch an dem Problem herumgegrübelt, wäre damals sein Wecker zu früh gestellt gewesen?

Erkenntnisse aus aktuellen psychologischen Studien verschaffen uns immer genaueren Einblick, wie gravierend sich die Beschleunigung des Lebenstempos auf unser subjektives Zeitempfinden auswirkt. Das gewachsene physikalische Wissen um die Dimension Zeit steht offenbar im reziproken Verhältnis zum Gefühl, Zeit zu haben. Unser Zeitgeist wird pausenlos beobachtet. Journalisten, Soziologen, Werbefachleute oder Zukunftsforscher untersuchen leidenschaftlich, ob sich seine Launen nicht schon wieder verändert haben. Aber Zeit zu haben, dieses Gefühl nimmt nicht zu, sondern ab. Und ein Tag, das sind und bleiben vierundzwanzig Stunden. Und Punkt.

So reicht die Zeit nicht in den Morgenstunden und auch abends nicht. Was steht nicht alles im Kalender: Sechzig-Stunden-Arbeitswochen, »Work-out« im Fitness-Studio nach Feierabend, Familientermine, die nicht selten minutiös mit dem »Timer« geplant werden. Vielleicht kommt noch ein aufwendiges Hobby hinzu, das Geld frisst, Zeit kostet und den Teufelskreis der Überlastung nicht durchbricht, sondern verstärkt. Stressige Wochenendtouren. Freundeskreis. Kultur. Kunst. Nirgendwo Frei-Zeit. Denn jede freie Zeit wird sofort ausgebucht. Der einstige Feier-Abend reicht heute oft bis weit hinein in die Nacht. Und längst nicht allein New York, sondern auch eine Stadt wie Berlin wirbt mit dem Slogan »Die Stadt, die nie schläft«. Aber auch diese Orte werden bewohnt von Menschen, die ihren Schlaf brauchen.

Die Schere klafft immer weiter auseinander. Der berufstätige Mensch von heute schläft immer kürzer. Dabei müsste er sich – ganz im Gegenteil – viel mehr Schlaf gönnen. Das Erholungsbedürfnis unter den Bedingungen des heutigen Lebens ist sehr groß.

Wir müssen an einem Tag, bei begrenzter Wachzeit, immer mehr leisten. Längst haben wir es in den westlichen Industrieländern mit einer übermüdeten Gesellschaft zu tun, die ihr Leben wie einen Countdown strukturiert und sich das Gefühl, Zeit zu haben, gar nicht mehr leisten kann. Wer lebt noch seinen Kindern vor, wie es sich anfühlt, sich Zeit zu nehmen? Im Gegenteil. Von Kindesbeinen an wird auf das Tempo gedrückt.

Schneller schlafen?

Die Zeiträuber nerven uns heute erfolgreicher denn je. Eine der üblichen Reaktionen auf die Zeitnot des Alltags liegt auf der Hand: Wir sparen am Nachtschlaf, als wäre das ein Parameter, den man beliebig optimieren kann, als stünden wir sogar im Bett unter zeitökonomischem Erfolgsdruck und müssten unsere Schlafzeit effektivieren.

Nun ist aber Schlaf keine metrische Rechengröße und auch kein Lebensrohstoff, den man beliebig einsparen kann. Der Irrtum beginnt schon bei der immer noch weit verbreiteten Ansicht, Schlaf sei »verlorene Zeit«. Mit Schlafen an sich ist scheinbar nicht viel »zu holen«. Einfach nur zu schlafen, das hat weder Sex-Appeal noch Glamour. Stattdessen handeln die meisten frei nach dem Motto: Hole aus jedem Tag das Maximum heraus – und wenn man die Nacht zum Tag machen muss! Schlafen, so wenig es geht? Nur so scheint sich der Tag ausdehnen und verlängern zu lassen.

Aber wir betrügen uns dabei selbst. Allen Fortschritten

zum Trotz können wir nicht schneller oder besser schlafen als unsere Vorfahren. Schlafen wir zu kurz, merken wir das unvermeidlich.

Kein Ur-Meter der Müdigkeit

In Zahlen oder Maßeinheiten lassen sich die subjektiven Zustände »müde« oder »Schlafdefizit« bis heute kaum erfassen. Aber wir können die Stunden zählen, auch jene, die uns an Schlaf fehlen. Es geht jedoch, Müdigkeit als Folge von Schlafschuld einzuschätzen, indem man sich zum Beispiel ganz simpel fragt: Wie schnell schlafe ich ein?

Es gibt mittlerweile medizinische Möglichkeiten, die Schlafschuld »von innen« nachzuweisen. Nach heutigen Erkenntnissen lässt sich ein Schlafdefizit zum Beispiel am Adenosinspiegel des Blutes ablesen. Dieser Neurotransmitter und Hormonstoff wirkt durch seine Arbeit als Hypnotoxin wie ein Anzeiger für unseren Schlafbedarf. Adenosin nimmt während des Wachzustandes allmählich zu, und erst wenn wir tatsächlich schlafen, bauen wir ihn im Laufe der Nacht wieder ab. Ist das Fass voll, sind wir müde. Ist es leer, werden wir wach.

Deshalb haben zum Beispiel die Inhaltsstoffe von Kaffee (darauf werden wir im vierten Kapitel näher eingehen) als sehr potente »Wachmacher« Karriere gemacht. Koffein wirkt als Adenosin-Antagonist (ein Antagonist ist ein Gegenspieler) und hilft damit tatsächlich gegen die Müdigkeit. Nach einer Tasse kräftigen Kaffees fühlen wir uns wacher, als wir eigentlich sind.

Doch wir können unsere Müdigkeit nur begrenzt manipulieren. Unbestechlich wird sich irgendwann der subjektive Schlafdruck bemerkbar machen. Im normalen Tag-

Nacht-Verhalten überwiegt vormittags der zirkadiane und am Nachmittag der homöostatische Schlafdruck. Ursache ist die noch relativ niedrige Körpertemperatur am Vormittag und der Anstieg der Müdemacher, wie zum Beispiel Adenosin, am Nachmittag. Abends und nachts ist dann nicht nur der homöostatische, sondern auch der zirkadiane Schlafdruck hoch, und zwar durch die jetzt absinkende Körpertemperatur. Beide Systeme harmonieren nachts am besten und bewirken so den natürlichen Schlaf.

Für einen Menschen mit Schlafschulden sieht der Tag – aus müden Augen betrachtet – ganz anders aus. Der unausgeschlafene Zeitgenosse hat schon am Vormittag gegen einen hohen Schlafdruck zu kämpfen. Genau genommen unterliegt er schon in der ersten Tageshälfte einem erhöhten homöostatischen Schlafdruck. Unter anderem eben auch deshalb, weil bis zum Beginn des Tages seine Adenosinspeicher in der allzu kurzen Nacht nicht weit genug abgebaut werden konnten. Sobald Schlafentzug oder Schlafmangel auch noch mit Alkohol im Körper einhergeht, verstärkt sich dieser homöostatische Schlafdruck nochmals deutlich. Diese Katerstimmung begleitet zum Beispiel viele durch den ersten Tag des Neuen Jahres. Mit ihr beginnen oft die Tage nach den großen Familienfeiern oder nach ausgiebigen Sommerfesten.

Doch auch ohne Alkohol trifft uns die zu kurze Nacht hart, denn wofür auch immer wir durch die Reduzierung von Schlaf Zeit schinden, ein chronischer Schlafschuldner hat meistens keine Chance, das Mehr an Zeit noch halbwegs wach zu genießen.

Ein Mensch, der dauerhaft Schlafschulden ansammelt, erlebt seinen Tag nur noch mit getrübten Sinnen. Man lebt wie mit halber Kraft, wie in verdünnter Zeit. Dann wird man dauermüde. Immermüde. Manchmal so müde, dass man sich im schlimmsten Fall gar nicht mehr erinnern kann, was denn das eigentlich war: wach sein.

Chronische Schlafschulden werden zum Gesundheitsrisiko. Die Anfälligkeit für Krankheiten wächst, die Mortalitätsrate steigt. Eine besondere Risikogruppe sind werdende Mütter, die sich zu wenig Schlaf gönnen. Bei ihnen wächst das Risiko von Früh- oder Fehlgeburten.

Müdigkeitsfalle Schichtarbeit

Auch Nachtarbeiter sind meistens Kurzschläfer, wenn auch berufshalber: Fahrer im Personen- oder Fernverkehr, Mitarbeiter im Vierundzwanzig-Stunden-Service, Taxifahrer, Druckereiarbeiter, Krankenschwestern, Schichtarbeiter – sie alle haben pro Woche oft zehn oder mehr Stunden weniger Schlaf, als sie brauchen. Viele der Nachtarbeiter kommen am Tag auf fünf oder sechs, maximal sechseinhalb Stunden. Das Schlafen am Tage bleibt nur ein Ersatz, auch wenn die Temperatur des Raums und die Lichtverhältnisse stimmen. Die Körpertemperatur ist hoch und der zirkadiane Rhythmus aus dem Gleichgewicht. Das allein schon mindert die Schlafdauer und die Schlafqualität. Erst im Urlaub oder in den Tagesschichtwochen haben Schichtarbeiter die Möglichkeit, geregelte sieben oder acht Stunden zu schlafen.

Deshalb folgen hier einige Vergleichszahlen, um das Ausmaß der Schichtarbeit vorstellbar zu machen. Im öffentlichen Dienst sind 30 Prozent aller Angestellten ein ganzes Arbeitsleben lang im Schichtbetrieb tätig, davon ein Drittel in festen Schichten (oft nur nachts) und ein Drittel im Zweischichtbetrieb. Alle übrigen lassen sich zu den so genannten diskontinuierlichen Schichtarbeitern rechnen.

Dennoch, auch wenn es erstaunlich scheint, kommen die meisten Menschen im Schichtdienst mit den ungewöhnlichen Arbeitszeiten relativ gut zurecht, vor allem, wenn sie in regelmäßigen Abständen – an freien Tagen oder am Wochenende – ihr Schlafdefizit ausgleichen. Zudem weiß jeder, dass sich eine kurze akute Schlafschuld mitunter durch verminderte geistige Aufmerksamkeit und eine Reduktion der physischen Aktivität noch relativ gut überspielen lässt. Ein starker Wille mag das für einige Zeit sogar tagelang, wochenlang schaffen. Doch gegen längere und vor allem chronische Schlafschulden kommen auch entschlossene Durchhalteparolen nicht an.

Zudem ist die subjektiv empfundene Müdigkeit eine ziemlich paradoxe Größe. Sehen wir uns einen Schichtarbeiter unter Schlafentzug rein objektiv an, nur anhand der medizinischen Daten. Erstaunlich ist, dass die Messungen nach einer Nachtschicht oft sogar die gleichen Werte im Hinblick auf Blutdruck, Blutzucker, Puls, Atmung und andere Parameter ergeben wie nach einer gut durchgeschlafenen Nacht. Es hat den Anschein, als hätte sich die Natur eine Art autonome Sicherheitsschaltung einfallen lassen, an der wir nicht rütteln können, ob wir vernünftig schlafen oder nicht.

Aber subjektiv fühlt sich die Situation ganz anders an. Oft meldet sich schon nach der ersten Nachtschicht das typische »Durchgemacht-Gefühl«. Der homöostatische Schlafdruck stellt sich dann, wie beschrieben, bereits am Vormittag ein und fordert sein Recht. Chronisches Schichtarbeiten erzeugt auch deshalb subjektiv oft das Gefühl, immermüde zu sein. Es ist eines der Symptome des so genannten Schichtarbeitersyndroms.

Ein weiteres bekanntes Anzeichen ist der »Sekundenschlaf« am Tage. Achtzig Prozent, so ergaben Umfragen unter amerikanischen Polizisten im Schichtdienst, kennen diese heftigen Müdigkeitsattacken, wenn man in einem Augenblick der Ruhe sofort einen winzigen Moment lang einnickt, zum Beispiel beim Anhalten des Autos vor einer roten Ampel. Und jeder Vierte unter befragten Schichtarbeitern gibt an, tagsüber von Schlafattacken geplagt zu werden. Sogar 41 Prozent der Befragten kennen dieses Einnicken während des Nachtdienstes.

Bis heute fehlt uns ein Verfahren, das – ähnlich wie beim Alkoholtest – schnell und unaufwendig die Müdigkeit messen und auf Grenzwerte hinweisen könnte. Interessanterweise kann vielleicht in Zukunft einer der so genannten autonomen Parameter ein Erkennungszeichen für Müdigkeit werden. So ist üblicherweise der Pulsschlag von Mini-Intervall zu Mini-Intervall ein wenig verschieden. Das ist eine heute gut messbare Variabilität, die wir selbst gar nicht spüren. Wie man heute weiß, ist ein absolut gleichmäßiger, nahezu starrer Puls, diagnostisch betrachtet ein eher schlechtes Zeichen, das zum Beispiel bei Herzinfarktpatienten anzutreffen ist. Bei chronischem Schlafdefizit verliert der Puls zwar nicht seine Variabilität, aber er ist nicht mehr so »geschmeidig« wie im ausgeschlafenen Zustand. Bei einem übermüdeten, gestressten Menschen wird der Puls auf gewisse Weise starrer. Vielleicht kann man in Zukunft Müdigkeit daran messen.

Insbesondere in der Autoindustrie arbeiten Entwicklungsingenieure fieberhaft an einer Lösung für dieses Problem, Müdigkeit leicht und genau zu messen. So werden zum Beispiel Augenlidschluss, Augenbewegungen und der Irisdurchmesser untersucht, um aus deren Abweichungen Rückschlüsse auf die Müdigkeit ziehen zu können.

Doch wie viel Geld auch in die Erforschung der Müdigkeit gesteckt wird, die einfachste, sicherste und billigste Methode, Unfälle wegen Müdigkeit auf der Straße zu vermeiden, wäre, sich wirklich ausgeschlafen auf den Weg zur Arbeit zu machen.

Lange Wirkungen kurzer Nächte

Wie sich zeigt, sind Schlafmangel und Müdigkeit für die Schlafforschung eine große Herausforderung. Bis heute verbinden sich damit noch immer große Geheimnisse, obwohl schon im Jahr 1896 die beiden Psychiater G. Patrick und J. Gilbert die ersten Experimente zur akuten Schlafdeprivation – so nennen die Mediziner den Schlafentzug – durchführten. Schon damals wusste man aus eigener Erfahrung, dass ausgeschlafene Zeitgenossen viel mehr vom Leben haben und leisten können als gähnende Menschen im übermüdeten Zustand.

Erinnern wir an nur einige der Ergebnisse und an das, was bei Schlafdeprivationsversuchen experimentell ans Licht gebracht wurde.

Den spektakulärsten Versuch, ohne Schlaf auszukommen, unternahm der Amerikaner Randy Gardner im Jahr 1964. Der damals siebzehnjährige Student blieb elf Tage und zwölf Minuten lang wach. Mitschüler und Wissenschaftler beobachteten ihn während dieser langen 264 Stunden. Er gab sogar eine Pressekonferenz, eine Stunde, bevor er schließlich vom Schlaf übermannt wurde.

»Es waren Randys fünfzehn Minuten als Star«, sagt seine Frau heute. Sein weiteres Leben sei davon unbeeinflusst geblieben. Er selbst habe zurzeit kein Interesse, mit Journalisten zu sprechen. Gardner hatte viele Jobs, handelte mit Zimmerpflanzen und Aktien. Er lebt mit Frau und Katze in San Diego, ist gesund und hat keine Schlafprobleme.[2]

Bis heute gilt Gardners Langzeitexperiment unangefochten als der Weltrekord im Munterbleiben. Allerdings gab es damals keine wirklich sichere Methode, sein Wachsein zu messen, nur das zum Teil lückenhafte Beobachten.

Wenden wir uns jetzt mehrfach wiederholten experimentellen Versuchsreihen zu. Dabei wurde untersucht, was passiert, wenn man einige Nächte oder mehrere Wochen nur kurz – zum Beispiel sechs Stunden – und bei einer zweiten Versuchsgruppe normale acht Stunden schläft. Der Körper reagiert beim Kurzschlaf deutlich auf den dann einsetzenden Schlaf- und Energieverlust. Die Schlafschuld wird sichtbar: hyperaktive Reflexe, Handtremor, verwaschene Rede, erhöhte Schmerzempfindlichkeit. Die Schilddrüsenhormone werden aktiver, das Immunsystem leidet, die Thermoregulation ist gestört. Unwillkürlich kann es passieren, dass sich die Augenlider senken (Ptosis), so dass schließlich auch Außenstehende den Grad der Müdigkeit nicht mehr übersehen können und den Immermüden darauf hinzuweisen beginnen: »Du bekommst heute wohl wieder die Augen nicht auf!«

Seltsamerweise bestätigen sich auch in Schlafdeprivationsexperimenten die Vermutungen im Hinblick auf die interne »Sicherheitsschaltung«. Schlafentzug führt zu keinen messbaren autonomen Veränderungen. Lebenswichtige Funktionen bleiben stabil. Die Atmung wird nicht schneller, auch der Blutdruck bleibt normal. Der Körper reagiert klugerweise mit einer Art stoischem Gleichmut, wenn wir, aus welchen Gründen auch immer, »das Schlafen vergessen«.

Doch extremen Fällen von Schlafdeprivation werden die meisten Menschen nur in Ausnahmesituationen des Lebens ausgesetzt. Deshalb wollen wir einmal gesondert betrachten, welche Wirkungen sich zeigen, wenn man die Schlaflänge einer einzigen Nacht auf nur vier Stunden Schlaf reduziert, denn das dürfte jeder schon ab und zu erlebt haben.

Was passiert dabei konkret? In erster Instanz wird spürbar, dass die kognitive Flexibilität und Planungsfähigkeit sinkt. Kein Wunder also, dass Anna Rosenthal bei ihren allzu frühen Arbeitsversuchen, beim Beschreiben und Berechnen für ihr Architekturreferat, deutliche Probleme bekam. Der Blutzucker nimmt ab, der Insulinspiegel sinkt, und gleichzeitig erhöht sich die Insulinresistenz. Dann laufen wir Gefahr zu »überzuckern«. Zusätzlich steigt nicht nur die morgendliche, sondern auch die folgende abendliche Cortisol-Ausschüttung (Stresshormon), ähnlich, wie es beim Schlaf-Wach-Rhythmus im höheren Alter zu beobachten ist. Auch der Sympathiko-Tonus, der morgens und am Tag gesteigert ist, bleibt abends erhöht. Der Ausstoß des Schilddrüsenhormons Tyroxin ist leicht gesteigert oder normal. Dadurch wird vor allem der Metabolismus, unser innerer Energiehaushalt, angeregt, und das, obwohl nach einem Kurzschlaf nur wenig Energie gespeichert und akkumuliert werden konnte. Die Reaktion darauf spüren wir deutlich. Genau dieses Defizit an Energie nennen wir »müde sein«. Wir fühlen uns leer und kraftlos, leiden unter unserer eingeschränkten Leistungsfähigkeit, mental und körperlich. Es geht einfach nicht weiter. Die Energievorräte sind knapp, es ist nicht genügend ATP gespeichert.

Schlafschulden greifen aber nicht nur unsere körpereigenen Energiereserven an. Ebenso gerät die Thermoregulation, also der Wärmehaushalt, bei akutem oder chronischem Schlafdefizit aus der Balance. Und auch deshalb, weil in den Kurzschlafnächten weniger ATP gespeichert werden kann als in einer »Vollwertnacht«, beginnen wir zu frieren und erklären uns das Zittern und Klappern oft reumütig mit der Diagnose, »übernächtigt« zu sein.

Ein Schlafmediziner kann diesen Zustand genauer erklären: Das thermoregulierende Enzym UCP-1 ist beim Kurzschlaf erhöht. Dadurch wird mehr Wärme abgegeben, als für den Körper gut ist. Der »übernächtigte« Kurzschläfer beginnt zu frösteln, seine Temperaturregulation kann nicht ausgleichen, was ausgeglichen werden müsste.

Aus gutem Grund griff Anna deshalb zu Gegenmaßnahmen – warme Socken, Bauchwickel, Strickjacke am Schreibtisch –, doch die halfen nur wenig gegen das Zittern. Mit diesem so genannten Kältezittern versucht der Körper, durch kinetische Arbeit Wärme zu produzieren und unseren inneren Thermostaten aufzuheizen. Im Übrigen sinkt bei Frauen die Körpertemperatur durch Schlafschulden mehr ab als bei Männern. Aber auch Männer kennen die Fröstelschauer, die kalten Hände und Füße nach kurzen Nächten. Doch egal, ob Mann oder Frau – ein unausgeschlafener Frühaufsteher wird, morgens um fünf an der Bushaltestelle stehend, eher frieren als, bei gleicher Temperatur, eine ausgeschlafene Person gegen halb neun.

Nachtalarm im Kühlschrank

Was auch immer den Kurzschlaf erzwingt – ob berufliche Pflichten, nächtliche Sorgenberge oder Erlebnishunger, ob Unterbrechungen des Nachtschlafs durch Krankheit oder durch ein Familienleben mit Kleinkindern –, Tatsache bleibt: Kurzschlaf ist ungesund. Er beeinträchtigt auf Dauer sogar unser Aussehen, nicht nur in den Augenwinkeln.

Ein erster Grund, Schlafschuld möglichst zu meiden, ist unübersehbar. Schlafen macht schön. Doch um tatsächlich »Schönheitsschlaf« zu erleben, von dem so viel die Rede ist, braucht man mindestens die Normalschlafzeit. Wohlfühlschlafzeit wäre noch besser. Nur dann können wir genügend Zeit zum Regenerieren finden. Ein gesundes Schlafmaß sieht man Haut und Haaren eben an, während sich bei chronischer Schlafschuld Falten und Knitter – mehr und meist früher als erwartet – ins Gesicht kerben.

Und der zweite Grund für das Ausschlafen wiegt wortwörtlich fast noch schwerer: Schlafen macht es leichter, schlank zu bleiben. Schlafschuld bringt den Hormonspiegel zwischen den beiden Gegenspielern Leptin und Ghrelin aus der Balance. Nur zur Erinnerung – Leptin ist der Appetitzügler unter den Hormonen. Ghrelin stimuliert den Appetit, und wir bekommen Hunger. Normalerweise sind beide Hormone ausgeglichen, behalten einen gleich hohen Level und blenden Hungeranfälle aus. Bei Schlafentzug oder Kurzschlaf jedoch sinkt der Leptinspiegel, während der Ghrelinspiegel konstant bleibt. Und diese Dysbalance zeigt Wirkung. Denn nun bekommen wir zu Unzeiten Hunger. Oft folgt dann eine der berühmt-berüchtigten Fressattacken, vor denen keine Kühlschranktür sicher scheint. Viele Partygänger können ein Lied davon singen. Da stellt sich gegen zwei Uhr nachts plötzlich wie auf ein geheimes Zeichen Appetit ein, und ungeachtet der Uhrzeit werden entweder die Reste des Buffets verdrückt, oder der Gastgeber setzt noch mal einen Topf mit Nudeln an, oder der Pizzadienst muss kommen.

Ein Wunder ist das nicht. Biochemisch betrachtet fühlt sich die Hungerattacke durch Schlafentzug so an, als hätte man eine strenge Drei-Tage-Diät hinter sich, bei der pro Tag nur gerade mal neunhundert Kilokalorien auf dem Speiseplan standen. Diese Menge nehmen wir aber schon mit einer Pizza beim Italiener zu uns, und sie entspricht nicht mal der Hälfte des durchschnittlichen Tagesbedarfs.

Deshalb essen wir nicht nur mehr, als wir müssen. Allein

schon das würde die Waage melden. Fatalerweise meldet sich bei nächtlichen Fressattacken meist auch noch ein unwiderstehlicher Appetit auf süße und fetthaltige Nahrung. Wenn wir mit Schokolade, Dessert oder Kuchen gegen die Müdigkeit angehen, ignorieren wir eine weitere Gefahr der Schlafdeprivation. Unsere Glukose- und Karbohydrat-Toleranz ist vermindert, und das bei gleichzeitig gesteigerter Insulinresistenz. Unser Organismus droht zu »überzuckern«.

Nach Erhebungen der Wisconsin-Studie haben Menschen, die weniger als 7,7 Stunden schlafen, oft einen höheren BMI (*body mass index*) als eine Vergleichsgruppe von Normalschläfern. Das ist statistisch auch in einer zweiten großen amerikanischen Studie nachgewiesen worden (Sleep Heart Health Study). Schlafentzug macht einfach dick.

Doch bei lang anhaltendem und chronischem Schlafentzug kann auch das Gegenteil passieren. Der immermüde Mensch untergräbt seine Gesundheit mehr und mehr und verliert schließlich spürbar an Gewicht. Der Stress nimmt zu und damit auch der Energieverbrauch. Und noch etwas. Wer generell müde ist, wird irgendwann auch zu müde sein, um gut zu essen. Der Appetit bleibt aus. Man isst nur noch wie nebenher, schlingt gehetzt die Mahlzeit hinunter. Und was man auch isst, es »schlägt nicht an«. Allein schon von der Menge ist es oft zu wenig; so ließe sich zum Beispiel mit der normalen Nahrungsmenge der Energieverlust nicht mehr ausgleichen. Und langes Wachbleiben macht die Energiebilanz noch schlimmer. Außerdem ist die Absorption der Nahrung im Magen und im Darmtrakt stark vermindert. Wir essen gewissermaßen umsonst. Stress und Schlafentzug führen unter diesen Bedingungen zu einem Gewichtsverlust, der sich erst wieder regulieren wird, wenn man wieder ausreichend schläft.

Noch zur Erklärung für unsere Leser, die berufsbedingt Kurzschläfer sind oder an einer chronischen Schlafstörung leiden: Wenn man alle Einflussfaktoren berücksichtigt, ist der Schlafmangel genau dann noch tolerierbar, wenn man dabei nicht abnimmt. Heute wie in vergangenen Zeiten, auch wenn es ein recht grober Parameter zu sein scheint, ist also unsere Waage noch immer ein recht verlässliches Messgerät für die Schlafschuld.

Verlorene Träume

Schlafschulden schlagen aber nicht nur quantitativ zu Buche. Wenn die Nacht zum Tag gemacht wird und die nötige Schlaflänge fehlt, werden wir das auch in der geminderten Schlafqualität der kurzen Nächte bemerken. Was passiert dabei?

Wie im ersten Kapitel beschrieben, durchlaufen wir in jeder Nacht einen Zyklus von verschiedenen Schlafstadien, der sich bis zu fünfmal pro Nacht wiederholen kann. In einer kurzen Nacht hingegen durchleben wir ihn nur zwei- oder dreimal. Dabei bleibt der absolute Tiefschlafanteil in etwa gleich groß und ist damit prozentual sogar erhöht. Wie wir wissen, dominiert der Tiefschlaf die ersten drei Schlafphasen und der Traumschlaf die letzten beiden Zyklen. Damit stellt unser Organismus sicher – selbst wenn wir unter Zeitdruck schlafen –, dass ein möglichst hohes Quantum an Erholung erreicht wird. Unser Schlaf-schneller-Programm hat jedoch seinen Preis. In der durch Schlafreduktion in sich verrutschten Struktur der Schlafstadien sinkt der Anteil der Traumschlafphasen, absolut und prozentual. Genau genommen müssten wir also statt von einer Schlafschuld vielmehr von einer Traumschlafschuld sprechen. Unsere verlorenen Träume sind buchstäblich der Zins und Zinseszins in der Rechnung.

Schon im zweiten Kapitel haben wir auf die qualitativen Effekte verwiesen, die uns bei fehlendem Traumschlaf die Aussicht auf eine erholsame Nacht verderben. Tiefschlaf kann man im Grunde nur theoretisch entziehen (deprivieren). Er wird vom Organismus, solange es nur geht, sichergestellt und eingehalten. Auf den ersten Blick scheint sich der Wunsch zu erfüllen, eine Nacht lang auch mal »schneller schlafen« zu können.

Aber auf den fehlenden Traumschlaf kann unser Körper nicht ohne Folgen verzichten. Wir bekommen es schon zu spüren, wenn die psychische Erholung in den Traumschlafphasen nur unvollständig erfolgt. Interessanterweise ähneln sich jedoch – das haben Experimente ergeben – die Folgen des Traumschlafentzugs und die Folgen eines ausschließlichen Tiefschlafentzugs: Die physischen und psychischen Beeinträchtigungen sind gleich groß.

Gestückelte Nächte

Auf eine oft übersehene Besonderheit des Kurzschlafs wollen wir an dieser Stelle eingehen. Die eben beschriebenen Effekte stehen nicht nur dann ins Haus, wenn wir die Schlaflänge reduzieren. Sie treten auch ein, wenn wir die Normalschlaflänge einhalten, aber im Laufe der Nacht immer wieder längere Wachphasen oder häufige Schlafphasenwechsel und Weckreaktionen (Arousals) haben. Dann sprechen wir von einer stark fragmentierten Schlafstruktur. Viele mussten schon einmal eine solche Phase durchleben. Man fühlt sich dann trotz einer scheinbar »normalen Nacht« wie zerschlagen, weil die fragmentierte Schlafstruktur den Erholungseffekt wieder zunichte macht. Egal, ob es sich um eine junge Mutter von Anfang dreißig handelt, die ihr Kind nachts stillt und beruhigt, oder um einen Großvater Anfang siebzig, der nachts zwei- bis viermal zur Toilette muss. Das Alter spielt in dieser Frage keine Rolle.

Jeder, der nicht durchschlafen kann, jeder, der schon nach anderthalb Stunden Schlaf wieder aufwacht, jeder, der kurz nach Mitternacht eine halbe oder ganze Stunde die Decke anstarrt, jeder, der alle zwei Stunden hellwach scheint und schon wieder hochkant im Bett sitzt, jeder, der aus diesem Grunde die Nachtprogramme im Fernsehen kennt: Sie alle haben am Ende der Nacht das gleiche Gefühl, müde und unausgeschlafen zu sein. Schlapp und geschlaucht wie nach einer Kurzschlafnacht. Einfach nicht bereit für einen wachen Start in den Tag.

Auch Menschen mit einer Schlafstörung, die unbemerkt den Schlaf fragmentiert, zum Beispiel die Schlafapnoe oder die periodischen Beinbewegungen im Schlaf, starten genau aus diesem Grund chronisch müde in den Tag.

Der verschobene Schlaf

Was passiert aber, wenn wir nicht die Schlafdauer verkürzen, sondern die Schlafzeit aus der Nacht in den Tag verschieben? Nun ist Nachtarbeit keine junge Erfindung in der Geschichte der Menschheit. In längst verflossenen Vorzeiten gab es freilich verhältnismäßig wenig ehrbare Berufe, die unbedingt in die Nachtzeit gehörten. Die meisten Menschen gingen ihrer Arbeit nicht mehr nach, sobald die Sonne hinter dem Horizont verschwand. Man hatte dann sein Tag-Werk erfüllt, und die Ruhe des Abends lag vor einem. Das geflügelte Wort »Am Abend werden die

Faulen fleißig« muss aus jenen vergangenen Zeitaltern stammen.

Jahrhunderte lang galt die Nacht als eher abwegige Zeit für den Broterwerb. Man schätzte natürlich die Arbeit der Nachtwächter und der Wirte, die ihre Sinne gerade nachts beisammen haben mussten. Ohne Frage bediente man sich vorzugsweise auch eher nachts der Dienste der käuflichen Liebe. Weniger geschätzte Nachtarbeiter waren Betrüger und Diebe. »Finstere Gesellen«, auf Raubzug aus und mordbereit, wussten die Nacht als Arbeitszeit zu schätzen. Doch in der Regel wurde in der Nacht einfach geschlafen. Bis zum Wecken bei Sonnenaufgang.

Diese Zeiten sind längst vorüber. Heute gehen 20 bis 30 Prozent der arbeitenden Bevölkerung ihrem Beruf in Schichtarbeit nach. Laut amerikanischen Statistiken stecken 14 Prozent im rotierenden Schichtsystem. 22 Prozent haben keine normale Arbeitszeit. Mehr als jeder Dritte unter allen Beschäftigten ist durch verlängerte Ladenöffnungszeiten oder einem Rund-um-die-Uhr-Service fortwährend in einem Arbeitsrhythmus, der auch Nachtarbeit vorsieht.

Jeder Vierte aus der Berufsgruppe mit einer so unregelmäßigen Schlafzeit klagt über Tagesmüdigkeit oder leidet unter Schlafstörungen, die behandelt werden müssten. Mindestens vier Prozent entwickeln das so genannte Schichtarbeitersyndrom, auf das wir im fünften Kapitel noch zurückkommen werden.

Immerhin sprechen schon hier die Zahlen für sich. Viele arbeiten heute nicht nur unregelmäßig und berufshalber bis tief in die Nacht hinein, sondern oft auch länger, als im Vertrag steht und bezahlt wird. In Deutschland beträgt dieses Mehr an Arbeitszeit bei Frauen 1,8 Prozent, bei Männern 3,6. In Dänemark ist die Lage ähnlich. In Großbritannien kommt ein weitaus größerer Überstundenbetrag zusammen: bei Frauen 6,7 Prozent, bei Männern 8,8 – so wie auch in Holland. In Frankreich geht es gerechter zu: Hier arbeiten die Frauen 2,7 Prozent und die Männer 3,2 Prozent länger, als es ihre gesetzliche Stundenzahl erfordert.

Bei der Schichtarbeit haben die Deutschen prozentual und laut Statistik[3] noch recht moderate Bedingungen. Hier ist jede achte Frau und jeder sechste Mann in ein Schichtsystem eingebunden. Dagegen führen in Finnland die Frauen die Statistiken an: Jede vierte Frau und nur jeder vierte bis fünfte Mann arbeiten in Schicht. In Schweden, Österreich, Italien oder Belgien ist es ähnlich.

Schlafforscher, Mediziner, Gesundheitsstatistiker, Psychologen und Soziologen beginnen auf diesem Feld erst allmählich, ihre Erfahrungen zu koordinieren. Es liegt viel Arbeit vor ihnen. Denn immer mehr Studien weisen auf die Gefahren der chronischen Nachtarbeit hin. Dass Schichtarbeit, vor allem Nachtschichtarbeit, gesundheitliche Nachwirkungen hat, daran zweifelt heute niemand mehr.

Allerdings ist es möglich, sich in begrenztem Maße der Situation anzupassen. Erfahrene Schichtarbeiter schlafen oft in gewisser Weise vor, weil ihnen klar ist, dass dieser »Vorrat an Wachheit« in der kommenden Nacht abgerufen wird. Doch niemand vermag dauerhaft auf Vorrat zu schlafen. Bis heute konnte kein Schlafforscher einen »Schlafspeicher« entdecken. Schlafreserven für harte Zeiten hat niemand parat. Eine Ausnahme lässt die Natur nur zu, wenn es sich um die unmittelbar bevorstehende Nacht handelt. Ein gutes Schläfchen am späten Nachmittag kann dem Nachtdienst eine wache Schicht bescheren.

In den meisten Fällen aber bleibt bei einem müden Menschen das Gefühl, nicht im Vollbesitz seiner Kräfte zu sein. Außerdem akkumulieren sich Schlafschulden. Studien unter LKW-Fahrern ergaben, dass sich schon nach zwei Wochen mit reduzierter Schlafzeit – also unter den Bedingungen chronischer Schlafdeprivation – die Schlafschulden genauso bemerkbar machen, als hätte man ein bis zwei Tage gar nicht geschlafen. Andererseits ist chronische Schlafdeprivation ein so verbreitetes Alltagsphänomen, dass viele gar nicht glauben, besondere Rücksicht darauf nehmen zu müssen.

An dieser Stelle spielt ein gut entwickelter Schlafquotient eine besonders wichtige Rolle. Wer es sich zur Angewohnheit macht, regelmäßig oder zumindest hin und wieder über seine wirkliche Schlaflänge nachzudenken, ist auf dem richtigen Weg.

Katastrophal müde

In extremen Fällen schlagen die Folgen der Schlafschulden viel schlimmer zu Buche als ein überzogener Dispo-Kredit. Niemand könnte eine Summe dafür nennen, wie sehr die von übermüdeten Menschen verursachten Unfälle zu Buche schlagen. Es gibt auch keine Statistik, die belegt, wie viele Menschenleben die Müdigkeit schon gekostet hat. Und bis heute ist es eine Ausnahme, wegen Schlafschulden vor Gericht zu stehen. Ohnehin wird sich die Justiz nach wie vor weniger mit der Müdigkeit als Ursache als mit den Millionen und Milliarden von Folgekosten zu beschäftigen haben, die durch Unfälle von katastrophalen Ausmaßen verursacht wurden und werden.

Wir wollen nur an drei solcher Fälle erinnern, die deshalb zu unserer Geschichte gehören, weil sie vielleicht nie hätten eintreten müssen, wenn für ausreichenden Schlaf gesorgt gewesen wäre.

Erstes Beispiel
Am 24. März 1989 manövrierte der Öltanker »Exxon Valdez« im Prinz-William-Sund vor der nordöstlichen Küste Amerikas. Der Supertanker war ein Gigant unter seinesgleichen – dreihundert Meter Länge, zehn Meter Tiefgang, voll beladen mit 235 Millionen Litern Rohöl. Um Mitternacht bewegten sich gefährlich große Eisschollen in der Fahrrinne. Auf der Brücke des Schiffsriesen waren bald Befehle zu hören. Es gab Kurskorrekturen. Auf den ersten Blick kein besonders kompliziertes Ausweichmanöver. Es galt, die Eisriesen elegant zu umschiffen und dann wieder Kurs auf das nächste Seezeichen zu nehmen. Trotzdem führte die geringfügige Richtungsänderung zur Katastrophe. Offizier Cousins, der bereits achtundvierzig Stunden auf den Beinen war und seit langem auf seine Ablösung wartete, war schlicht »hundemüde«. Kapitän Joseph Hazelwood lag betrunken in seiner Kajüte. Es gab in dieser Nacht keinen erfahrenen Seemann, der hätte merken können, dass dem dritten Maat ein kleiner, aber schwerwiegender Manövrierfehler unterlief. Sein richtiger Wendebefehl »Steuerbord« kam. Der Tanker wich aus. Doch das Rückwendemanöver wurde vom Bordcomputer gefährlich lange ignoriert. Der Schiffsmaat hatte in der Eile einen wichtigen Zwischenschritt vergessen. Das Ruder folgte noch immer der eingeschlagenen Richtung und hielt weiter Kurs auf die Küste. Als Cousins seinen Fehler entdeckte und ihn umgehend korrigieren wollte, wozu er den Autopiloten abstellen musste, war es für das manuelle Wendemanöver zu spät. Der Supertanker lief kurz nach Mitternacht auf das Bligh-Riff in den Gewässern Südalaskas auf. Er verlor bei der Havarie über vierzigtausend Tonnen Rohöl, die sich im arktischen Eismeer ausbreiteten. Eine ökologische Katastrophe von schrecklichen Ausmaßen. Hunderttausende von Fischen, eine kaum

schätzbare Anzahl von Seevögeln, Ottern und Robben starben daraufhin an den Folgen der Ölpest. Enorme Muschelbestände gingen ein. Und wahrscheinlich ist die natürliche Nahrungskette in dieser Region des Meeres bis heute noch nicht wieder völlig intakt.

Joseph Hazelwood kam mit einer Geldstrafe von fünftausend Dollar wegen Trunkenheit im Dienst davon. Erst im Januar 2004 verurteilte das Bundesdistriktsgericht von Alaska den Ölkonzern zu einer Strafe von 4,5 Milliarden Dollar. Der Konzern Exxon Mobil bezahlte davon 287 Millionen und lehnt weitere Zahlungen ab.

Doch nicht nur der betrunkene Kapitän und der übermüdete Schiffsmaat waren in der Unglücksnacht nicht mehr im Vollbesitz ihrer Sinne. Auch Männer der Küstenwache standen vor Gericht. Von ihrer Radarstation aus hätten sie das Schiff vielleicht rechtzeitig warnen können. Doch kurz vor der Unglückszeit hatte ein Schichtwechsel stattgefunden, und im entscheidenden Moment behielt weder die eine noch die andere Schicht den Bildschirm wachsam im Blick. So gab niemand den rettenden Alarm.

Zweites Beispiel
Am 28. Dezember 1985 sollte das amerikanische NASA-Raumschiff »Challenger« zu einer weiteren Mission in den Weltraum aufbrechen. Eine halbe Sekunde nach dem Start registrierten mehrere Kameras eine winzige Rauchfahne, die am unteren Ende der Booster-Befestigung austrat. Aber kein einziger aus dem Kontrollteam achtete in diesem Moment auf die Signale. Keine Kontrolldaten zeigten den Rauch an. Es hätte eines sehr wachsamen Auges bedurft, um ihn als Gefahr auszumachen. Knapp eine Minute später wurde aus der Rauchfahne eine Flamme. In späteren Untersuchungen wurde der Zeitpunkt exakt bestimmt: 58,788 Sekunden.

Aber auch diese Flamme bemerkte niemand vom Bodenpersonal. Sie wurde einfach übersehen im Wald der Displays, Bildschirme und Anzeigetafeln. Genau genommen hätte der Start nie erfolgen dürfen. Aber zu diesem Zeitpunkt standen die Triebwerke schon auf 104 Prozent. Immerhin gaben nun bereits die telemetrischen Daten eine Dysbalance zwischen den rechten und den linken Boostern an. Wenig später trat Treibstoff aus, lief an der Bordwand entlang und entzündete sich. Das Bild vom Feuerball, in den sich die Challenger-Rakete verwandelte – eine Explosion, die die gesamte Besatzung wenige Minuten nach dem Start ihrer Mission das Leben kostete –, schockierte Millionen Menschen an den Bildschirmen. An diesem Tag übertrugen die internationalen Nachrichtenkanäle einen der schrecklichsten Unglücksfälle in der bemannten Raumfahrt – live.

Später schrieb der Untersuchungsausschuss der NASA die Ursache für die Katastrophe einem banalen Konstruktionsfehler zu. Keine der Fragen beschäftigte sich mit der ausgebliebenen Reaktion auf die Kontrolldaten. Niemand kam auf den Schlafschuld-Level der Bodencrew zu sprechen, die vor dem Start nächtelang durchgearbeitet hatte. Nein: Es lag am »Versagen einer Druckdichtung an der Nahtstelle der hinteren Sektion«. Nur in den Berichten eines schnell wieder abgesetzten Ausschusses der offiziellen Untersuchungskommission soll in aller Klarheit vom Risiko des »human factor« die Rede gewesen sein.

Drittes Beispiel
Und damit eine letzte Erinnerung an einen traurigen Fall von vielen. Eine Boing 757 der American Airlines befand sich Ende Dezember 1995 schon im Landeanflug auf den Flughafen Cali in Kolumbien. Aber die Maschine kam nie an. Die Eingabe der einprogrammierten Flugparameter für

den Autopiloten war verwechselt worden – gerade so, als hätten wir uns beim Anrufen aus unserem Telefonspeicher um eine Zeile versehen. Statt »Romeo« – den Codenamen für den Zielort – leuchtete »Rozo« im Display auf. Der Kapitän und der Kopilot bemerkten den Fehler zu spät. Wahrscheinlich hatten beide nur den Wortanfang »Ro...« wahrgenommen und in ihrer Unachtsamkeit die eingegebene Ortsbezeichnung nicht zu Ende gelesen. Auf der später geborgenen Voice Box des Flugzeugs waren die letzten Minuten des Gesprächs zwischen dem Kapitän und seinem Kopiloten aufgezeichnet. Eine Reportage des müden Grauens. Immer wieder unterbrachen lange Gähngeräusche die Rede der beiden Männer, in der es unter anderem um die Dienstpläne der Stewardessen ging. Beide Piloten waren eindeutig extrem unausgeschlafen und müde. Als der Kapitän die geringe Flughöhe und die gefährliche Nähe des Gebirgszuges bemerkte, versuchte er noch einmal – jetzt in schockwachem Zustand –, das Flugzeug wieder höher zu ziehen. In seiner Panik vergaß er die geöffneten Landeklappen und die Räder, die bereits ausgefahren waren. Deren Bremswirkung verhinderte, dass die Maschine rechtzeitig genügend Höhe gewann, um dem Bergmassiv auszuweichen. So zerschellte sie – nur Sekunden später – an einer Felswand. Alle 149 Passagiere und die Besatzung kamen ums Leben.

Die zivile Luftfahrt wurde noch eine stattliche Reihe weiterer Beispiele bieten, die auf die Gefahren unserer übermüdeten Gesellschaft aufmerksam machen. Halten wir uns anhand des zuletzt geschilderten Falls nur einmal die rapide Tempobeschleunigung und den Anstieg des Flugbedarfs in unserem modernen Leben vor Augen.
Im Jahr 1903, also vor gut einhundert Jahren, waren die

amerikanischen Brüder Orville und Wilbur Wright als einzige Menschen auf der ganzen Welt gleichzeitig in der Luft.[4] Heute sind in jedem beliebigen Moment etwa eine halbe Million Menschen im Flugzeug unterwegs. Viele davon sind Zeitzonenwechsler. Sie sind dem Jetlag ausgesetzt, einem Garanten für Schlafverluste. Und wie die Reaktion auf Schichtarbeit bei verschiedenen Personen zu unterschiedlichen Auswirkungen führen kann, werden auch Wirkungen des Jetlags unterschiedlich erlebt. Der Schlaf wird danach leicht, sensibel, gerät aus dem Rhythmus oder wird richtig schlecht. Es ist so gut wie sicher, dass ältere Menschen empfindlicher auf Zeitzonenwechsel reagieren als junge mit stabilem, gesundem Schlaf. Im Gegensatz zu Schlafschulden durch Schichtarbeit kann man heute gegen die Jetlag-Beschwerden bewusster vorgehen. Es gibt Empfehlungen für kluge Vorsorge und angemessene Maßnahmen nach einem Fernflug. Dazu zählt das gezielte Schlaf-Management in den Tagen vor, während und nach dem Flug. Wer Richtung Westen fliegt, kann einige Tag vorher beginnen, später ins Bett zu gehen, und sich so auf die Ortszeit einstimmen. Wer nach Osten fliegt, sollte sich entsprechend früher hinlegen, um sich auf die Schlafenszeit am Zielort vorzubereiten. Auch Essen und Trinken spielen eine Rolle und müssen umgestellt werden. Und bis heute, das weiß jeder Langstreckenflieger aus eigener Erfahrung, dauert die Umstellung auf die neue Zeit beim Flug von Westen nach Osten länger als umgekehrt beim Flug von Ost nach West.

Für Zeitzonenwechsler, die nach kurzer Anpassungsphase (wenige Stunden) schon wichtige Termine wahrnehmen und Entscheidungen treffen müssen oder körperliche Höchstleistung abrufen wollen, gehört deshalb ein kluges Schlaf-Wach-Management zu den Voraussetzungen für das

Gelingen solcher Vorhaben nach einem langen Flug. Auch der kluge Einsatz von Melatonin ist heute möglich, ohne den sogar oft das gezielte Management beim Jetlag eher schwierig wird.

Neben den Jetlag-Geplagten sind vor allem die bereits genannten Schichtarbeiter und namentlich die Ritter der Autobahnen besonders gefährdete Berufsgruppen. Gut die Hälfte (57 Prozent) aller tödlichen Unfälle von Truckern in den USA wurden noch vor wenigen Jahren durch Müdigkeit verursacht und wären zu verhindern gewesen, hätte der Fahrer rechtzeitig angehalten und sich ausgeschlafen. Drei Sekunden »Blitzschlaf« reichen aus, um einen tödlichen Unfall zu verursachen. Ein Tabuthema scheinen unter diesem Aspekt die Busfahrer auf Ferntouren zu sein. Doch gerade sie gefährden beim Fahren in übermüdetem Zustand nicht nur sich selbst, sondern auch die Reisenden, die sich ihnen anvertraut haben.

Meist beginnt es damit, dass der Fahrer von der Fahrbahn abweicht, ein untrügliches Zeichen für unkonzentriertes Fahren infolge von Müdigkeit oder Schlafschuld. Es ist erstaunlich, wie wenig sich bis heute Versicherungsunternehmen dieses Themas annehmen und das Anliegen der Schlafmediziner unterstützen, das Einschlafen und den Tod auf den Straßen zu verringern. Es wäre langfristig profitabel, auf Prävention ausgerichtete Untersuchungen zur Nachtarbeit, zum Schlafen und Schlafverhalten zu finanzieren und zumindest bei Berufskraftfahrern durchzuführen.

Immerhin gibt es schon einige strenge Sicherheitsregeln, um die Folgen der LKW- und Busunfälle durch Schlafschuld zu vermindern. Beim Start zu einer Tour setzt der Fahrer die so genannte Fahrtenscheibe ein. Maximal neun Stunden hintereinander darf er mit dem LKW unterwegs sein. Danach folgen mindestens elf Stunden Ruhe mit Schlafzeit. Auch zwischendurch sind für den Fahrer regelmäßige Pausen gesetzlich vorgeschrieben. Unter erfahrenen Truckern gilt die Regel: Wenn du unter einer Brücke durchfährst und dich der Schatten erschrickt, dann ist es höchste Zeit für einen Stopp. Bei Polizeikontrollen gibt es kein Pardon. Zeigt die Fahrtenscheibe mehr als neun Stunden an, muss der Fahrer sofort eine Pause einlegen, auch wenn die Fracht nur noch eine halbe Stunde vom Bestimmungsort entfernt ist.

Einen besonderen Müdigkeitswächter haben sich die Konstrukteure für die Bahn einfallen lassen: die Sicherheitsfahrschaltung, kurz »SiFa« genannt. Der Lokführer muss, sobald sich der Zug in Bewegung gesetzt hat, ständig die Taste der SiFa gedrückt halten. Wie diese »Wachmelder« funktionieren, hat uns Michael Kutzera von der Deutschen Bahn erklärte: »Spätestens alle dreißig Sekunden muss der Fahrer den von ihm betätigten Hebel loslassen und erneut drücken. Tut er dies nicht, erhält er eine akustische Warnung. Eine Stimme erinnert ihn mehrfach und laut: SiFa, Sicherheitsfahrschaltung! Reagiert er nicht binnen drei Sekunden nach Ertönen dieser Warnung, wird der Zug sofort voll gebremst.«[5] Das mag auf den ersten Blick sehr stupide klingen. Doch den meisten Lokführern geht das Handhaben dieser Schaltung schnell in Fleisch und Blut über.

Leider gibt es nicht viele Berufe, bei denen sich solche Sicherheitsschaltungen einbauen lassen. Ein Bäcker wird heute zwar durch ein automatisches Computerprogramm der Backmaschine davor bewahrt, beim Mischen aus Müdigkeit Zucker und Salz zu verwechseln. Flugpiloten oder Lotsen des Bodenpersonals müssen aber auch nachts, im Wesentlichen ohne Unterbrechung, ihren Augen vertrauen, einen automatischen Wachmacher oder Schlaf-Wach-Kontrolleur gibt es für sie nicht. Ebenso muss sich ein Arzt, der in der Nachtschicht eine Notoperation ausführt, hundertprozentig auf seine Sinne verlassen können. Deshalb versucht man gerade bei den Ärzten klare Regeln einzuhalten, um die Risiken durch Schlafschulden einzudämmen. In den USA dürfen achtzig Arbeitsstunden pro Woche auf keinen Fall überschritten werden. Ein Bereitschaftsdienst darf nicht länger als vierundzwanzig Stunden dauern und höchstens alle drei Tage im Plan stehen. Und zwischen zwei Schichten gehören mindestens zehn Stunden Pause. So weit das Reglement. Statistische Umfragen unter Ärzten ergaben, dass in einer normalen Bereitschaftsnacht gerade mal 2,7 Stunden Schlafzeit zusammenkommen. Zweiundachtzig Prozent der Ärzte berichteten, dass sie auf dem Heimweg nach der Bereitschaftsnacht schon Unfälle hatten. Kein Wunder.

Auch in der deutschen Gesetzgebung hat man sich mit den Arbeitszeiten der Schwestern und Ärzte beschäftigt. Wie heute schon für Schwestern eingeführt, ist auch für Ärzte in Zukunft anstelle der Bereitschaftsdienste eine Schichtdienstregelung vorgesehen. Aus schlafmedizinischer Sicht lässt diese Entscheidung ein neues Dilemma entstehen. Während sich beim Bereitschaftsdienst die akuten Schlafschulden infolge der Nachtarbeit durch eine trainierte Nickerchen-Kultur schneller aufholen ließen, bringt der Schichtdienst alle Effekte des Schlafentzugs durch Nachtarbeit mit sich. Wie in allen anderen Berufen kann das früher oder später zu einer chronischen Schlafstörung führen, zum schon erwähnten Schichtarbeitersyndrom. Zwei bis fünf Prozent der Schichtarbeiter sind Statistiken zufolge ohnehin davon betroffen. Wie sich die Zahlen entwickeln, wenn eine ganze Berufsgruppe dazukommt, wird abzuwarten sein.

Aber wir sprechen nicht nur von klassischen Nachtschichtberufen. Denken wir auch an jene, die in der Baubranche, auf hoher See, am Fließband, an Tankstellen oder in ländlichen Betrieben in nächtlichen Stunden arbeiten müssen. Auch sie sollten daran erinnert werden, dass ihre Arbeits- und Erholungszeit nicht optimal verteilt sind und dass Nachtarbeit – wo auch immer sie geleistet wird – Müdigkeit oder Schlafstörungen zur Folge haben kann, auf die man besondere Rücksicht nehmen muss.

Schlaf – eine soziale Gestaltungskonstante

Niemand kann auf die Gefahren der Schlafschuld als Reaktion auf modernen Lifestyle und Zeitnot oder als Folge von Nachtarbeit hinweisen, ohne weitere Fragen zu stellen. Wie viel wissen wir heute von einer Haltung des Sich-Zeit-Lassens?

Noch bis vor einer Generation waren Uhren Luxusprodukte. Heute sind sie, jedenfalls die billigen unter ihnen, zu Trash- oder Wegwerfartikeln geworden. Doch je mehr Uhren es gibt, desto weniger sehen wir hin. Man kann sich an fast jedem Ort über die aktuelle Uhrzeit informieren. Die Zeit läuft überall mit.

Aber gehen wir deshalb schon besser, klüger, achtsamer mit der Zeit um? Haben wir ein anderes Zeitverständnis, nur weil wir ständig wissen, wie spät es gerade ist? Und was heißt eigentlich für uns Ökonomie der Zeit, und wo versteckt sich ein optimaler Zeiteffekt?

Solche universellen Fragen stellen sich nicht nur die Philosophen oder die Designer der professionellen Freizeitbranche und die Manager der so genannten Kulturindustrie. Damit beschäftigen sich ebenso die Arbeitsökonomen, Flugplanentwickler, Architekten oder Gartengestalter. Im

Grunde müsste beim Bau eines neuen Bahnhofs oder Flugplatzes, beim Entwurf einer städtischen Parkanlage, bei der Organisation einer mehrtägigen Sportveranstaltung oder der Vorbereitung eines Internationalen Kongresses der Rat von Somnologen gesucht werden. Der Beruf des Schlafsoziologen ist zwar bisher noch nicht erfunden – gehört aber vielleicht zu den Berufen der Zukunft.

»Knowledge of the time must be combined with obedience – that is what social scientists like to call time discipline.«[6] So gesagt, ist es allerhöchste Zeit, unseren Umgang mit Zeit mit wachsender Eigenverantwortung zu gestalten und erst damit auf die Höhe der Zeit zu bringen. Zeitdisziplin oder besser Zeitsensibilität wird zu einem wichtigen sozialen Kompetenzfaktor.

Den Grund dafür beschreiben Soziologen – in ihrem Vokabular – mit der wachsenden Dichte an Interaktionsmöglichkeiten. Etwas einfacher ausgedrückt: Wir können alles tun, was wir wollen, aber wollen wir so viel tun, wie wir können? Eine andere Frage ist die nach dem Gefühl von »Dauer«: Wie lange darf sich heute ein Ereignis im modernen Alltag noch hinziehen? Zum Beispiel eine gemeinsame Mahlzeit mit der Familie. Eine Stunde, eine halbe Stunde oder vier Minuten? »Viele der Essstörungen von Jugendlichen, sagt der Ernährungsmediziner Volker Pudel, hängen auch damit zusammen, dass Mahlzeiten in den Familien kaum noch eine Rolle spielen, dass es für ›normales Essen‹ keinen gesellschaftlich akzeptierten Standard mehr gibt.«[7] Gelten heute Familien mit ausgedehnten Mahlzeiten am Abend, mit Frühstückstisch und Sonntagsessen als Übriggebliebene aus längst verflossenen Zeiten? Das wäre fatal, denn ein gutes Familienleben und die Erziehung von Kindern erfordern Regeln, Rhythmen und Rituale – dazu gehören verlässliche Essenszeiten ebenso wie gute Gewohnheiten rund um die Schlafzeit. Auch einem Single-Haushalt schaden gute Rhythmus-Rituale nicht.

Doch wechseln wir einmal die Perspektive: Millionenfach stellt sich ja hierzulande eine ganz andere Frage. Immer mehr Menschen haben zu viel Zeit, zu viel »leere« Zeit wegen Erwerbslosigkeit, Verlust der Anstellung oder Ausfall durch Krankheit. Was passiert in diesen Fällen mit dem Zeitgefühl – wird dann der Tag statt zu kurz viel zu lang?

Sie werden sich unsere Fragen vielleicht auch so oder anders schon einmal selbst gestellt haben. Oder nehmen Sie sich nie Zeit dafür? Zumindest kann man sie nur für sich selbst beantworten.

Vielleicht wird es in Zukunft sogar irgendwann gesellschaftsfähig, dass wir uns gegenseitig vom letzten ausgiebigen Nickerchen erzählen statt von schweißtreibenden Trainingseinheiten an Fitnessgeräten. Oder dass wir uns statt vom letzten ewig langen Marathon lieber von der letzten langen Nacht unter der Bettdecke erzählen. Dann wird sich langsam herumsprechen, dass langes Wachsein nicht automatisch einen Zugewinn an Lebenszeit bedeutet, sondern eher das Gegenteil, einen Verlust an Lebensqualität.

Fazit

Schlafschulden machen niemanden glücklich. Sie gehen auf Kosten der Gesundheit und verkürzen das Leben. Zwar ist bis heute noch niemand an Schlafmangel gestorben. Doch die Folgen der Müdigkeit, wie zum Beispiel unser geschwächtes Immunsystem, die Risiken des chronischen Kurzschlafs und des Schlafentzugs, das alles schlägt zu Buche. Wir bezahlen nicht nur mit kleinen Augen an müden Tagen oder mit Einbußen in unserer physischen und psychischen Leistungsfähigkeit, mit weniger Lebensqualität, sondern gefährden im schlimmsten Fall sogar unser Leben.

Einen Ausweg aus dem Dilemma zu finden ist schwierig. Einerseits wachsen die Anforderungen während der Arbeitszeit, andererseits nehmen die Erwartungen an einen ausgefüllten Tag immer mehr zu. Am Schlaf zu sparen, um länger wach zu bleiben, ist aber eine Rechnung zu Lasten der Gesundheit und Lebensfreude. Kluge Auswahlkriterien, Zeitdisziplin und Zeitsensibilität werden zu unverzichtbaren sozialen Kompetenzfaktoren, um den Ablauf eines Tages in harmonischer Balance zwischen wachen Stunden und erholsamer Schlafzeit zu verbringen. Nur so bleibt die Gesundheit für ein langes Leben mit vielen erlebnisreichen und buchstäblich ausgeschlafenen Momenten erhalten.

Bei Rosenthals greift Andreas am späten Abend des langen Tages, der für Anna so früh begonnen hat, beherzt zum Wecker. Diesmal stellt er ihn selbst. Ohne Debatte. Er sagt nur: »Anna, ich möchte ausschlafen. Und es ist wirklich besser für uns beide, du gönnst dir das auch. Dein Referat wird schon fertig. Es läuft viel besser, wenn du mit offenen Augen am Schreibtisch sitzt.«

Anna, längst überredet, legt ihren Kopf an seine Schulter, dreht sich mit einem wohligen Seufzer zu ihm hin. Schnaubt ein wenig, sagt aber nichts, ist ohnehin völlig einverstanden. Draußen beginnt es leise zu regnen. Und auch drinnen erlischt endlich das Licht.

Viertes Kapitel
Wach und im Takt bleiben – wie der
Schlaf den Tag bestimmt

Am Sonntag steht Anna wieder vor der Tür zum Zimmer ihres Sohns und will ihn wie gewohnt zum Frühstück rufen. Da nimmt Andreas ihre Hand. »Komm, lass uns ohne Max frühstücken. Er wollte so gern ausschlafen. Heute machen wir es uns zu zweit schön.« Er hat geahnt, dass er seine Frau an ihr Versprechen erinnern muss. Dabei war die Verabredung eigentlich klar gewesen.

Montags bis freitags verlässt Max gewöhnlich kurz vor sieben das Haus. Um acht Uhr beginnt die erste Stunde in der Schule, manchmal sogar schon um Viertel nach sieben. Wenn es nach dem jungen Mann ginge, gäbe es für ihn keinen Unterricht vor neun. Max ist so früh nur ein Schatten seiner selbst. Und als richtig wach würde er sich um diese Uhrzeit nie bezeichnen. Im Gegenteil: In der Woche hat er oft das Gefühl, er müsste mitten in der Nacht aus dem Bett.[1] Deshalb kämpfte er bei der letzten Familiendebatte über das Schlafen vehement für »weckerfreie Aufstehzeiten und Schlafpausen« am Wochenende.

Damit waren seine Eltern einverstanden. Nur bei der praktischen Umsetzung der neuen Wochenendregel fehlt es seiner Mutter noch an Übung.

Allgemeine Diskussionen über einen späteren, zumindest regelmäßigeren Schulbeginn, wie man sie immer wieder in Zeitungen liest, werden schon lange von Schlafmedizinern wie von Psychologen unterstützt. Ein konstanter Unterrichtsstart gegen acht Uhr kommt der körperlichen und geistigen Disposition der Schüler entgegen. Dass sie sich teilweise schon kurz nach sieben in den Unterricht quälen müssen, ist dagegen aus schlafmedizinischer Sicht Unfug. »Nullte Stunde« wird diese absurde Erfindung genannt. Dabei müsste sie treffender »Stunde mit null Motivation und null Gedächtnisleistung« heißen.

Deshalb mischen sich auch immer mehr Bildungspolitiker und Lehrer in diese Debatte.[2] Ein regelmäßiger Unterrichtsbeginn – nicht vor acht Uhr – ist Voraussetzung für einen harmonischen Schlaf-Wach-Rhythmus, auf den sich ein Kind gut einstellen kann. Heute sind die Abende der Schüler ohnehin oft ausgedehnter als früher und werden in den höheren Klassenstufen immer länger. Auch das ist ein Grund für die in den letzten Jahren immer weiter sinkende Schlafzeit und die geringe durchschnittliche Schlaflänge der Jugendlichen.

Den Schulbeginn generell auf eine spätere Stunde, zum Beispiel neun Uhr, zu legen ist aus schlafmedizinischer und chronobiologischer Sicht fragwürdig. Warum? Die Verlockungen sind zu groß. Es gibt tausend Motive, abends länger wach zu bleiben. Wer dann morgens erst später aufzustehen braucht, ist eher geneigt, Nachtstunden herzugeben. Problematisch bleibt natürlich das zeitige Wecken bei Schülern mit sehr langen Wegen zur Schule. Schon aus diesem Grund wird es in der Schulstartdebatte nur Kompromisslösungen geben können.

Wer abends später ins Bett geht und morgens entsprechend lange schläft, entfernt sich auch mehr und mehr vom natürlichen Licht-Dunkel-Regime und lebt damit gegen die »innere Uhr«. Außerdem stünde ein später Schulbeginn dem allgemeinen Arbeitsrhythmus entgegen und ließe sich schwer mit dem gemeinsamen Familienstart vereinbaren. Und nicht zuletzt durchleben wir die Auf-und-ab-Bewegungen unserer Leistungskurve mit den kleinen Tiefpunkten alle 90 bis 240 Minuten auch dann, wenn wir eine Stunde später aufstehen.

Andreas ist mittlerweile putzmunter, frühstückt in bester Wochenendlaune und blättert bei der zweiten Tasse Kaffee wie gewohnt durch den Inseratenteil der Zeitung. »Was meinst du, Anna, machen wir heute mit unserer Suche weiter?«

Doch seine Frau scheint noch ganz in Gedanken zu sein. Sie wirkt gar nicht so sonntagsfröhlich wie sonst. »Heute? Auf Wohnungssuche? Weißt du, wenn ich ganz ehrlich bin, steckt mir die letzte Woche noch arg in den Knochen. Wollen wir nicht einfach mal eine Pause machen?«

»Pause machen? Was meinst du denn damit? Willst du ins Schwimmbad fahren, wollen wir heute Abend ins Theater, ins Kino? Ich glaube, den Kulturkalender hatten wir in der Donnerstagszeitung ...«

»Stopp, warte, du brauchst nicht nach dem Kalender zu suchen. Ich meine einfach: gar nichts machen. Wirklich Pause. Du hast heute endlich keinen Sonntagsdienst. Und ich lasse meine Bau-Rechnungen in Ruhe und setze mich auch nicht an das Bologna-Referat. Wir machen ganz einfach – nichts.«

Einen Moment lang ist Andreas sprachlos. »Nichts?«, fragt er leise.

»Eine Pause. Ja. Warum wunderst du dich denn so?«

»Ich wundere mich nur, dass ausgerechnet du davon redest. *Mir* musst du nicht erklären, wie man eine Pause macht. Du kennst mich doch, ich bin ja sogar der Meinung, sie liegt in unserer Natur. Aber dass *du* das irgendwann einsehen würdest ...«

Eine kleine Wolke zieht über Annas Stirn. Sie schließt kurz die Augen, dann sieht sie ihren Mann fröhlich an. »Dabei haben wir uns doch in einer Pause kennen gelernt. Also bitte, du kannst doch wirklich nicht behaupten, dass ich die Pause nicht schätze.« So redet Anna. Aber im Stillen gesteht sie sich ein: Er hat ja Recht, ich vergesse sie viel zu oft. Sie geht ans Fenster und schaut lange hinaus. Noch nie, denkt sie, habe ich mir wirklich die Frage gestellt, was das eigentlich ist, eine Pause. Schlafen? Ruhig sein? Im Bett liegen, den Kopf frei haben, oder beides? Es gibt Momente, in denen sie eine geistige Pause braucht, obwohl sie das Gefühl hat, körperlich fit zu sein. Und nach manchen Tagen im Architektenbüro oder auf der Baustelle kommt sie völlig erschöpft nach Hause, will nur noch in die Wanne, aber die Gedanken laufen weiter, rennen ihren eigenen Marathon. Und dann gibt es wieder Tage, da könnte sie Bäume ausreißen.

Diese Wellenbewegungen unserer Leistungskurven sind völlig normal, und sie haben Ursachen und Gründe. Dem gehen wir im Folgenden nach.

Im Gleichklang mit dem Tag

Von Geburt an unterliegen wir biologischen Rhythmen. Es handelt sich um natürliche Schwankungen in den Körperfunktionen, um periodische Bewegungen zwischen Leistungshoch und Leistungstief, die eine zeitlich geordnete Folge von wiederkehrenden physiologischen und psychologischen Vorgängen bestimmen. Wir können uns diese Rhythmen als einen dynamischen Wechsel von aktiven und passiven Phasen vorstellen, als ein Auf und Ab zwischen Höchstleistung und Ruhe. Sehen wir uns deshalb aus gutem Grund das Schwingen dieser inneren Rhythmen in Bezug auf unser Schlaf-Wach-Verhalten an.

Zuerst aber schlagen wir Ihnen Folgendes vor: Legen Sie das Buch einen Moment lang zur Seite und achten Sie einmal auf das sonst völlig unbewusste Atmen. Sie folgen den ruhigen Bewegungen zwischen Luftholen und Ausatmen. Das ist einer der biologischen Rhythmen, der Atemrhythmus. Auch der Pulsschlag als Ausdruck der Tätigkeit des Herzmuskels folgt einem solchen Rhythmus. Buchstäblich alles, was unser Körper tut und lässt, unterliegt solchen Taktschlägen. Laufen diese Wellenbewegungen im Einklang, heißt es, sie »synchronisieren«. Tun sie es nicht, spricht man von Desynchronisation.

Während Sie ruhig auf Ihren Atem gehört haben, kann es passiert sein, dass sich Ihr Atemrhythmus verlangsamt hat, weil Sie sich ganz auf das Ein- und Ausatmen konzentriert haben und es dabei unwillkürlich ruhiger geworden ist. Sobald Sie sich in Bewegung setzen, verändert sich der Atemrhythmus, er passt sich der neuen Situation an. Denn wir erhöhen durch schnellere und tiefere Atmung das Sauerstoffangebot in unserem Körper. Das ist notwendig, weil wir, wenn wir uns bewegen, mehr Energie brauchen, mehr als im Ruhen. Und beginnen wir zu laufen, wird die Atmung noch schneller, steigt der Stoffwechsel weiter an. So sensibel und dynamisch passen sich viele biologische Funktionen den äußeren Bedingungen unseres Lebens an.

Wir haben bereits im ersten Kapitel ausgeführt, dass Menschen in ihrem Schlaf-Wach-Verhalten hauptsächlich einem Rhythmus von etwa vierundzwanzig Stunden folgen, den wir *zirkadian* nennen. Auch dieser Rhythmus hat sich nicht zufällig ergeben, sondern ist das Resultat einer langen und langsamen Anpassung, einer Synchronisation der Säugetiere an die geophysikalische Tatsache, dass sich die Erde in annähernd vierundzwanzig Stunden einmal um sich selbst dreht.

Viele Warmblüter, wie wir Menschen auch, bevorzugen es, bei Tag und im Licht aktiv zu sein. Sie schlafen in der Nacht. Andere verlassen sich lieber auf die Dunkelheit und verharren am Tage eher in Ruhe und schlafen. Wir Menschen nutzen seit unserer stammesgeschichtlichen »Erfindung« die Sicherheit der Nachtstunden als Schlafzeit. Wir neigen in dieser Zeit zur Passivität, suchen geschützte Räume auf, brauchen als gleichwarme Individuen eine bestimmte Komforttemperatur und innerlich das beruhigende Gefühl, geborgen zu sein.

Deshalb ist der zirkadiane Rhythmus für uns so etwas wie ein Evergreen, wie eine immer wiederkehrende Melodie, die jeder erkennt, weil sie sich Tag für Tag beim Konzert der inneren Takte am deutlichsten heraushören lässt. Dieser Rhythmus erscheint uns vollkommen natürlich und vertraut, weil wir uns eben jeden Tag am Abend zum Schlafen hinlegen und morgens wieder aufwachen.

Aber es erklingt nicht nur diese eine Musik. Je nach Taktlänge unterscheiden die Wissenschaftler im Reigen der biologischen Rhythmen die Gruppe der *infradianen* Rhythmen – die länger als einen Tag dauern – und die der *ultradianen* Rhythmen, deren Frequenz kürzer ist als vierundzwanzig Stunden. Doch der zirkadiane Rhythmus herrscht in unserer Wahrnehmung vor. Ohne ihn käme unser ganzes Leben und soziales Gefüge durcheinander. Auch deshalb erlauben wir es uns so selten wie möglich – und nur so oft wie nötig –, von diesem Rhythmus abzuweichen.

Die bereits erwähnte Schichtarbeit ist so eine Ausnahmesituation und verlangt deshalb ein möglichst angemessenes und sensibles Reagieren auf die Auswirkungen eines Lebens gegen die innere Uhr. Das Gleiche gilt, wie im letzten

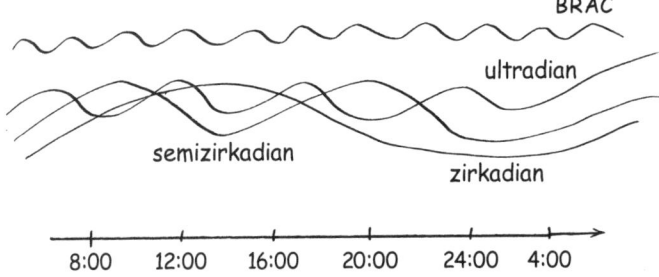

Biologische Rhythmen schwingen und übertragen sich
(»Konzert« sich überkreuzender Takte)

Kapitel gezeigt, für den Zeitzonenwechsel bei transkontinentalen Flügen.

Schon 1931 machte Wiley Post, der erste Pilot, der die Erde im Flugzeug umrundete, auf die Auswirkungen von Zeitzonensprüngen aufmerksam. Ihm gelang – damals in acht Tagen – gemeinsam mit Harold Gatty als Navigator der gewagte Flug um die Welt. Sie starteten in New York (Long Island) Richtung Nordosten, landeten nach einem Zwischenstopp auf Neufundland nahe Chester in England, dann in Hannover, in Berlin auf dem Flugplatz Tempelhof und flogen am dritten Tag bis nach Moskau. Dort rasteten sie einige Stunden länger als geplant. Sie mussten ausschlafen, erst danach ging es weiter über Omsk und Nowosibirsk bis nach Irkutsk in Sibirien. Auch hier galt es wieder, das Flugzeug zu checken, aufzutanken und vor allem – auszuschlafen. Von einigen wenigen und zum Glück kleinen technischen Pannen abgesehen, wurde die »Reise um die Welt in acht Tagen« ein viel bejubelter Erfolg. Die letzte Etappe führte von Sibirien über Alaska nach Edmonton in Kanada, von dort nach Cleveland in Ohio und schließlich heim nach New York.

Zu Wileys Zeiten betrafen Jetlag-Probleme aber nur wenige, eben die Pioniere der Luftfahrt. Dagegen müsste man in heutigen Zeiten den Auswirkungen des Jetlag beim schnellen transkontinentalen Reiseverkehr längst viel mehr Aufmerksamkeit widmen. 25 bis 30 Prozent aller Reisenden leiden extrem darunter, wenn der Körper plötzlich widersprüchliche Zeitangaben von äußerer und innerer Uhr zu verkraften hat.

Wir brauchen aber gar nicht Meere und Kontinente zu überspringen, um unsere Abhängigkeit vom Taktschlag des Tages zu spüren. Selbst beim Beginn der Sommerzeit, wenn alle Uhren um eine Stunde zurückgestellt werden, die uns »verloren geht«, erleben viele einen kleinen Jetlag. Doch den meisten reichen ein, zwei Tage, bis sich die innere Uhr an diese Umstellung angepasst hat.

Länger als ein Tag

Einer der längeren biologischen Rhythmen wird *zirkaseptan* genannt. Er erstreckt sich über etwa sieben Tage. Für uns macht er sich vor allem in sozialen Taktgebern, im gesellschaftlichen Zusammenleben bemerkbar. Eine kalendarische Woche unseres gregorianischen Kalenders hat sieben Wochen- und Wochenendtage und scheint damit dem zirkaseptanen Rhythmus formal genau zu entsprechen.

Heute aber muss fast jeder fünfte Berufstätige wegen Schichtarbeit oder Bereitschaftsdienst auf den zirkaseptanen Rhythmus verzichten und sich auf »fließende« Wochendurchläufe einstellen. Für Berufstätige mit dieser gleitenden Arbeitszeit ist ein bewusstes und selbstverantwortliches Planen von Pausen und freien Tage besonders wichtig. Ihnen erschließt sich der Unterschied zwischen Woche und Wochenende bestenfalls am Rundfunk- oder Fernsehprogramm, am Erscheinen der dicken Sonntagszeitungen oder vielleicht am Läuten der Kirchenglocken am Sonntagmorgen. Es ist bislang nicht erforscht, ob Menschen, die in diesen Berufsgruppen arbeiten, vielleicht dennoch einen eigenen zirkaseptanen Rhythmus beibehalten, ohne ihn zu leben.

Doch immerhin bestimmt dieser Wochenrhythmus hierzulande noch die Öffnungszeiten von Geschäften und Museen, die Geschäftszeiten in Büros ebenso wie die Spielpläne in Theatern und Kinos, die Vereinsarbeit oder ehrenamtliche Aufgaben und gemeinhin auch die Struktur des Kulturkalenders. Das alles geht mit unserem zirkaseptanen Rhythmus konform.

Gerade für Kinder im Schulalter, für Jugendliche in der Ausbildung und für die Mehrheit der berufstätigen Bevölkerung macht sich der Unterschied zwischen Woche und Wochenende bis in die Schlafzimmer bemerkbar. Die Schlaflänge und die Schlafqualität können im Laufe einer Woche erheblich differieren. Wie wir bereits aus dem zweiten Kapitel wissen, gönnen sich die meisten den mit Abstand größten Schlafhappen in der Nacht vom Sonnabend zum Sonntag, und in der Nacht vom Sonntag zum Montag durchleben wir die unruhigste Nacht der Woche. Natürlich sind das statistische Werte. Und nicht alle von uns leiden am Montag an Müdigkeit. Aber vielleicht lässt sich die Mär vom »Montagsauto«, das nagelneu vom Band kommt und irgendeine Marotte aufweist, damit sogar begründen. Der montagsmüde Monteur oder Bandarbeiter macht eher mal einen kleinen Fehler.

Der *zirkalunare* Rhythmus (auch Monats- oder Mondzyklus genannt) dauert zwischen 29,5 und 36 Tagen. Seinen Schwingungen unterliegen alle Menschen, aber vor allem die Frauen bekommen seine Wirkungen im Hinblick auf ihre Schlafqualität oft zu spüren. Damit meinen wir nicht die vermeintliche Unruhe in hellen Vollmondnächten, sondern die monatliche Regelblutung und alle mit ihr zusammenhängenden rhythmischen Veränderungen, die sich auch auf den Schlaf auswirken.

Den meisten Frauen ist dieser Zusammenhang auch klar und gar nicht fremd. Trotzdem ziehen viele von ihnen aus diesem Wissen noch zu selten lebenspraktische Konsequenzen. Die im fünften Kapitel gegebenen Hinweise zur Verbesserung des Schlafquotienten sind unter diesem Aspekt vor allem den Frauen zu empfehlen.

Vielleicht haben Frauen, die allein schon durch die Monatszyklen einen großen Teil ihres Lebens deutlich mehr von den natürlichen Rhythmen zu spüren bekommen, tatsächlich einen engeren Bezug zum natürlichen Takt unserer inneren Uhren als Männer. Und dennoch, oder gerade wegen ihrer hohen Rhythmussensitivität, ist es für Frauen oft nicht einfach, ihren Schlafquotienten weiterzuentwickeln und die daraus abgeleiteten neuen Schlaf-Wach-Gewohnheiten mit ihren vom Alltag bestimmten Berufs- und Familienpflichten in Einklang zu bringen.

Der längste unter den bekannten biologischen Rhythmen ist der *zirkaannuale*, der Jahresrhythmus. Er dauert tatsächlich etwa 365 Tage und ist im Vergleich zu anderen Rhythmen natürlich ein besonders langsamer Taktgeber. Aber jeder Kalender hält ihn uns vor Augen. Wir spüren ihn vor allem bei Gelegenheit jährlich wiederkehrender Termine. Wenn wir, in den meisten Fällen unausgeschlafen, am 1. Januar einen neuen Kalender an die Wand hängen oder wenn es einen Geburtstag zu feiern gibt, wenn Ostern oder Weihnachten vor der Tür steht, dann erinnern wir uns daran, dass »wieder ein Jahr vorbei« ist.

Selbst die überzeugten Silvestermuffel können sich dem zirkaannualen Rhythmus nicht entziehen und fühlen sich am 1. Januar »wie Neujahr«, und alle kommen im Sommer »in Urlaubsstimmung« und genießen im Herbst die Farbenpracht des Laubs. Üblicherweise nehmen wir auch zumindest einmal im Jahr einen längeren Urlaub und legen damit eine längere Pausenzeit ein. Leider bekommt diese Urlaubspause in Zeiten hoher Arbeitslosigkeit manchmal einen bitteren Beigeschmack. Die Sorge, dass aus dem kurzzeitigen Ausklinken aus dem Berufsleben eine Zwangspause werden könnte, die länger dauert als erwünscht, geht im Urlaubsgepäck gelegentlich mit auf die Reise und kann sich zum Lust- und Schlafkiller entwickeln. Denn eigentlich erleben wir die lang ersehnte Jahresferienpause als eine Zeit, in der wir mit gutem Gewissen endlich einmal ausschlafen und uns regenerieren können. Wir bauen Schlafschulden ab und tanken Energie auf. Deshalb wird das »Urlaubnehmen« in manchen Ländern vom Arbeitgeber auch kontrolliert und ist erwünscht – Urlaub muss sein, Resturlaub auch. Denn zu einem erfolgreichen Unternehmen gehören ausgeschlafene Mitarbeiter. Diesen Erfahrungssatz können selbst die effizienzsüchtigsten Manager nicht ignorieren.

Und noch aus einem anderen Grund spüren wir den Jahresrhythmus im Schlafzimmer. Die meisten gönnen sich intuitiv zwischen November und Januar mehr Schlaf als im Sommer. Das reduzierte Licht im Winter, die wenigen Sonnenstunden am Tage, der späte Sonnenaufgang und der frühe Sonnenuntergang sorgen für einen späteren Weckreiz und eine frühere Einschlafzeit. Und nicht nur in der Familie Rosenthal kann man ein Lied davon singen, um wie viel schwieriger es ist, die Schulkinder gerade während der Wintermonate pünktlich aus den Betten zu bekommen.

Kürzer als ein Tag

Unter den ultradianen Rhythmen, die einem kürzeren Taktschlag folgen als dem Tag, teilt der *semizirkadiane* (oder zirkatidale) Rhythmus den Tag gewissermaßen in zwei Teile, die jeweils etwa zwölf Stunden dauern (durchschnittlich 12,4 Stunden). Der große, mehr oder weniger spürbare Einbruch in unserer Leistungskurve, die Flaute gegen Mittag, ist diesem Rhythmus zu verdanken.

Schon im Altertum und in der Frühzeit der Mönchsorden hielten die Menschen in den Mittagsstunden eine »Siesta« (abgeleitet von sexta: der sechsten Stunde nach Sonnenaufgang), und in mediterranen Ländern tun sie dies bis heute.

Unsere Vorfahren kannten sich offenbar auch ohne wissenschaftliche Durchdringung der Materie recht gut mit den natürlichen Rhythmen aus. Und vielleicht wussten sie auf ihre Art sogar besser damit umzugehen als wir. Wenn die Sonne ihren höchsten Stand erreicht hatte und es gerade in südlichen Regionen unerträglich heiß wurde, machte sich ansteckende Schläfrigkeit breit. Da um diese Stunde oft auch die Arbeitslust sank und das Ergebnis selbst bei größter Mühe eine Zeit lang zu wünschen übrig ließ, zogen sich alle, auch die Berufstätigen, bewusst zurück, um zu ruhen. Auch diese Gepflogenheit ist ein anschauliches Beispiel dafür, wie sensibel sich unser biologisches Rhythmusgefüge den äußeren Gegebenheiten anpassen kann.

Wir schlafen also nicht nur nachts, um Energie aufzutanken – und weil es kalt ist und wir eine warme Schlafecke brauchen. Wir schlafen auch am Tage aus ebendiesem Grunde – nur mit umgekehrten Vorzeichen: weil es heiß ist und wir einen angenehmeren, kühleren Platz für die Erholung brauchen.

Die Siesta ist so gesehen eine der ältesten Formen von

gemeinsam eingehaltener Pausenzeit – mit oder ohne Mittagsschlaf. Später werden wir noch ausführlich auf das Nickerchen zu sprechen kommen. Zunächst nur so viel: Aus schlafmedizinischer Sicht kann ein »Power Nap« (»Kraft-Nickerchen«) nur empfohlen werden. Doch was ist ein *Nap* genau genommen? Wir unterscheiden den so genannten Mikroschlaf (bis zu fünf Minuten Dauer) vom Zwischenschlaf am Tage (fünfzehn, zwanzig Minuten bis zu vier Stunden). Doch so lange gönnen ihn sich in der Regel nur die älteren Jahrgänge. Oder es handelt sich bei einem mehrere Stunden währenden Tagesschläfchen um gezieltes Vorschlafen, zum Beispiel vor einer Nachtschicht. In diesem Sinne ist das Vorschlafen ja möglich. Wir tanken dabei eine kurze Zeit lang Energie auf. Doch richtige »Schlafreserven« auf Vorrat für stressige Tage und Wochen kann niemand anlegen. Erfahrene Schichtarbeiter nutzen nur einfach die natürliche Schlafbereitschaft gegen Mittag, die wir dem semizirkadianen Rhythmus zu verdanken haben, und schlafen für die Spät- oder Nachtschicht »vor«.

Buchstäblich bei Tageslicht betrachtet hat statistischen Angaben zufolge nur jeder fünfte Erwachsene, also gerade mal zwanzig Prozent, überhaupt keine Erfahrung mit einem Nickerchen. Alle anderen – also achtzig Prozent und damit die große Mehrheit – kennen sehr wohl die erfrischende Wirkung des Schläfchens am Tage.

Nun geht uns aber nicht jedes »Leistungsloch« des Tages so nahe wie die Mittagsflaute. Wir arbeiten über die meisten Leistungsschwankungen ganz unbewusst hinweg. Manchmal reißt uns in solchen Momenten schon mal das Klingeln eines Telefons, die Autohupe von der Straße oder die Frage eines Kollegen im Großraumbüro aus einem Zustand heraus, den Schlafmediziner als kleinen Leistungsknick kennen. Wir sind nicht ganz wach, aber wir schlafen auch nicht – wir *dösen* einfach. Wir behalten die Augen offen, aber der Blick wird leicht unscharf, und unsere Gedanken gehen dann gern einmal ziellos spazieren.

Diese kleinen Durchhänger suchen uns im ultradianen Rhythmuswechsel heim und treffen uns etwa alle vier Stunden sowie dazwischen in noch geringfügigerem Ausmaß ungefähr alle neunzig Minuten. Einen Frühaufsteher, der um sechs aus den Federn muss, erwischen sie also etwa gegen zehn, zwischen ein und zwei Uhr nach Mittag und erneut gegen siebzehn Uhr. Der nächste Leistungsknick kommt dann um neun Uhr abends herum. Danach wird sich der Betroffene aller Erfahrung nach nicht mehr allzu lange munter halten und als »Lerche« auch bald das Bett aufsuchen. Bei einem Spätaufsteher verschieben sich die munteren Leistungsspitzen und müden Stimmungstäler entsprechend nach hinten. Das zusätzliche sanfte Auf und Ab im Neunzig-Minuten-Takt – genannt *BRAC-Rhythmus* (basic rest-activity cycle) – verfolgt uns nicht nur am Tage, sondern auch in der Nacht. Er zeigt sich im Wechsel von Non-REM- und REM-Schlaf mit der bekannten Periodenlänge von etwa neunzig bis hundert Minuten.

Die stetigen Wellenlinien in unserer Leistungskurve am Tage, unsere kleinen natürlichen Leistungshöhen und -tiefen merken wir lax gesagt »an Lust und Laune«, also an unserer Stimmung und im Verhalten – schlicht an unserer Aktionsbereitschaft und Wachsamkeit. Einen guten Zeitpunkt für das Zusammentreffen von Wachsein und Leistungskraft (*alertness*) erreichen wir gegen drei Uhr am Nachmittag. Allen Vorurteilen zum Trotz wäre es an der Zeit, mit der überkommenen Regel »Morgenstund hat Gold im Mund« aufzuräumen. Sicher sind wir morgens ausgeschlafen, am besten erholt und regeneriert und so optimal für das Tagwerk vorbereitet – zumindest aus homöostatischer Sicht.

Aber wie wir nun wissen, spielen auch die vielen anderen Rhythmen eine erhebliche Rolle. Und so verwundert es nicht, dass fast jede abrufbare Körperfunktion und -leistung ihr Optimum zu einem anderen Tageszeitpunkt hat. So ist die Wachsamkeit (Vigilanz) am höchsten um neunzehn Uhr und die Wahrnehmung (Kognition) um achtzehn Uhr. Auf beste manuelle Geschicklichkeit und Reaktionszeit dürfen wir um sechzehn Uhr hoffen, unsere neuromuskuläre Koordination (Geschicklichkeit) ist bereits um fünfzehn Uhr auf dem Tageshoch.

Dagegen läuft das Kurzzeitgedächtnis am Vormittag zwischen zehn und elf auf Hochtouren. Das merkt intuitiv auch der Schüler im Unterricht, ein Student im Seminar oder ein Prüfling im Examen. Interessanterweise ist die Schmerzempfindlichkeit genau um diese Zeit am höchsten, und jeder, der darauf Rücksicht nehmen möchte, sollte seinen Zahnarzt vormittags um elf meiden. Gleiches gilt übrigens für die Nacht. Gegen vier Uhr morgens sind wir nochmals überaus schmerzsensibel. Schmerzpatienten klagen oft aus diesem Grund über frühmorgendliches Erwachen. Es ist der Schmerz, der sie in dieser Phase weckt und für das Morgen-Grauen sorgt.

Auch unsere Körperfunktionen zeigen Tag für Tag rhythmische »Ups« und »Downs«. Etwa zwischen dreizehn und vierzehn Uhr schalten Atmung und Pumpfunktion des Herzens einen Gang tiefer, zwischen achtzehn und neunzehn Uhr verringert sich der Stoffwechsel, was sich unter anderem am niedrigeren Puls zeigen kann. Den wachsten Moment durchlaufen wir interessanterweise genau in der letztgenannten Zeit. Hier erleben wir – im Hinblick auf die unterschiedlichen Rhythmen – die Phase, in der wir am wenigsten müde sind und gleichzeitig geistig wie körperlich viel leisten können.

Allerdings sollten wir uns nicht wundern, wenn unsere persönliche Erfahrung etwas ganz anderes lehrt. Denn individuelle Besonderheiten sind natürlich möglich und gang und gäbe. So hatten wir eingangs von den verschiedenen Schlaftypen gesprochen, von den so genannten Eulen und Lerchen. Außerdem erleben wir unsere Wachheit und Leistungskraft ja nicht allein analog zu den Rhythmen. Sie sind immer auch ein Abbild der homöostatischen Voraussetzungen. Und die sind wiederum am besten nach einem erholsamen Nachtschlaf und/oder nach einer Pause am Tage. Natürlich sind die homöostatischen Bedingungen ziemlich schlecht nach einer langen und Energie zehrenden Wachphase. Dann sind wir einfach nur ausgepowert und müde.

Unterm Strich: Niemand kann ohne Unterbrechung und ohne »kleine Löcher« stundenlang auf höchstem Niveau aktiv und hundertprozentig wach sein. Diese Tatsache ist uns jetzt bekannt. Und sie wird zuweilen sogar bewusst ausgenutzt. Im Schachspiel zum Beispiel – und nicht nur dort – wird manchmal ganz bewusst »auf Zeit« gespielt, immer in der Hoffnung, dass der Gegner früher oder später in ein Aufmerksamkeitstief gerät, in seiner Konzentration nachlässt und dann den entscheidenden Fehler macht.

Manche Sportveranstalter haben sicher praktische Schlüsse aus den Erkenntnissen der Schlafmedizin und Chronobiologie gezogen. Wenn nachgewiesen ist, dass man nachmittags höhere körperliche Leistungen abrufen kann als am frühen Morgen, warum sollte dann nicht der Beginn des Wettkampfes erst in der zweiten Tageshälfte auf dem Plan stehen? Und genau genommen müssten längst jene Schwimmmeisterschaften, deren Qualifikationsrunden oft am frühen Vormittag stattfinden, außer Konkurrenz laufen, weil die beste Schwimmzeit tatsächlich erst gegen zehn

Uhr abends beginnt. Oder fragen Sie sich selbst: Wann fällt es einem leichter zu joggen? Am zeitigen Morgen oder am frühen Abend? Die meisten werden den Abendtermin vorziehen. Und wir wissen jetzt auch, warum. Gerade in den Laufdisziplinen sind, aus der Perspektive der biologischen Rhythmen betrachtet, um sieben Uhr abends die besten Ergebnisse zu erwarten. Auch aus diesem Grund – und nicht allein wegen der Einschaltquoten – werden die Hundertmeterläufer der Weltelite tatsächlich eher am Abend an die Startblöcke gerufen. Bei Ball- und Wurfsportarten darf der Wettkampf schon eher beginnen. Um siebzehn Uhr fliegt der Speer am weitesten, treffen die Bälle am besten das Tor. Auch für König Fußball ist diese Zeit die aussichtsreichste. So gesehen müsste das Endspiel einer Fußballweltmeisterschaft nicht abends um acht, sondern etwas früher, eben um siebzehn Uhr, angepfiffen werden.

Amerikanische Soccer-Trainer sollen es sich übrigens zur Regel gemacht haben, ihre Taktik- und Teambesprechungen nachmittags um drei abzuhalten. Sie hoffen zu Recht, dass die Spieler zu diesem Zeitpunkt taktische Anweisungen am besten verstehen und im Gedächtnis behalten. Leider können wir nicht sagen, wie es sich mit den Mannschaftsberatungen im deutschen Fußball verhält. Aber vielleicht ist ja das Zeitregime unter diesem Aspekt eine Überlegung wert.

Und noch etwas zum Stichwort Taktik, Strategie und Zeitmanagement. Auch Diplomaten oder Unterhändler in Wirtschaft und Politik beginnen ihre Debatten oft am frühen Abend, vielleicht auch deshalb, weil sich das Zeitfenster zwischen achtzehn bis neunzehn Uhr als Tageshöhepunkt in Sachen Wachheit erwiesen hat. Dann sind alle Zuhörer aufmerksam und munter. Jeder folgt gern dem Redner. Ein guter Moment für Impulsreferate, diffizile Grundsatzerklärungen und das Ausbreiten von Standpunkten und Argumenten.

Ungeachtet dessen dauern die nachfolgenden Debatten oft trotzdem sehr lange und reichen bis weit in die Nacht hinein. Erst viel später und nicht selten in der »Stunde der toten Augen« – also nachts zwischen drei oder vier – fällt dann die lange umkämpfte Entscheidung. Dann erst einigen sich die Streitenden. Wiegen doch ihre Augenlider dann schwerer als alle Argumente. Oft sind die Streitparteien tatsächlich nicht allein von der Wortschlacht geschwächt, sondern auch biologisch im Leistungstief der Nacht angekommen. Und selbst hartnäckigste Streithähne macht Morpheus' magische Kraft gegen drei Uhr am Morgen müde und eventuell kompromissbereiter. So beginnen sie schließlich, auf die Stimme der Vernunft zu hören. Auch die Koalitionsvereinbarungen beim Regierungswechsel 2005 in Deutschland kamen erst nach langen nächtlichen Debatten zustande. Die Details solcher Übereinkünfte können ja bei Tage noch einmal gelesen und kontrolliert werden. Eben dann, wenn man wieder wach und ausgeschlafen ist.

Noch ein Wort zu den kürzesten unter den biologischen Rhythmen, den *Zirkaminuten- oder Zirkasekunden-Rhythmen*. Auch sie bestimmen unser Dasein – vor allem unsere Körperprozesse auf Organ- oder Zellebene. In unseren Leistungsspitzen und Pausenzeiten machen sie sich nur wenig bemerkbar. Dennoch wollen wir sie in diesem Zusammenhang erwähnen.

Wenn alles gut miteinander harmoniert, dann schwingen sämtliche Rhythmen – ob lang oder kurz – im Einklang miteinander und im Takt. Doch wenn nicht, das lässt sich schon hier absehen, haben biologische Rhythmusstörungen unmittelbare Auswirkungen auf unsere Wach-Schlaf-Balance. Das Wissen um die biologischen Rhythmen kann uns jedoch helfen, mit den körperlichen Bedürfnissen besser umzugehen. Menschen mit hohem Schlafquotienten beachten diese Zusammenhänge. So fördert die angemessene Belastung während der wachen Stunden unser Leistungsvermögen, sie erlaubt Höchstleistungen im richtigen Moment, macht uns zufrieden mit dem Tagwerk und unterstützt auch damit den gesunden Schlaf während der Nachtstunden, in der verdienten Phase der Erholung und Ruhe.

Rhythmusforschung unter Tage

Als erste wissenschaftliche Rhythmusforscher gingen der Amerikaner Nathaniel Kleitman und seine Kollegen in die Geschichte ein. Heute kann man sich nur schwer vorstellen, welchen Mut es damals, Ende der dreißiger Jahre, erforderte, biologische Rhythmen im Selbstversuch zu untersuchen. Zu klären war: Sind sie ein Spiegelbild der äußeren Bedingungen oder nicht? Was geschieht, wenn plötzlich alles natürliche Licht als Taktgeber für die innere Uhr und jede Art von Zeitinformation entzogen wird, wenn ein Mensch gewissermaßen aus Zeit und Raum fällt? Was passiert dann? Ein Fall ins Bodenlose?

Um diese Fragen zu beantworten, machte sich der Physiologe Kleitman zusammen mit Eugene Aserinsky und einem dritten Mitstreiter im Jahr 1938 auf eine ungewöhnliche Reise. Sie zogen sich für einige Wochen in eine Höhle in Kentucky zurück. Dort legten die drei einen völlig ungewöhnlichen Rhythmus fest und versuchten danach zu leben. Neunzehn Stunden lang ließen sie eine Lampe brennen und verbrachten danach neun Stunden ohne jede Lichtquelle im Finstern. Sie wollten in diesem Experiment mit freilaufenden Rhythmen einem Achtundzwanzig-Stunden-Zyklus folgen. Die ersten Ergebnisse zeigten, dass der zirkadiane Wechsel von Schlafen und Wachen auch ohne Einwirkung äußerer Reize erhalten bleiben kann. Nur zwei Männer stellten sich langsam auf den 28-Stunden-Rhythmus ein. Beim dritten Mann blieb der biologische Takt jedoch auch weiterhin strikt im zirkadianen Muster. Es gibt also tatsächlich einen internen und relativ stabilen Zirka-24-Stunden-Rhythmus, was sich auch an der Körpertemperatur nachweisen lässt.

Bald folgten ähnliche Studien. Und auch sie bestätigten die Beobachtungen von Kleitman und Aserinsky. Diese so genannten Bunkerversuche fanden später auch in Deutschland, Frankreich und England statt. Sie zeigten unter anderem auch, dass wir die schon genannten zwei Tageshochs durchleben, die – individuell schwankend – am Vormittag zwischen acht und zehn Uhr und abends zwischen sechs und neun liegen.

Die mühsame Suche nach den vielfältigen Substanzen, die neben den genannten Rhythmen für unsere Vigilanz oder Schläfrigkeit zuständig sind, wollen wir hier nicht im Einzelnen nachvollziehen. Es war ein langer Weg. Ein so schwer fassbarer und sichtbar zu machender Zustand wie der Schlaf macht es niemandem leicht, ihm auf die Schliche zu kommen.

In Kürze – die Forschungen haben es zweifelsfrei nachgewiesen: Es gibt in der Tat wach machende und schläfrig machende Systeme, und sie agieren mittels einer Vielzahl von Botenstoffen, den Transmittern und Neuropeptiden (Hormonen), also jenen Substanzen, die sich in Hirnflüssigkeit und Blut nachweisen lassen und die wir im ersten Kapitel bereits teilweise genannt haben. Ihre Liste wird immer weiter ergänzt, heute sind den Wissenschaftlern in diesem Zusammenhang schon mehr als fünfzig Neuropeptide bekannt.

Doch wo und wie genau arbeiten die Schaltzentralen, in denen diese Stoffe aktiv sind? Vereinfacht gesagt: Es gibt tatsächlich eine für den Zustand »wach« verantwortliche neuronale Struktur. Wir nennen sie hier das Wachzentrum. Und es gibt für den Schlaf zuständige neuronale Strukturen, die wir als Schlafzentrum bezeichnen. Die beiden Systeme verhalten sich antagonistisch zueinander. So wie hell und dunkel. Wie minus und plus.

Eine den Rahmen sprengende, aber sehr interessante Fragestellung wäre: Leben wir, um zu schlafen oder um zu wachen? In praktischer Hinsicht ist die Antwort recht einfach. Das Wachen dominiert. Es hat die Mehrheitsanteile. Wir sind doppelt so lange wach, wie wir schlafen. Und nur ein bis zwei Prozent eines Vierundzwanzig-Stunden-Tages – wenige Minuten lang – befinden wir uns in einem Gleichgewicht. Immerhin 14,4 Minuten lang, eine knappe Viertelstunde, erleben wir diesen Pattzustand zwischen Schlafen und Wachen, in dem wir nicht genau sagen können: Bin ich schon munter oder schlafe ich noch? Oder: Schlafe ich schon oder bin ich noch wach? Ein paar Minuten lang, mehr nicht. Bei diesem kurzen Spalt im Zeitgefüge schweben wir zwischen Wachsein und Schlafen. Das ist die Zeit des Burgfriedens zwischen den beiden sich sonst gegenseitig ausschließenden Zuständen Wachen und Schlafen. Ein unbeschreibbares Zwischenland. So wie das ungreifbare »Jetzt« zwischen Vergangenheit und Zukunft.

Machen wir uns die Schritte durch dieses Zwischenland einmal deutlich: Anatomisch gesehen sitzt das Wachsystem im Hirnstamm, im Hypothalamus und im Vorderhirn. Das Schlafzentrum lässt sich noch spezifischer lokalisieren – es steckt im so genannten VLPO-Kern (ventrolateraler präoptischer Nukleus). Dieser Kern ist dafür verantwortlich, dass Signale ausgesendet werden, die das Gehirn in den Schlaf schicken. Diese Signale werden von Botenstoffen übermittelt, die wir an dieser Stelle noch einmal nennen möchten. Für den VLPO sind es GABA und Galanin, für das Wachsystem unter anderem Noradrenalin, Serotonin, Acetylcholin, Melatonin und Histamin. Es gibt also bestimmte Botenstoffe für jedes der beiden Systeme, wobei sich für das Wachzentrum eine viel größere Gruppe an Boten in Bewegung setzen muss als für das Schlafzentrum.

Die Frage stellt sich, ob angesichts dieses Ungleichgewichts nicht eine Art hormoneller Stabilisator erforderlich ist, eine Art neutraler Schiedsrichter, der beim Austarieren der antagonistischen Signale von Wach- und Schlafzentrum den Überblick behält und im Streitfall die Entscheidung übernimmt. Und in der Tat – den gibt es. Diese Verantwortung übernimmt der Botenstoff Orexin, auch Hypocretin genannt. Ein Hormon also, das, wie alle anderen auch, rhythmischen und homöostatischen Einflüssen unterliegt und in seiner Konzentration wechselt. Orexin wirkt, indem es das Wachsystem aktiviert. Das Schlafsystem hat dagegen keine Orexin-Rezeptoren.

So spiegelt sich der Wettstreit zwischen Schlafen und Wachen auch als Wechselspiel zwischen den Hormonen wider. Das Wachsystem und seine verschiedenen Hormone beeinflussen im Übrigen auch die Schlafstadien. Um ein Beispiel zu nennen: Gibt es reichlich Melatonin, erhöht sich der Anteil des Traumschlafs. Dagegen dominieren Noradrenalin und Serotonin, wenn wir uns im Non-REM-Schlaf befinden. Im Traumschlaf dagegen ist die Aktivität dieser monoaminergen Neurone annähernd null. Das Hormon Orexin erreicht seine höchste Konzentration im Wachzustand.

Im Übrigen weist das Acetylcholin, ebenfalls ein Botenstoff des Wachsystems, im REM-Schlaf fast so hohe Werte auf wie im Wachzustand. Im Non-REM-Schlaf ist sein Vorkommen dagegen verschwindend gering.

Wenn es dank des Schlaf- und des Wachzentrums eine klare Steuerung der Schlaf-Wach-Balance gibt, welche Rolle spielen dabei dann die homöostatische und die zirkadiane Regulation, die wir im zweiten Kapitel anhand des Zweiphasenmodells beschrieben haben? Wir fassen die drei verantwortlichen Systeme für den Wechsel zwischen Wachen und Schlafen und zwischen Schlafen und Wachen noch einmal zusammen:

1. Die *Homöostase* sorgt dafür, dass unser Gehirn nie überlastet wird, immer Erholung bekommt und Pausen machen kann. Spätestens einmal am Tag, beim Schlaf in der Nacht. Ein anschauliches Beispiel: Wenn wir eine große Schlafschuld haben oder es unsere körperliche Verfassung, wie bei Krankheit, verlangt, dann schlafen wir homöostatisch bedingt länger. Haben wir nur ein geringes Schlafdefizit auszugleichen, schlafen wir weniger und sind genauso erfrischt und erholt.

Der homöostatische Zustand wird dabei ständig überwacht. Gewissermaßen stehen unsere Energie-Akkus unter permanenter Aufsicht: »Voll oder leer?« Dafür zuständig ist möglicherweise das Adenosin; es könnte aber auch ein Effekt anderer, heute noch nicht bekannter Schlafstoffe (»Somnogene«) sein. Adenosin entfaltet seine Wirkung im Wesentlichen über den VLPO-Kern, unser Schlafzentrum. Dorthin wird unser Energiestatus weitergemeldet. Sind wir zu müde, um weiter aktiv sein zu können, schlafen wir »im Stehen« ein.

2. Die *zirkadiane Schlafregulation*: Zentrum der »inneren Uhr« ist der SCN (der Nukleus suprachiasmaticus). Zwei

verschiedene Labore, das von Robert Moore und das von David Zucker, haben zeitgleich im Jahr 1972 die zwei stecknadelkopfgroßen Neuronentrauben beschrieben. Hierin tummeln sich auf kleinstem Raum jeweils etwa zehntausend Zellen und geben Signale an rund zehn Millionen Hirnzellen und an Billionen von Zellen insgesamt im Körper weiter. Das paarige Organ sitzt über den Sehnerven und überwacht so den Einfluss von Licht. Aber es misst nicht allein diesen Parameter, sondern zusätzlich die Körpertemperatur, den Hormonstatus und die Stoffwechselgeschwindigkeit. Stimuliert wird dieser Nukleus also durch das Licht am Tage, aber auch durch körperliche Aktivität und durch das Hormon Melatonin.

Alle drei Einflussfaktoren wirken zu unterschiedlichen Zeitpunkten und in unterschiedlichem Ausmaß auf den SCN ein. Nur so ist es zum Beispiel zu erklären, dass sportliche Aktivitäten am Abend die innere Uhr (mittels Phasenverschiebung) verstellen können und uns das Einschlafen zum gewohnten Zeitpunkt trotz physischer Erschöpfung schwerer fällt als sonst. Die gleiche sportliche Aktivität, am Morgen oder am Nachmittag ausgeführt, ruft dieses Nachhinten-Verstellen nicht hervor.

Doch wie steuert sich das alles?

Jetzt wird es etwas kompliziert. Die Informationen aus dem SCN werden über zwei verschiedene Strukturen sowohl zum VLPO-Kern (Schlafzentrum) und den orexinhaltigen Neuronen als auch zum lateralen Hypothalamus (Wachzentrum) geleitet. Die Wirkungen und Reaktionen darauf spüren wir in unserer Wach- und Schlafregulation.

Der SCN ist hauptsächlich am Tag aktiv. Er taktet uns so, dass wir tagsüber wach sind und deshalb mit den geophysikalischen Gegebenheiten gut im Einklang bleiben. Und allein der VLPO-Kern, der unser Schlafzentrum beheimatet, kann die Verantwortung dafür übernehmen, dass wir gegebenenfalls auch ganz unabhängig vom Licht-Dunkel-Rhythmus unserer Umgebung im Hellen einschlafen, um aufzutanken und neue Kraft zu sammeln, etwa durch den Einfluss der homöostatischen Regulation nach einer durchwachten Nacht.

3. Die dritte – erst in den neunziger Jahren entdeckte – Regelgröße für den täglichen Wechsel zwischen Wachen und Schlafen ist der so genannte *allostatische Drive*. Diesen schönen Begriff verdanken wir dem amerikanischen Forscherteam McEwen und Stella, ein Terminus, den sie schon 1993 prägten. Für den allostatischen Drive sorgen alle sensorischen und sonstigen Tageseinflüsse wie Nahrung und Bewegung, die uns wach halten oder schläfrig machen. Diese Einflussfaktoren aktivieren unser Arousal-System. Sie stimulieren Weckreize, unabhängig von der Tätigkeit des Wachzentrums. Arousal-Zustände und -Reaktionen holen zum Beispiel junge Mütter aus tiefstem Schlaf, sobald ihr Neugeborenes auch nur einen Mucks von sich gibt.

Licht, Temperatur, Metabolismus, homöostatischer Zustand, zirkadiane und andere Rhythmen und nicht zuletzt der soziale Taktgeber sowie der allostatische Drive scheinen das Auf und Ab zwischen Wachsein und Schlafen letztlich gemeinsam zu regulieren.

Einen noch tieferen Einblick in die fein abgestimmte Wach-Schlaf-Regulation erhoffen sich die Wissenschaftler in Zukunft von den Bausteinen des Lebens selbst, den Genen. Ihr Einfluss auf die »innere Uhr« wurde bislang kaum erforscht, obwohl der Anfang gemacht ist. Einige für den Schlaf-Wach-Rhythmus verantwortliche Gene haben wir im zweiten Kapitel bereits vorgestellt. Ende 2005 blickte der Schweizer Schlafforscher Alexander Borbély in die Zukunft: »Die Ära der Molekulargenetik des Schlafs hat eben erst begonnen, und ihre Entwicklung ist noch nicht absehbar.«[3] So kann niemand genau wissen, wie viele Geheimnisse aus Morpheus' Reich es noch zu lüften gibt.

Kann man Schlaf essen oder Wachsein trinken?

Wie viel Unbekanntes auch noch vor uns liegen mag, einige der an der Wach-Schlaf-Regulation beteiligten Stoffe sind heute schon gut bekannt und erforscht. Der wohl bekannteste »Wachmacher« ist der Kaffee. Bis heute ist er die Nummer 1 auf der Liste der stimulierenden Substanzen.

Kaffee als Wachmacher in Deutschland? Bei diesem Stichwort blicken wir auf eine immerhin schon über dreihundertfünfzig Jahre lange Geschichte zurück. Sie begann 1646. Damals brachte Prinzessin Luise Henriette in ihrem Gepäck ein auf den ersten Blick unscheinbares Grünzeug aus Holland mit, das sich aber als ein kostbarer Bestandteil ihrer Mitgift erwies, denn es handelte sich um einen Kaffeestrauch. Bald darauf trank man Kaffee gelegentlich bei Hofe, doch zu Zeiten des Großen Kurfürsten Friedrich Wilhelm sollen adlige Kaffeekränzchen eher belustigende Mutproben gewesen sein als genussreiche Zusammenkünfte.

Gut hundert Jahre später hatte sich das Kaffeetrinken auch in bürgerlichen Haushalten etabliert, es wurde zu einem reichlich und gern zelebrierten Brauch. 1766 stellte der preußische König das Rösten der kostbaren Bohnen sogar unter staatliche Kontrolle und nahm »Kaffeeschnüffler« in seine Dienste, die illegalen Kaffeequellen auf die Spur kommen sollten. An diesen Beruf erinnert heute nur noch das Schimpfwort »Schnüffler«.

Wann und wo Kaffee zum ersten Male getrunken wurde, ließ sich bis heute nicht ganz zweifelsfrei klären. Archäologische Funde in Julfar, einer antiken Wüstenstadt nördlich von Jemen, bewiesen erst kürzlich, dass die Kaffeebohne schon um die Jahrtausendwende bekannt gewesen sein muss. Im 14. Jahrhundert begann die Verbreitung und wirtschaftliche Nutzung des beliebten Wachmachers durch arabische Händler. Die ersten Kaffeegenießer im Orient erfanden auch die Prozedur des Röstens, Zerkleinerns und Aufkochens, durch die man aus den sonst nur schwer genießbaren Früchten ein erstaunlich wirksames und aromatisches Gebräu machen kann. Selbst mit reichlich Zucker versetzt behielt es sein unverwechselbares herbes Aroma. Es roch schon kurz nach dem Aufbrühen so verlockend, dass allein der Duft die Lebensgeister anzuregen schien. Außerdem sagte man dem schwarzen Getränk eine den Appetit regulierende Wirkung nach und nannte es deshalb im Arabischen »cahveh« (Appetitzügler). Über das Rote Meer kam der Kaffee ins Osmanische Reich, erreichte 1615 den Hafen von Venedig, wanderte von dort als begehrte Handelsware und »Türkentrank« weiter nach Westen und breitete sich über die Länder Mitteleuropas aus. Aber auch Kolonialmächte brachten von Übersee die berauschenden Bohnen mit. In Holland kam ein schwunghafter Kaffeehandel in Gang. Kaffee hatte einen geradezu mystischen, auf jeden Fall aber exotischen Ruf. Er wurde zu einer beliebten und dabei gesellschaftsfähigen Droge, mit der man müden Geistern Beine machte und sich zu fast jeder Stunde wieder auf die Sprünge half. Johann Sebastian Bach setzte dem »Schälchen Coffee« in seiner Kaffee-Kantate ein musikalisches Denkmal, denn er war treuer Stammgast im Kaffeehaus »Zimmermann« in Leipzig. Auch Geheimrat Goethe wurden heftige Kaffee-Exzesse nachgesagt. Er bat wohl aus gutem Grund den deutschen Apotheker und Chemiker Friedlieb Ferdinand Runge, jene Substanz zu extrahieren, die für die wach machende Wirkung des Kaffees sorgte.

Im Jahr 1820 wurde Runge fündig. Er identifizierte und benannte das Koffein als den eigentlichen Wirkstoff des Kaffeestrauchsamens. Das in reinem Zustand weiße und geruchlose Pulver[4] findet sich aber auch im Teestrauch, im Matebaum, in der Kolanuss und in über sechzig anderen Pflanzen, denen er eine aufputschende Wirkung verleiht.

Bis heute hat sich Kaffee im Ranking der trinkbaren Wachmacher an der Spitze gehalten, neben Matetee, schwarzem oder grünem Tee, Cola oder so genannten Energy-Drinks, die alle unterschiedlich viel Koffein enthalten.

Aber nicht nur Goethe, auch der Dichter Balzac soll nie ohne eine Kanne voll Kaffee an den Schreibtisch gegangen sein. Und sobald sie leer war, bestellte er Nachschub. Der Philosoph Voltaire, so will die Legende wissen, brachte es auf zweiundsiebzig volle Tassen pro Tag. Auch wenn sie klein gewesen sein mögen – ein klarer Fall von Koffeinsucht.

Seit der Entdeckung des Koffeins 1820 in Deutschland und ein Jahr darauf in Frankreich hat man auch seine Wirkungen und Nebenwirkungen immer besser erkannt. Koffein wirkt auf den Rezeptor eines unserer wichtigsten »Schlafwächter« – des Adenosins. Dessen sonst eher schlaffördernde Wirkung wird durch Koffein verringert. Statt müde zu sein, werden wir wach. Dabei erhöht sich der Blutdruck. Die Darmtätigkeit nimmt zu. Die Bronchien erweitern sich. In »vernünftigen Dosen« wirkt Kaffee deshalb angenehm anregend, auch auf das zentrale Nervensystem. Er stimuliert die Konzentration, erleichtert das Lernen, verkürzt unsere motorischen Reaktionszeiten und vertreibt tatsächlich oft spürbar das Gefühl, müde zu sein.

Wenn nun allerdings jemand glaubt, bereits der erste Schluck Kaffee, gar schon der Duft verschaffe ihm die erhoffte Belebung, dann ist er einem Placebo-Effekt erlegen. Kaffee wirkt erst nach etwa zwanzig bis dreißig Minuten. Und erst nach vier Stunden – je nach körperlicher Konstitution manchmal auch erst nach bis zu sieben Stunden – verringert sich das Koffein im Körper.

Eine Tasse Kaffee enthält etwa hundert Milligramm Koffein, eine Dose Lipton Ice Tea nur sechs Milligramm, genauso viel wie die gleiche Menge Milchschokolade. In einer großen Tasse von Starbucks (stark) dagegen stecken über fünfhundert Milligramm des Anregungsmittels. Das sind aber keine Dosen, die man fürchten muss. Die toxische Menge beginnt bei etwa fünf Gramm Koffein. So viel hat man erst nach gut fünfzig Tassen Kaffee im Bauch. Einen echten Kaffeetrinker darf man sich aber schon nennen, wenn man es auf etwa zweieinhalb Gramm täglich bringt.

Die Verträglichkeit des beliebten Wachmachers Kaffee steht allerdings auf einem anderen Blatt. Mit steigendem Verbrauch steigt auch die Toleranzgrenze. So braucht man bei häufigem Genuss immer mehr, um die gleiche Wirkung zu verspüren. Und auch ein Genie wie Voltaire wird die Nebenwirkungen der Substanz gekannt haben: Nervosität, Unruhe, Reizdarm, Schlafstörungen, Magengeschwüre – selbst Angstattacken können auftreten. Ab einem Gramm Koffein am Tag machen sich diese Nebenwirkungen bemerkbar.

Wer unter den Kaffee genießenden Lesern einen Test machen möchte: Legen Sie eine Kaffeepause von vierundzwanzig Stunden ein. Werden Sie unruhig, nervös, müde, irritiert? – Dann dürfen Sie sich mit vollem Recht als koffeinabhängig bezeichnen.

Deshalb ist Obacht geboten beim Genuss der kleinen Braunen, Zweispänner, Milchkaffees, Schümlis oder Cappuccinos. Auch wenn die Sachsen schon vor Jahrhunderten meinten, ohne Kaffee nicht kämpfen zu können, ein maßvoller Genuss ist anzuraten. Ohnehin vertragen Kinder, Schwangere und ältere Menschen Kaffee generell nicht so gut und sollten Vorsicht walten lassen. Sie bauen Koffein langsamer ab, und so wird unter anderem der Schlaf mehr gestört als das Wohlbefinden erhöht. Doch ungeachtet dessen liegt Deutschland nach den USA und Japan auf dem dritten Rang der Kaffeeimportliste.

Auch bei Cola, dieser berühmten amerikanischen Erfindung aus dem Jahr 1886, wirkt das Koffein. Zum ursprünglichen Rezept des Chemikers und Apothekers John Styth Pemperton aus Georgia gehörte neben Nussextrakt, Kohlenstoff, Zucker, Wasser und ein paar nie verratenen Geschmacksingredienzien übrigens sogar Kokain. Doch vor gut hundert Jahren wurde dieser berauschende Bestandteil im Cola-Rezept ersetzt, obwohl gerade er anfangs die so phantastisch stimulierende Wirkung hervorrief: Euphorie, hoher Wachheitsgrad, stark vermindertes Schlafbedürfnis. Doch die Nebenwirkungen von Kokain, einem ähnlich wie Koffein weiß-kristallinen Pulver, sorgten schon bald für Alarm. Die Cola-Trinker der ersten Generation litten zuweilen unter Verfolgungsängsten, Essstörungen, Reizbarkeit, Depression. Heute sind selbst extreme Cola-Fans vor diesen Nebenwirkungen und Risiken sicher. Sie kämpfen viel eher gegen ihr Übergewicht.

Aber bei den Wachmachern natürlicher Herkunft sollte es nicht bleiben. Zwei synthetische Muntermacher sind Ephidrin, das 1931 entdeckt wurde, und die Amphetamine, die bereits 1897 beschrieben wurden, aber erst später und eher zufällig in den zwanziger Jahren ihre belebende Wirkung verrieten. Sie verhindern den Abbau von Dopamin und erhöhen die Ausschüttung dieser munter haltenden körpereigenen Substanz, so dass sie länger wirksam bleibt und dafür sorgt, dass wir nicht müde werden.

Dieser Mechanismus wird auch bei dem Medikament Modafinil ausgenutzt, einem relativ neuen Präparat in Tablettenform. Es ist ein Mittel, das Piloten, Soldaten und Nachtschichtler kennen und mit dem sich auch Jetlag-Probleme beheben lassen.

Obwohl die Nebenwirkungen gering sind und Modafinil keine Abhängigkeit erzeugt, stößt der Einsatz medikamentöser Wachmacher bei Patienten oft auf genauso viel Abwehr wie der von Schlafmitteln. Der Grund für dieses Misstrauen liegt wahrscheinlich vor allem im Unwissen von Ärzten und Betroffenen, was die vorurteilsfreie Nutzung solcher Medikamente noch immer verhindert. Dabei müsste sich längst herumgesprochen haben, dass Schlafmediziner sie nur unter Vorbehalt und mit Bedacht verschreiben.

Zuletzt einige Worte zu jenem Wirkstoff, der auf eine noch längere Tradition als Wachmacher zurückblickt als der Kaffee: dem *Nikotin*. Dass Rauchen der Gesundheit schadet, steht mittlerweile auf jeder europäischen Zigarettenpackung. Aber noch nie stand auf einem solchen Etikett: »Vorsicht: Rauchen schadet dem gesunden Schlaf«. Dabei haben schlafmedizinische Forschungen diese Wirkung längst belegt. Rauchen verringert die Ruhe des Nachtschlafs. Nikotin macht munter – eine durchaus erwünschte Wirkung –, aber es weckt auch dann noch die Geister, wenn man gar nicht mehr wach sein will.

Angenommen, erholsamer Schlaf wäre so unsichtbar und klar wie reine Luft, dann können wir uns leicht vorstellen, dass nicht erholsamer Schlaf über uns kommt wie eine Dunstwolke, stinkend, voller Gruselgestalten, abgestanden, eklig, so dass es kein Wunder ist, wenn sich Körper und Seele ins Wachsein flüchten, um nicht so schlafen zu müssen.

Laut Statistik zählt immerhin jeder fünfte Erwachsene in Deutschland zu den Rauchern. Davon sind zwanzig bis dreißig Prozent nikotinabhängig. Eine Abhängigkeit ist recht leicht zu erkennen: Braucht man morgens bereits in den ersten dreißig Minuten nach dem Aufstehen einen Zug, ist man nikotinsüchtig. Überdies greift jeder fünfte Raucher auch nachts zur Zigarette. Und dann geht die Sucht wirklich an die Substanz. Denn die möglichen Gefahren heißen Insomnie, verminderte Schlafdauer, kürzere Traumzeiten, längere Einschlaflatenz und viele Weckreaktionen. Raucher haben, um es positiv auszudrücken, viel Entwicklungspotenzial für einen höheren Schlafquotienten. Es ist ratsam, die Dosis niedrig zu halten, und noch besser, es ganz bleiben zu lassen. Denn genauso wie Koffein braucht auch Nikotin eine gewisse Zeit für den Abbau im Blut. Die Halbwertszeit allein einer Zigarette liegt immerhin zwischen einer und zwei Stunden. Bei Kaffee liegt dieser Wert zwischen drei und sieben Stunden, maximal bei vierzehn Stunden. Die Gefahr von Einschlaf- und Durchschlafstörungen nimmt daraufhin zu. Und auch bei Nikotin kommt es zu einer Reduktion von Traumschlaf und oft auch der Gesamtschlaflänge. Paradoxerweise können kurze Rauchpausen, also Nikotin in sehr geringen Dosen, auch als Schlafmittel wirken. Jeder fünfte Raucher kennt und nutzt diesen Effekt und raucht auch nachts ein paar Züge. Man schläft daraufhin tatsächlich schnell wieder ein. Es bleibt, wie gesagt, eine Frage der Dosis.

Doch wie wir es auch wenden und drehen: Ob wir Kaffee trinken, rauchen oder zu Muntermachern in Tablettenform oder zweifelhaften Energy-Drinks greifen – ein Tag dauert nun einmal nicht länger als vierundzwanzig Stunden. Irgendwann ist die Leistungsgrenze erreicht – und spätestens dann brauchen wir eine Pause.

Geborene Pausenwesen

Wieder bei den Rosenthals. Immer noch am Sonntag. Anna sieht beim Frühstück lange aus dem Fenster, bevor sie ihrem Mann antwortet: »Nein, Andreas. Heute ist Pause. Ich will nichts vorhaben, nicht ins Kino, Theater, Konzert ... ich will auch nicht schwimmen oder auch nur einen Blick in Richtung Wäscheberg verschwenden. Ich möchte einfach einen ›Nichtstun-Sonntag‹ machen.« Ihr Blick wandert über die Bäume vor dem Fenster, und plötzlich geht ihr die Frage durch den Kopf: Wie lange habe ich eigentlich nicht mehr ruhig aus dem Fenster gesehen? Auf die Farbenpracht der Bäume letzten Herbst oder jetzt auf weiß bereifte Zweige im Winter? Im Stillen dankt sie den Bäumen, sie unterbrechen den Blick, geben ihm Ruhe und mahnen sie, Pausen einzulegen.

Fragen wir uns selbst: Gehören wir schon zu den Menschen mit hohem, gut entwickeltem Schlafquotienten, die sich Tag für Tag zu angemessener Stunde eine kleine, erholsame Auszeit gönnen? Die sich in der warmen Jahreszeit vielleicht ab und zu sogar ein Nickerchen unter freiem Himmel erlauben? Vielleicht zu Hause auf dem Balkon im Liegestuhl? Auf einer Wiese? Oder auf einer Hängematte zwischen Obstbäumen im Garten?

Pause machen – das klingt zwar verlockend einfach. Aber so einfach ist das nicht. Und noch schwieriger wird es mit dem Nickerchen am Tage. Viele halten es für indiskret, sogar für kulturlos, in der Öffentlichkeit zu schlafen. Sicher hat dieses Zaudern seine Gründe. Zu schlafen bedeutete in früheren Zeiten, gefährdet, wehrlos zu sein. Aus gutem Grund verbindet sich bis heute mit dem Schlaf als intimer Handlung zuallererst das Bedürfnis, sich zurückzuziehen, sich geborgen zu fühlen. Eine Voraussetzung dafür ist, dass man sich für eine Weile Blicken anderer Menschen entzieht.

Dieses unausgesprochene, aber strikt praktizierte Diskretionsgebot im Zusammenhang mit Schlafen scheint sich aber auch auf die Pause und erst recht auf den Mittagsschlaf zu übertragen. Pausen macht jeder – okay. Aber es wird nicht darüber gesprochen.

Vielen geht es ähnlich wie Anna. Das angemessene Reagieren auf unsere Leistungsschwankungen fällt schwer. Ganz normale und völlig berechtigte Leistungslöcher werden tapfer übergangen. Dem Bedürfnis nach Pausen wird zu selten, zu kurz und nur ungern nachgegeben. Viele verplanen auch sie, um ja keine kostbare Zeit zu vergeuden. Manche streben Höchstleistungen im Hobbysport an. Sie verfolgen im wortwörtlichen Sinne pausenlos ein Ziel, brechen unter falschem Ehrgeiz schier zusammen und leiden am Erholungsgeiz.

Dabei hat die Natur Pausen sinnvoll in unser Leben »eingebaut«. Wir durchleben sie. Täglich. Stündlich. Merklich oder unmerklich. Genau genommen werden wir als Pausenwesen geboren, und die biologischen Rhythmen geben den Takt dazu an.

Allerdings ist vieles vom Wissen über die Pause als Lebenselixier im westlichen Alltag verloren gegangen. Was ist heute eigentlich eine Pause? Nur ein Loch im terminüberfüllten Aktionismus unseres schnelllebigen Alltags? Oder das Nichtstun, so wie es sich Anna vorstellt?

Hier einige Antworten aus einer Umfrage zum Thema Pause, die auf einem Workshop in Irland durchgeführt wurde[5]:

»Eine richtige Pause mache ich nicht. Aber es gibt einen Ort, zu dem ich mich hindenke, wenn ich zwischendurch Luft holen will. Bei dem ich ganz ›draußen‹ bin. Das ist mein Boot. Ein Boot mit zwei Masten und Dschunkensegel. Wenn ich daran denke – wenn ich dort bin –, ja, dann ist das meine Pause. Dann bin ich ganz bei mir. Ich kann dort hören, wie die Möwen schreien, wie die Wellen gehen, wie das Boot knirscht, wenn es auf dem Sand liegt. Das Boot und ich, wir haben etwa das gleiche Alter. Vielleicht liegt es ja auch daran.«

»Pause machen? Ehrlich, ich bin nicht so gut im Relaxen. Aber wenn ich Pause mache, dann muss ich liegen. Dabei kann ich mich ausruhen, und manchmal schlafe ich dabei ein. Eigentlich merke ich erst dann, wie es mir geht. Ich kann dann meinem Körper zuhören. Ich versuche es, aber er sagt mir auch so, wo es weh tut. Aber das mache ich erst jetzt, wo ich älter bin und mir eher mal die Knochen weh tun. Es tut dann wirklich gut, zu liegen. Dann erholt sich sogar der Kopf.«

»Unsere Pause ist ganz regelmäßig. Mittags um eins. Wir schließen dann das Geschäft. Sonst würde auch in den letzten fünf Minuten noch ein Kunde hereingestürzt kommen. Wir gehen dann hinter diese kleine Wand, dort kann uns auch durch die Schaufenster niemand beobachten. Das ist uns der liebste Platz. Wir können etwas essen, telefonieren, reden, Kaffee trinken. Wenn es schön ist, gehe ich auch mal gern um die nächste Ecke in den Park. Ich glaube, meine Pause tut mir ganz gut so. Nach der Pause kann ich auch wieder arbeiten.«

»Als ich noch Lehrerin im Schuldienst war, gab es ja sehr festgelegte Pausenzeiten zwischen den Stunden. Dann war ich am liebsten ganz still. Ich musste ja immer im Unterricht reden. Wenn ich, was seltener vorkam, auch in der Pause quasseln wollte, ging ich ins Raucherzimmer. Dort war immer Betrieb. Heute haben wir ja bei uns in Irland den ›smoker's ban‹. Jetzt würde das gar nicht mehr gehen. Eine ideale Pause, das ist für mich, in der Natur zu sein, auch ein gutes Essen. Oder eine Begegnung. Mit guter Haltung. Was ich besonders schätze, ist, eine positive Stimmung in allem zu behalten, das ist eben auch eine Frage der Haltung. Man kann das gar nicht überschätzen.«

»Wenn ich Pause mache, muss ich mich setzen. Hinter der Bar stehe ich ja immer. Wenn es nicht mehr geht, sage ich dem Boss Bescheid und gehe nach hinten. Dort kann ich mich ausruhen. Einfach nur wieder Kraft auftanken. Dann geht es auch vorn am Tresen weiter. Aber wir müssen schon alle zusammen ein gutes Timing dabei haben. Es geht ja nicht, dass alle im gleichen Moment Pause machen.«

»Ich plane keine Pause. Aber ich merke, wenn ich nur noch auf den Bildschirm starre und die Schultern steif werden und der Rücken anfängt zu schmerzen – dann höre ich schon von selber auf. Es ist dann auch besser für die Arbeit, ein bisschen zu gehen. Oder ich nehme ein Bad, versuche mich irgendwie zu entspannen. Manchmal mache ich auch ein kleines Nickerchen. Nur wenn ich unter Lieferdruck stehe und etwas fertig werden muss, dann unterbreche ich mich nicht mehr. Dann ist jede Unterbrechung ganz schrecklich. Aber bewusst habe ich noch nie über eine Pause nachgedacht. Aber warum eigentlich nicht?«

Fassen wir die Ergebnisse der Schreibaktion »Break« beim ARTTRAIL in Cork zusammen, dann zeigt sich eine Gemeinsamkeit unter allen Befragten, so unterschiedlich ihre Pausengewohnheiten auch waren. Jeder brauchte sie, aber keiner der Befragten dachte wirklich lange über die »Ordnung der Pause« nach. Je nachdem, wie es vorgeschrieben war, sich ergab oder eben einrichten ließ – Pausen wurden einfach gemacht.

Vielleicht beginnt die Pause sogar schon damit, dass man »mal etwas anderes tut«. Bewusst oder unbewusst. Etwas, wonach Körper und Geist verlangen. Sicherlich ist das mindestens einmal am Tag auch der Schlaf.

Sinnvolle Leerstelle: Lücke in der Kontinuität

Wir räumen gern ein, dass es ziemlich seltsam erscheint, wenn man in der heutigen Zeit Menschen nach ihren Pausengewohnheiten fragt. Allerorten herrscht Leistungsdruck. Viele machen sich Sorgen um die Arbeit. Wer weiß unter solchen Bedingungen schon zu sagen, was eine gute Pause ist?

Darum versuchen wir erst einmal eine Definition: Ganz allgemein lässt sich die Pause als eine Lücke in der Kontinuität, als eine Unterbrechung beschreiben. Die Pause ist eine sinnvolle Leerstelle. Die Frage ist allerdings – Unterbrechung wovon?

In der Sprache wird die Leerstelle zwischen Sätzen gebraucht, als stilistischer Stopp, so wie hinter einem Punkt oder Komma. Diese Pause zwischen den Worten lässt inhaltlich Raum zum Luftholen und Nachdenken. Die Pause im Theater und in der Oper lässt Zeit, um die Spannung zwischen den Akten aufzubauen. Auch in der Musik ist die Pause überaus wichtig. Sie separiert die Töne, öffnet einen Klangraum. Sie wird aber auch gebraucht als Atempause zum Luftholen, und nicht immer nur für die Musiker. Eine der legendärsten Pausen in der Musikgeschichte verdanken wir dem amerikanischen Komponisten und legendären Musikphilosophen John Cage.[6] Von Cage stammen viele, aus heutiger Sicht geradezu prophetische Überlegungen zur »Organisation von Klang« in einer sich immer mehr technisierenden und mit Geräuschen füllenden Welt. Überlegungen zum Rhythmus und zur Pause beschäftigten ihn in vielen seiner Kompositionen. Aber er schränkte ein: »Die Musik, mit der ich mich befasse, muss nicht unbedingt Musik genannt werden. In ihr gibt es nichts, woran man sich erinnern soll. Keine Themen, nur Aktivität von Ton und

Stille.« Bis zu dieser Konsequenz ging er einen steinigen Weg. In der Mitte seiner Vierziger quälten ihn heftige Zweifel an seinen bisherigen Ansichten über musikalisches Denken generell. Er war deprimiert. »Die musikalische Situation kam mir mehr und mehr vor wie das babylonische Sprachgewirr.« Er begann sich daraufhin mit östlichen und mittelalterlichen Philosophen zu beschäftigen, mit Zen, Buddhismus, Meister Eckart und Lao Tse. Wenig später, im Jahr 1952, komponierte er sein wohl berühmtestes Stück – bekannt unter dem Titel »4'33"«. Bei der Uraufführung ging der Pianist David Tudor auf die Bühne, klappte den Klavierdeckel auf und machte ihn nach präzisen vier Minuten und dreiunddreißig Sekunden wieder zu. So hatte Cage eine Pause definiert, komponiert und aufführen lassen – als weißes Rauschen, als Zeit der Stille.

Aber zurück zur Pause während der Arbeit. Dazu befragten wir die Psychologin und Epidemiologin Birgit Greiner von der UCC in Cork/Irland, die sich schon seit Jahren mit dieser Thematik beschäftigt: »Eine Pause wird meist dann gemacht, wenn man sie braucht. Definieren lässt sie sich aber kaum oder nur in dem Sinne, wie Kurt Tucholsky das Loch beschrieben hatte. Er meinte, ein Loch erkläre sich durch seine Ränder. Ebenso die Pause: Sie hat einen Anfang und ein Ende. Es ist die Zeit des Innehaltens, eine bewusste Lücke in der Kontinuität der Arbeit, eine Unterbrechung der Tätigkeit, um sich für die Weiterarbeit zu erholen. Erstes Ziel der Arbeitspause ist, dass die Menschen produktiv und leistungsfähig bleiben.«

So definiert die Expertin die Arbeitspause aus der Sicht der Epidemiologie.[7] Sie verwies auf den Zusammenhang zwischen der Industrialisierung Anfang des 20. Jahrhunderts und beginnendem Zeitmanagement. Damals gab es noch keinen Acht-Stunden-Arbeitstag, aber man stellte bereits fest, dass die Produktivität der Arbeiter nach gewisser Zeit nachließ. Es machte sich dagegen bezahlt, wenn Pausen in den Produktionsprozess eingeplant wurden. Ein voller Tag ohne Pause rechnete sich nicht. Ausgerechnet der Gründer einer der ersten Fließbandfabriken, der Amerikaner Henry Ford[8], erkannte als einer der Ersten die Bedeutung der Pause in der Arbeitsorganisation. Er stellte fest, dass man den Arbeitstakt gerade am Fließband begrenzen musste und dass eine Pause zum richtigen Zeitpunkt eine maßgebliche und sehr produktive Rolle für die Erhaltung der Leistungsfähigkeit spielen kann. Fließbänder können rund um die Uhr laufen und für pausenlose Produktion sorgen. Menschen sind dazu nicht in der Lage. Deshalb wurden Pausen nicht nur in der Arbeitsstruktur berücksichtigt, man begann sie regelrecht zu planen. Oft hart formalisiert und strengstens limitiert. Es gab Lohnabzug oder Strafen, wenn man gegen diese Regeln verstieß.

Und noch hundert Jahre später, bis in die heutige Zeit, ist das Pausemachen für viele eher negativ definiert. Noch immer verbinden sich mit der Vorstellung »Pause« bei vielen kleine mentale Blockaden oder schwer zu erklärende psychologische Hürden. Pausen werden vertuscht, verschwiegen, verschoben oder vermieden. Die Gefühlslage wird schwierig, wenn tatsächlich einmal eine längere Pause vom »Leistung bringen« notwendig wird – die »Mütterpause« nach der Geburt eines Kindes, die »Rekonvaleszenzpause« zur Erholung nach einer Operation oder einer längeren Erkrankung, die Pause für Rehabilitation nach einem Unfall oder während einer Kur. Aber auch nach einer Trennung, einem Todesfall oder einer anderen einschneidenden Erfahrung – die Pause wäre dann oft sehr heilsam als ein individueller Rückzug auf Zeit, aber wir erlauben sie uns viel zu selten. Auch in vielen anderen Situationen finden sich profunde Gründe, sich eine Pause gönnen. Aber viele halten das für eine Art Schwäche, die man sich nicht »leisten« darf. Dabei ist das Gegenteil der Fall. Niemand kann sich auf Dauer erlauben, auf die Pausen zu verzichten.

Es besteht weit mehr Handlungsbedarf für einen tiefgreifenden Paradigmenwechsel in diese Richtung, als es unser Buch leisten kann. Wir begrenzen uns deshalb auf die eine Pause, die tagsüber die wichtigste sein kann, der Kurzschlaf, das Nickerchen, kurz Nap genannt. Wir plädieren für das Nap. Natürlich – erzwingen kann man es nicht, aber wenn irgend möglich, lassen Sie es nur einfach öfter mal zu!

Ob nun »nap« oder »powersleep« oder »cat nap« – das alles sind nur modernere Vokabeln für das alterprobte Nickerchen. Studien an der Harvard University bestätigten schon in den sechziger Jahren die Wirkung des Kurzschlafens, für dessen Erholungseffekt schon zehn bis dreißig Minuten reichen. Danach ist die geistige Wachheit wieder hergestellt, die Arbeitsleistung besser. Unabhängig von medizinischen Studien sind Mittagsschlaf- bzw. Nap-Rituale in den Biografien von Politikern (John F. Kennedy, Winston Churchill), von Künstlern (Michelangelo, Salvador Dalí), von Dichtern (Thomas Mann), Musikern (Ludwig van Beethoven) oder Wissenschaftlern (Albert Einstein, Nikola Tesla, Thomas Edison) zu finden.

Oder sehen wir uns in den eigenen Familien um. Wer könnte nicht die private Nickerchen-Liste mit Namen von Großmüttern, Vätern, Tanten, Brüdern und Schwestern ergänzen? Amtlich sind es zwar nur vierzehn Prozent der arbeitenden Bevölkerung in Deutschland, die sich offiziell zum gelegentlichen Mittagsschlaf bekennen. Aber dreißig Prozent, so ergaben Umfragen, würden sich für ein Nap entscheiden, wenn sie nur die Gelegenheit dazu hätten.

Die verschämte »Dunkelziffer« liegt sicherlich höher. Man muss sich nur ein Zugabteil im ICE zwischen ein und drei Uhr am frühen Nachmittag vorstellen. Oder die vielen »Power-Napper«, die ihren Kurzschlaf heimlich halten. Im Autositz in der Tiefgarage, auf der Toilette, hinter einer Zeitung oder draußen, sitzend auf einer Parkbank. Das reicht bei weitem nicht an die Siesta-Traditionen in Mittelmeerländern heran, ist doch aber immerhin ein deutliches Zeichen. Auch in China ist das Nickerchen, »Xiu-Xi«, nie aus der Mode gekommen und wurde mit Artikel 49 der Verfassung sogar gesetzlich garantiert. Ganz selbstverständlich pflegt man im Reich der Mitte seinen Mittagsschlaf, Arbeiter ebenso wie in Büros oder Geschäften die Herren im Anzug. In Kanada gibt es sogar Firmen, die »Liegesessel«-Räume bereithalten. Einfallsreiche Büromöbelhersteller entwickelten immerhin schon einen Schreibtischstuhl, der mit einfachen Handgriffen in Sekundenschnelle zum »Schlafstuhl« umfunktioniert werden kann. Es gibt natürlich Büros, in denen das Gästesofa nicht nur für die Gäste bestimmt ist. Nur reden würde darüber keiner.

Man kann nur hoffen, dass zum Arbeitsplatz der Zukunft ein Schlafstuhl, eine Hängematte oder eine Tatamirolle so selbstverständlich dazugehören darf wie der Papierkorb, der Schreibtisch, die Lampe und das Telefon. Bisher jedoch liegt das Coming-out der Büroschläfer noch in weiter Ferne. Im deutschen Alltag hat es das Nap noch schwer.

Projekt »Siesta Consulting«

Bei uns wird der kurze Mittagsschlaf unbewusst oder bewusst mit dem alten Vorwurf verbunden: Du liegst auf der faulen Haut! Dabei gibt es bereits gelungene Beispiele, wie man den Tagestiefpunkt in der Leistungskurve auffangen kann und damit die Leistung verbessert. Unternehmen wie British Airways, Nike, Sprint, Pizza Hut, McDonald's und viele andere mehr empfehlen ausdrücklich die Nap-Kultur. In Schweden hat jedes Unternehmen sogar einen Nap-Raum vorzuweisen.

Die Stadtverwaltung in Vechta, einer kleinen niedersächsischen Stadt, hat den Rat der Schlafmediziner schon seit längerem »amtlich« befolgt. Seit Beginn des Jahres 2000 können die Mitarbeiter in ihrer Mittagspause für zwanzig Minuten ein Nickerchen machen, ohne dass jemand Anstoß nimmt. Stadtdirektor Helmut Gels unterstützte das Projekt für das »Gesundheits-Fürsorgeprogramm Powernapping«. Und es stellte sich heraus, dass die meisten nach einer »Schläfchenpause« tatsächlich effizienter und effektiver arbeiten können als ohne sie.

Der Versuch war freiwillig. Vor Beginn mussten alle Teilnehmer des Projekts an einem Schulungsprogramm der AOK teilnehmen. Dabei ging es nicht nur um das Nap als schlafhygienische Maßnahme – wir würden sagen: um die gezielte Verbesserung des individuellen Schlafquotienten –, sondern ebenso um Ernährung, Entspannung und eine Verbesserung der Bewegungsgewohnheiten. Das Gesundheitsprogramm umfasste also nicht einfach »Schlafen auf Rezept«, sondern eine Reihe von ergänzenden Maßnahmen wie gesundes Essen, Entspannungsübungen und Erlernen des Einflusses von biologischen Rhythmen auf Leistungshochs und -tiefs. Aber auch andere Krankenkassen wie die Barmer EK oder die TKK haben ähnliche, den Schlaf beachtende Projekte gestartet.

Die Initiative in Vechta ist auf den Namen »Siesta Consulting« getauft worden.[9] Sie soll, schlicht gesagt, wieder ins Gedächtnis rufen, was unsere Vorfahren schon in grauen

Vorzeiten vom Nickerchen wussten: Man sammelt neue Energie, regeneriert die Gedächtnisfunktionen, löst unter Umständen Kreativitätsblockaden und verbessert die Leistungskurve in der zweiten Tageshälfte. Ein kurzer Mittagsschlaf erhöht das Wohlbefinden, kräftigt die Gesundheit, stärkt das Immunsystem und baut Schlafdefizite ab. Auch Störungen der inneren Rhythmen durch Schichtarbeit oder Jetlag werden erträglicher und lassen sich leichter verarbeiten. Unproduktive, »leere« Arbeitszeit nimmt ab. Dank eines guten Schlafquotienten kann man mit seinen Leistungsschwankungen besser umgehen, erkennt leichter den individuell besten Zeitpunkt für das Nickerchen und kann es bei Bedarf ganz natürlich und »mit guten Gewissen« in den Arbeitsalltag einbinden.

Fazit

Rosenthals machen also tatsächlich Pause. Anna und Andreas bleiben diesen Sonntag zu Hause. Max ist später aufgestanden, hat dafür aber wohlig ausgeschlafen und ist bester Laune. Er wundert sich nur kurz, dass seine Eltern offenbar nichts Besonderes geplant haben. Die beiden haben noch nicht einmal über die eine oder andere Möglichkeit, etwas zu unternehmen, diskutiert. Nein, sie scheinen sich einig zu sein und werden heute nirgendwohin losstürzen.

Einerseits ist das dem Sohn schon recht, denn seine Eltern sind gelöst und fröhlich. Andererseits will am Nachmittag seine Freundin Franziska zu Besuch kommen. Deshalb wäre ihm eine »sturmfreie Wohnung« ganz lieb. Doch als sich Anna neben Andreas nach dem Mittag sogar auf dem Sofa ausstreckt, versteht der Sohn die Welt nicht mehr.

Irgendetwas ist neu.

Dabei ist die Weisheit, sich eine klug organisierte Pause zu verschaffen, gar keine heutige Erfindung. Sie ist sogar uralt. Wir haben davon nur leider viel vergessen. Unser zirkadianer Schlaf-Wach-Rhythmus ist von Natur aus bestrebt, mit allen anderen biologischen Rhythmen zu harmonieren. Deshalb schlafen wir nachts und sind bei Tageslicht munter. Doch einmal können und sollten wir sogar am Tag ein paar Minuten schlafen. Beim Leben im Einklang mit der inneren Uhr ist gegen einen biphasischen Schlafmodus nichts einzuwenden. So eine bewusste kurze Mittagsruhe zum richtigen Zeitpunkt wirkt belebend, verbessert die Stimmung, stärkt die Gesundheit und macht uns für die zweite Hälfte des Tages fit. Deshalb feiert das leider noch immer argwöhnisch betrachtete Nickerchen endlich auch mehr und mehr in Deutschland als »Power Nap« ein Comeback. Seit Jahren haben sich bekennende Mittagsschläfer schon in der »World Nap Organisation (WNO) zusammengeschlossen und sich eine moderne Aufklärung über die Vorzüge des Schläfchens am Tage zur Aufgabe gemacht.

Auch eine bewusste Pause im Wochendurchlauf, eine Jahrespause im Urlaub oder bei Bedarf eine längere individuelle Pause (Retreat) ist im Auf und Ab der rhythmisch bedingten Leistungsschwankungen wichtig. Sie werden gebraucht. Sie können nicht einfach ignoriert und übergangen werden.

Die Kenntnisse der Schlafforschung belegen mittlerweile auch wissenschaftlich, was jahrhundertealte mündliche und schriftliche Überlieferungen über den Sinn und Segen des Innehaltens wissen. Sich Zeit dafür zu nehmen, sich Zeit für das Gefühl »Zeit haben« zu nehmen und dabei wieder zu lernen, auf die innere Uhr zu hören, das ist sicher eines der größten Geschenke, die man sich selbst machen kann.

Nach seinem kurzen Nickerchen greift Andreas zufällig nach einer fast schon vergessenen Zeitung, die in der Hektik der letzten Tage hinter die Kissen des Sofas gerutscht sein muss. Sein Blick fällt auf die zuoberst liegende Seite »Recht«. Er lacht und liest Anna die Nachricht gleich vor: »Hör mal zu. Hier haben sie gemeldet, dass ›der weltgrößte Einzelhändler, die Wal-Mart Stores Inc., Bentonville (Arkansas), von einem Geschworenengericht in Kalifornien zu Schadenersatz verurteilt worden (ist), weil das Unternehmen seinen Beschäftigten Mittagspausen verweigert haben soll. Das Verfahren ging auf eine Sammelklage im Namen von 116000 früheren und gegenwärtigen Beschäftigten zurück. Wal-Mart soll nun insgesamt 172 Millionen Dollar an die Kläger zahlen.‹[10] Weißt du, Anna, in unserem Fall werden wir es umgekehrt machen. Und wenn du wieder anfängst, dich bei mir für eine Pause am Sonntag zu entschuldigen, dann klage *ich*! Und du kochst!«

Fünftes Kapitel
Schlafrivalen: Wenn der Schlaf zum Albtraum wird

Am Feierabend kurz vor dem Wochenende telefoniert Andreas wie immer mit seiner Mutter. Dafür nimmt er sich die gebotene Zeit. Freitag nach eins gilt im Amt die alte Regel: Keine Besucher, keine Akten, keine Post.

Den Wochenendanruf bei seinen Eltern Else und Ernst hatte sich Andreas schon während der Studienjahre zur Gewohnheit gemacht, und das erst recht, seitdem die beiden Rosenthals in Rente sind. Freitags erfährt der Sohn, wie die Woche bei seinen Eltern verlaufen ist, und Else kann sich nach ihm und seiner Familie erkundigen. Die beiden sind sich einig: Für so einen Anruf braucht es Muße und Zeit.

»Hier ist Andreas. Hallo, Mama. Wie geht's euch?«

Weitere Fragen kann sich der Sohn meistens sparen. Else antwortet ihm sofort, oft so ausführlich, dass die ersten fünf Gesprächsminuten ganz zum Monolog der Mutter werden. Diesmal jedoch muss er nachhaken – Else ist auffallend wortkarg.

»Na ja, mein Lieber, wie soll es mir gehen, eben wie immer ...«

»Was meinst du, was heißt: wie immer? Hast du mit Ernst Ärger gehabt? Was macht er eigentlich, ich höre gar nichts von ihm?«

»Du weißt doch, dass ihn so gut wie nichts aus der Ruhe bringt ... aber weil du fragst: Ernst meinte – und das wollte ich mit dir besprechen –, ob wir nicht übermorgen mal zum Kaffee bei euch vorbeikommen sollten. Natürlich nur, falls ihr auch da seid. Euer Sonntagsprogramm ist ja meistens ziemlich voll …«

»Hm, nein. Das stimmt nicht ganz. Neuerdings hält sich Anna mit den Vorschlägen für den Sonntag zurück. Sie nennt es jetzt amtlich ihren offiziellen Pausentag. Also, wir haben nichts vor. Kommt gern vorbei. Nur bring bitte nicht so viel Kuchen mit wie letztes Mal.«

Am Sonntag, als sich alle Rosenthals an der Kaffeetafel treffen, bittet Else die Schwiegertochter, ihr anstelle der Kaffeetasse lieber ein Teeglas zu geben. Sie möchte heute den mitgebrachten Kräutertee trinken. Anna wundert sich. Was ist los mit Else? Sie sieht müde aus. Nun erzählt sie, dass ihr in den letzten Tagen kaum mehr der Schlaf kommen wollte.

Schon vor einigen Jahren, mit Beginn der Menopause, hatte sich Else ab und zu über ihren immer leichter werdenden Nachtschlaf beklagt. Sie fühlte sich dann schon morgens wie zerschlagen. Die Nachtstunden wurden ihr damals fast unheimlich. Schlafen zu gehen war für sie alles andere als ein Vergnügen. Sie erklärte sich ihre Schlafprobleme mit dem Stress bei der Arbeit im Gymnasium.

Dann kam die Pensionierung. Else freute sich auf die Zeit als Rentnerin. Sie wollte weiter aktiv bleiben, endlich mehr Zeit für ihren Garten haben, plante, mit Ernst wieder mehr auf Reisen zu gehen. Und vor allem: Sie wollte endlich wieder friedlich schlafen.

Aber das Gegenteil trat ein. Else schlief nicht nur weiterhin schlecht, sondern immer schlechter. Sie schläft keine Nacht mehr richtig durch. Seit Jahren wacht sie nachts immer wieder auf, und wenn das frühmorgens passiert, kann sie nicht wieder einschlafen. Auch abends nach dem Zubettgehen liegt sie oft lange wach. Außerdem plagt sie häufig ein unangenehmes, fast schmerzhaftes Kribbeln in den Beinen. Sie steht dann einfach auf und wandert umher, um ihre Beine zu bewegen. Meist lässt dann das Kribbeln nach, und sie kann sich wieder zur Ruhe legen und einschlafen.

Allerdings gelingt ihr dies nur, wenn es im Bett nebenan nicht gerade wieder lauter zugeht als in einem Sägewerk. Das Schnarchen ihres Mannes raubt ihr immer öfter die Ruhe. Manchmal tönt es so, als würde Ernst mit Reißzwecken gurgeln, dann wieder klingt es, als zöge jemand schwere Zementsäcke über Flusskiesel. Und manchmal hört Else gar nichts mehr. Das ist fast noch schlimmer als der Krach. Dann lauscht sie angestrengt und voller Angst ins Dunkel. Und hört keinen Atemzug. Nichts. Vor allem diese Momente, die Schlafdoktoren als Atemaussetzer bezeichnen, machen ihr neben der eigenen Müdigkeit die meisten Sorgen. Meist beendet sie eine solche »Todesstille« mit ihrem Ellenbogen. Dann murrt Ernst kurz und schnarcht weiter.

In zahllosen Schlafzimmern erdulden Menschen Nacht für Nacht das gleiche Leid. Sie können nicht schlafen, weil neben ihnen jemand liegt, der laut und ausgiebig schnarcht. Sie lauschen in die Nacht, immer in der Hoffnung, der Lärm möge einmal aufhören oder er würde sie irgendwann einfach nicht mehr stören. Weil das aber eine Wunschvorstellung bleibt, kennen Apotheker und Drogisten die Frage nach einem Gegenmittel.

Und sie haben allerlei anzubieten: Antischnarchkissen, Spangen, Nasenklammern, Sprays, Tropfen, Kinnbinden und Tabletten. Aber auf die wirksame Pille, die tatsächlich gegen Schnarchattacken hilft, müssen wir wohl noch ein paar Jahre warten. Bis dahin verbessern die gut gemeinten, aber meist sinnlosen Anwendungen allein die Bilanz des

Händlers, der solche Trostpflaster an seine verzweifelte Kundschaft verkauft.

Anna Rosenthal hört sich Elses Klage beim Nachmittagskaffee geduldig an. Mit einem verständnisvollen Zwinkern in den Augenwinkeln gibt sie ihr zu bedenken: »Andreas schnarcht auch. Ich höre das meistens gar nicht mehr oder ignoriere es einfach.« Ihre Schwiegermutter weiß nicht, ob sie das ernst nehmen kann. Und Anna erzählt weiter: »Wenn er schnarcht, dann stelle ich mir einfach vor, dass er das macht, um ›sein Feuer zu hüten‹. Überleg mal: Man liest ja immer wieder, dass wir noch immer mit dem genetischen Programm unserer Urvorfahren ausgestattet sind. Vielleicht ist Schnarchen auch so ein Urparameter. Möglicherweise hatten sie damals in der Höhlenzeit in jeder Großfamilie immer einen, der besonders laut schnarchen musste, um mit dem Krach die Konkurrenz zu verjagen. Auch um die Frauen und Kinder zu schützen oder um den Einen munter zu halten, der nachts auf das Feuer aufpassen musste. Könnte doch sein!«

Anna ist so von ihrer Deutung in Sachen Schnarchen überzeugt, dass sie gar nicht merkt, wie sehr Else daran zweifelt. »Und warum schnarchen dann so viele von uns? Wir Frauen tun es doch auch! Und warum schnarchen Menschen auch dann, wenn sie allein sind?«

Anna hört sich die Fragen ihrer Schwiegermutter an und schenkt sich dabei eine zweite Tasse Kaffee ein. »Irgendwie«, sagt sie lachend, »scheint Kaffee bei mir nur halb so gut zu funktionieren wie bei anderen. Wenn ich nicht mindestens drei Tassen Kaffee trinke, habe ich Angst, am helllichten Tage einzuschlafen.«

Jetzt mischt sich Max ein, der das Gespräch zwischen Mutter und Großmutter nur scheinbar ohne Interesse verfolgt hat. »Na und, wäre das denn so schlimm? Das passiert

Franziska jede Woche ein paar Mal. Mitten am Tag. Wie in der letzten Geschichtsstunde – hier, so ...« – und dabei räumt er sein Kaffeegeschirr beiseite, kreuzt die Arme auf der Tischkante und legt seinen Kopf auf den Unterarm wie auf ein Kissen. »So, krach, bum – Kopf auf die Arme, und schon war sie weit weg. Ein Wunder, dass sie es sich vorher überhaupt noch einigermaßen bequem machen konnte. Dabei kann Franziska eigentlich gar nicht müde sein. Nachts schläft sie sogar viel länger als ich.«

Betrachten wir nun diese Schlafprobleme genauer. Im Fall von Else ist der Schlaf schon so gestört, dass sie nur ganz selten eine Nacht durchschlafen kann. Sie wird nicht allein von kribbelnden und manchmal schmerzenden Beinen geweckt, sondern auch vom Schnarchen ihres Mannes Ernst und aus anderen, ihr unerklärlichen Gründen. Es gibt viele Umstände, die sich negativ auf den Schlaf auswirken können. Die wichtigsten exogenen Störfaktoren sind Licht, Lärm, Kälte, Hitze und Erschütterung. Aber auch das geliebte Haustier kann einem den Schlaf rauben, ein Hund im Bett, die Katze auf dem Kopfkissen, der quiekende, fröhlich nachtaktive Hamster, ein liebeskrankes, laut pfeifendes Meerschweinchen oder quakende Frösche im nahen Teich. Buchstäblich alles, was sich »außerhalb« vollzieht und sich nicht als Voraussetzung für eine ruhig verbrachte Nacht eignet, kann zur Störquelle werden. Die Ursachen dafür lassen sich unter Umständen durch örtliche Gegebenheiten erklären, insbesondere die Schlafzimmerlage spielt eine entscheidende Rolle. Wie auch der Standort des Bettes, ein Thema, auf das wir später noch ausführlicher zu sprechen kommen werden.

Führen wir uns aber zunächst noch die endogenen (inneren) Störfaktoren vor Augen. Dazu gehören alle Formen von Schmerzen, wo auch immer sie auftreten. Zwischen fünfzig und neunzig Prozent aller Schmerzpatienten leiden an Schlafstörungen. Ob es die Zahnschmerzen sind, die Herzschmerzen oder nur das nächtliche Herzklopfen oder -stolpern oder -rasen. Ob es allgemein »an den Knochen« liegt, an rheumatischen Beschwerden, an nächtlichem Aufstoßen von Magensäure (Reflux) – das alles raubt uns die Ruhe. Ebenso stören Atemnot, ein quälender Husten und nächtlicher Juckreiz. Jedes dieser Phänomene für sich allein reicht aus, um den Schlaf zu stören, noch schlimmer sind jedoch die vielfältigen Kombinationen.

Und trotzdem kann es passieren – und wird oft wie ein Wunder empfunden –, dass gerade dann, wenn wir krank sind, der Schlaf seine sanften Kräfte entfaltet und uns damit Hilfe zum Beispiel gegen Schmerzen bietet. Denn schon im Non-REM-Schlaf steigt unsere Schmerzschwelle um sechzig, in der REM-Phase sogar um zweihundert Prozent. Es wird dem Schmerz im Schlaf buchstäblich schwer gemacht, uns zu erreichen.

Doch zunächst einmal muss man einschlafen können. Und gerade das lassen die abendlichen oder später die nächtlichen Schmerzattacken oft nicht zu. So gut wie jedem von uns haben irgendwann schon einmal Kopfschmerzen die Nacht verdorben. Drei Viertel aller so genannten Cluster-Kopfschmerzen treten nachts und im REM-Schlaf auf. Mehr als die Hälfte (55 Prozent) aller Kopfschmerzen – ganz egal welcher Art und welchen Ursprungs – können uns nachts heimsuchen und quälen, vor allem, wie schon erwähnt, in den Morgenstunden. Wer an Migräne leidet, muss damit rechnen, dass sich diese Erkrankung auch auf den Tief- und Traumschlaf auswirkt und somit die Erholungsfunktion der Nachtruhe mindert.

Überhaupt kommt es oft zu Überlagerungen einer Schlafstörung mit anderen Erkrankungen, die tagsüber zu einer übermäßigen Müdigkeit führen, wie zum Beispiel die Multiple Sklerose. Körperliche oder psychische Erkrankungen können empfindlich stören und den ohnehin nur leichten Nachtschlaf verjagen. Daran leiden auch viele Depressionskranke. Sie wissen und fürchten es gleichermaßen, dass ihr Innerstes gerade in der Nacht das Bewusstsein an den äußersten Rand der Finsternis drängt. Dann beginnt sich ein Teufelskreis zu drehen. Depression, Schlaflosigkeit, die fehlende Erholung in der Nacht und die Überforderung und Müdigkeit am Tage. Der amerikanische Autor Andrew Solomon schildert diese Erfahrung in seinem ausführlichen Selbstreport über die dunklen Welten der Depression. Er kannte die Folgen dieser Erkrankung aus jahrelanger Qual. Die Bandbreite reichte »von Suizidversuchen, Katatonie« bis zu »verlorenen Jahren, massivem Gewichtsverlust und so fort«.[1] Akute Panikattacken können auftreten, mitten in der Nacht, ohne äußeren Anlass.

Die Schlafmedizin spielt bisher nur bei der Depression und bei Fiebererkrankungen eine wichtige Rolle in der Diagnostik und Therapie, und das, obwohl viele Syndrome in enger Beziehung zum Schlaf und dessen Störungen stehen. Neben den bereits genannten gilt dies unter anderem auch für

* internistische Erkrankungen: Hypertonie, Hypotonie, Diabetes mellitus,
* neurologische Erkrankungen: Schlaganfall oder Muskelschwäche,
* psychiatrische Erkrankungen: Angstattacken, posttraumatische Störungen, Fatigue-Syndrom.

Jeder kann in Situationen geraten, in denen äußere und innere Störfaktoren so zusammentreffen, dass daraufhin Großalarm für die Nachtruhe herrscht, zumindest vorübergehend.

Eines der unübersichtlichsten Katastrophengebiete ist in dieser Hinsicht die Liebe. Schlafstörungen aus Liebeskummer werden seit Jahrtausenden von darbenden Dichtern beschrieben, von hagestolzen Eigenbrötlern ignoriert oder von geistreichen Ratgebern erklärt. Das ewige Mysterium, »warum Männer nicht zuhören und Frauen schlecht einparken«[2], ist bislang nur teilweise gelüftet. Und dass Liebeskummer beim ersten Mal entsetzlich weh tut – beim zweiten Mal übrigens auch –, dagegen helfen auch die besten Tipps der modernen Schlafmedizin nicht.

Bei einem anderen Problem, das aufgrund der soziodemographischen und der globalen wirtschaftlichen Entwicklung immer gravierender wird, gibt es noch viel weniger Trost und auch immer noch zu wenig Beratung. Wir wollen darauf nur am Rande verweisen. Davon sind Jugendliche betroffen, zum Teil die mittleren Jahrgänge, vor allem aber ältere Menschen. Es ist der Verlust von Arbeit.

Eine drohende Entlassung oder die schockierende Erfahrung, arbeitslos zu sein, geht an niemandem und an keinem noch so stabilen Tag-Nacht-Rhythmus spurlos vorüber. Nicht allein die finanziellen Einbußen machen den Betroffenen zu schaffen. Oft geraten auch der Tagesablauf, alle Gewohnheiten und meist auch die persönlichen Beziehungen durcheinander. *Erzwungene* Muße erzeugt mehr Stress, als die meisten glauben. Für einen Arbeitslosen verändert sich das Leben von Grund auf. Selbstzweifel liegen einem auf dem Herzen, Grübeleien fressen an der Seele, und auch habitueller »Optimismus auf Knopfdruck« kann die innere Ruhe zerstören. Alles zusammen lässt den Schlaf nicht mehr als Geschenk der Götter erscheinen, sondern als ein zerbrechliches Gebilde, das nun auf jede noch so kleine Störung von außen und innen äußerst sensibel reagiert. Eine gefährliche Lebensmüdigkeit kann dabei das

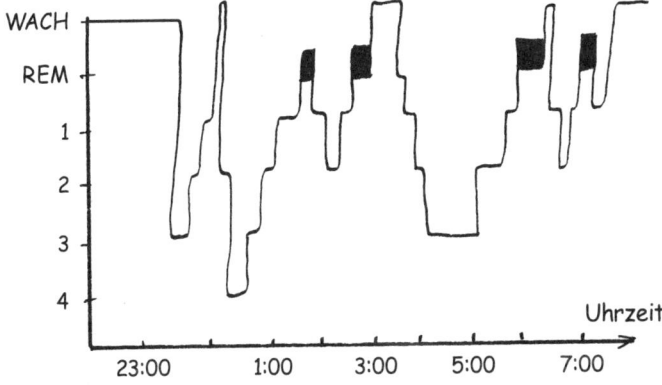

PSG-Skizze einer Nacht mit Einschlafproblemen

ganze Gemüt ergreifen, die sich in kaum messbaren Symptomen offenbart. Schlafmediziner achten ganz besonders auf solche psychischen Zustände. Mehr noch: Die Befindlichkeit eines Menschen am Tage ist für sie sogar wichtigstes Kriterium für einen erholsamen oder nicht erholsamen Schlaf.

Die amerikanische Academy of Sleep Medicine veröffentlichte 2005 eine neue Klassifikation der Schlafkrankheiten. Sie beschreibt die heute bekannten einundachtzig verschiedenen Schlafstörungen, ihre Häufigkeit, ihre Symptomatik, ihre Ursachen und ihre diagnostischen Kriterien. Wie bei so vielen Fortschritten in der Humanmedizin, vor allem aber in der Schlafforschung, liegen die USA vorn. Hier hat der Kampf gegen Schlafstörungen einen wesentlich höheren Stellenwert als zum Beispiel in Deutschland. In Amerika sind Schlafstörungen nach den Schmerzen der zweithäufigste Grund, medizinische Hilfe in Anspruch zu nehmen. Schließlich ist die Lebensqualität bei gestörtem Schlaf etwa genauso gefährdet wie nach einem Herzinfarkt oder bei Diabetes mellitus. Die vielen Schlafstörungen lassen sich heute in sechs größere Gruppen unterteilen. Wir werden sie im Ganzen erklären und besonders häufige Erkrankungen im Einzelnen beschreiben.

Quälgeister der Schlaflosen

Eine erste Gruppe bildet die *Insomnia*. Das sind Störungen, bei denen die Betroffenen nicht einschlafen, durchschlafen oder ausschlafen können. Bereits 1829 wurde die angeborene Insomnie als idiopathische (von selbst entstandene) chronische Schlafsucht beschrieben. Die Ursachen liegen in Dysbalancen der zirkadianen und homöostatischen Regulation, die, einfach ausgedrückt, dazu führen, dass man nachts deutlich länger wach ist, als man will. Damit wird die Nacht zu kurz oder der Tag zu lang.

Insomniker fühlen sich tagsüber oft schon so müde, wie es gut schlafende Menschen nicht einmal am späten Abend erleben. Und trotz dieser Müdigkeit, ja selbst noch bei größtem Schlafdefizit, ist es ihnen nicht möglich, in den Schlaf zu finden. Insomniker befinden sich sozusagen ständig in Betriebsbereitschaft, aber eben nur auf kleiner Flamme. Ob Insomnie nur das Unvermögen ist, Wachheit zu unterdrücken, oder ob dabei auch ein gestörter zirkadianer Einfluss eine Rolle spielt, wissen wir derzeit noch nicht.

Das natürlichste Heilmittel gegen diese Krankheit wäre, »mal wieder richtig auszuschlafen«. Aber gerade das scheint für den Insomniker unerreichbar. Mehr als die Hälfte aller über Fünfundfünfzigjährigen (67 Prozent) kennen diese Schlafstörung mehr oder weniger gut aus eigener Erfahrung, dreißig Prozent der Bevölkerung als vorübergehendes Symptom. 7,5 Prozent der Erwachsenen sind sogar dauerhaft davon betroffen, und immerhin schon zehn Prozent der Kinder klagen über nicht erholsamen Schlaf. Die wesentlichen Einflussfaktoren sind Stress, das Alter, das Geschlecht, die Jahreszeit (Saison), psychische Erkrankungen, Medikamente und der Alkohol. Wenn die Symptome dieser Schlafstörung bereits länger als vier Wochen (höchstens dreißig Tage) dauern und mehr als dreimal wöchentlich auftreten, sollte man sich um Rat und Hilfe bemühen. Denn jeder vierte Schlechtschläfer ist behandlungsbedürftig.

Hinzu kommt eine Tatsache, die nur wenigen bewusst ist. Wenn aus einer akuten Störung der Schlaf-Wach-Regulation (eine bis drei Nächte) eine Kurzzeit-Insomnie (drei Tage bis ein Monat) und schließlich eine chronische Störung geworden ist (länger als dreißig Tage andauernd), dann scheint es gerade so, als hätte das Schlafzentrum seine Dienste quittiert. Ohne Behandlung wird sich eine chronische Insomnie nur in den seltensten Fällen von allein wieder geben. Und viele Schlafgestörte warten viel zu lange auf eben solch eine Fügung. »Ich habe gedacht, dass wird schon wieder«, ein oft gehörter Satz in einer Schlafambulanz. Hier ist in der Tat der *Schlafmediziner* gefragt.

Insomnie stellt eine unsichtbare, aber bald deutlich zu spürende Gefährdung der Lebensqualität dar. Sie führt zu erheblichen Konzentrations-, Gedächtnis- und Leistungsmängeln. Nicht nur die Nacht, auch der ganze Tag wird einem damit verdorben. Die Lebensenergie scheint wie blockiert und kann sich nicht mehr voll entfalten.

Eine der häufigsten Ursachen für Insomnie ist der berufsbedingte, soziale oder familiäre Stress. Ärger bei der Arbeit, Überforderung und Unterforderung machen es einem sensiblen Schläfer schwer, den Kopf auch in der Nacht von Problemen freizubekommen. Der Verlust eines Partners, Kummer wegen der Kinder, Sorgen um die Eltern, finanzielle Probleme – kurzum alles, »was ans Herz geht«, kann zum Auslöser schlechten Schlafes werden. Hinzu kommen bei Frauen die bekannten hormonellen Veränderungen in der Menopause. Bei Jugendlichen spielen die Hormone in der Pubertät genauso verrückt, was auch bei ihnen den Schlaf beeinträchtigen kann. Andere Einflussfaktoren sind zum Beispiel die finanzielle Absicherung, der Single-Status und der Intellekt. Zumindest behaupten einzelne Studien derartige Zusammenhänge.

Überdies gibt es natürlich eine große individuelle Varianz in der Wirkung dieser störenden Bedingungen. Man kann den gleichen Stress, das gleiche Alter, gleiche oder sehr ähnliche Lebensumstände haben, und trotzdem bekommt einer die Schlafstörung, ein anderer nicht. Nach dem heutigen Stand der Forschung liegt es uns nicht zwingend »in den Genen«, ein schlechter oder sensibler Schläfer zu sein. Aber zumindest bei Menschen, die bereits in frühen Jahren Symptome der Insomnie wahrnehmen, wird eine genetische Veranlagung vermutet. Mit der Pubertät scheint sich bei ihnen bereits die Suszeptibilität (die Empfänglichkeit) für einen leichten Schlaf zu entwickeln. Viele erwachsene Schlafgestörte berichten davon, dass sie schon in der Schulzeit einen leichten Schlaf hatten. Auf die Möglichkeiten, dieser Gefahr auch schon in jungen Jahren mit einem hohen Schlafquotienten entgegenzuwirken, werden wir am Ende des Kapitels zurückkommen.

Die nächste Gruppe von Schlafstörungen umfasst die schlafbezogenen Atmungsstörungen. Sie wurden erstmals 1827 in einem medizinischen Journal beschrieben, fanden aber erst 1956 unter dem Namen *obstruktive Schlafapnoe* Eingang in die Fachliteratur.

Ein Vorstadium der Atmungsstörung macht sich in vielen Fällen durch das obstruktive (durch Verlegung des

Atemweges hervorgerufene) Schnarchen bemerkbar. Ein Herr Alberi beschäftigte sich schon 1745 wissenschaftlich mit diesem Phänomen und verfasste eine Promotionsschrift mit dem Titel »Das Schnarchen der Schlafenden«. Aber an den durchgeschnarchten Nächten konnten weder er noch spätere Forscher etwas ändern. Auch Otto Franke nicht, der 1892 den Prototyp einer Mundprothese gegen das Schnarchen entwickelte. Wenig später gab es dann die ersten Kinnbinden, die auf Ruhe hoffende Ehefrauen und -männer abends ihren Erwählten mit einer Schleife um den Kopf banden.

Geholfen hat das nicht. Das Schnarchen ist wohl gewissermaßen Tribut dafür, dass Menschen sprechen können. Im Laufe der stammesgeschichtlichen Entwicklung hat sich der Rachenraum allmählich verkleinert. Ein Prozess, durch den sich die phonetische Bandbreite erweiterte. Der Mensch lernte, Laute zu bilden und ihren Klang immer nuancenreicher ertönen zu lassen. Doch der »tönende Rachenraum« brachte nicht nur Worte hervor. Bis heute entsteht dort in der Nacht jener ungewollte Schnarchlärm, der Mitschläfer zur Raserei bringt. Messungen erbrachten auf der Skala der Schnarchgeräusche Lautstärken bis zu achtzig und hundert Dezibel und mehr. Zum Vergleich: Ein Presslufthammer hat siebzig bis neunzig Dezibel.

Man fragt sich, wie aus einem harmlos vor sich hin schlafenden Menschen so eine Urgewalt kommen kann. Die Antwort mag überraschend klingen: Das Schnarchen ist gewissermaßen Folge einer Muskelschwäche. Beim Atmen sind im Rachenraum mehr als zwanzig verschiedene Muskeln aktiv. Versagen nur einige von ihnen in der Nacht ihren Dienst, verengt sich der obere Atemweg, was auch daran zu erkennen ist, dass die Zunge nach hinten fällt, das Gaumensegel samt Zäpfchen erschlafft und die Rachenseitenwände kollabieren. Oropharynx nennt der Fachmann diese sich verengende Region. Daraufhin kommt es beim Einatmen zu den charakteristischen lauten Schnarchgeräuschen. Wird dabei der Atemweg für eine kurze, aber gefährliche Pause ganz verschlossen, dann spricht man von einer *obstruktiven Apnoe*. Plötzlich stoppt dann – so wie bei Opa Ernst – die Atmung. Ganz so, als hielte der Schlafende die Luft an. Eine gefährliche Atempause, die in der Regel zehn bis sechzig Sekunden dauert, aber auch bis zu zwei Minuten anhalten kann. Einen Bettnachbarn, der solche Atemlosigkeit beobachten muss – so wie Oma Else –, kann das zu Tode erschrecken. Zumal uns im Dunkel der Nacht dreißig Sekunden wie eine oder mehrere Minuten vorkommen können. Doch auch für den an Apnoe leidenden Schnarcher können diese Unterbrechungen der Atmung der reine Horror sein, denn infolge des steigenden Kohlendioxidgehalts im Körper wacht er schließlich auf. Meist geschieht das unbemerkt und nur einige Millisekunden bis Sekunden lang. Aber möglicherweise ist damit auch ein Gefühl der Atemnot, des Herzrasens und der Angst verbunden. Der Apnoe-Kranke atmet nach einem solchen »Atemloch« besonders tief durch und schnarcht dabei extrem laut. Die Weckreaktion unterbricht nicht allein den Schlaf, sie schlägt auch aufs Herz. Wenn jetzt eine Apnoe auf die andere folgt, wird aus der Atemstörung bald auch Dauerstress für den Kreislauf. Denn während einer Apnoe sinken der Blutdruck und der Puls, und mit dem Durchatmen nach einer Apnoe steigen Puls und Blutdruck. Das ist Herzsport pur, eine Extrembelastung für die Blutpumpe.

Werden bei einer schlafmedizinischen Untersuchung mehr als dreißig Atmungsstörungen pro Stunde Schlaf festgestellt, dann spricht man von einer schweren Schlafapnoe. Und schon mehr als zwanzig Unterbrechungen pro Stunde Schlaf stellen ein erhebliches Risiko für das Herz-Kreislauf-System dar. Die Folge können Herzrhythmusstörungen, ein nächtlicher Schlaganfall oder Herzinfarkt und eben ein erhöhter Blutdruck sein. Doch die Gefahr droht nicht nur in der Nacht, sondern auch am Tage. Der Schlafapnoiker entwickelt im Laufe seiner Erkrankung nicht nur einen permanent zu hohen Blutdruck, er läuft auch Gefahr, zuckerkrank zu werden.

Schlafapnoe ist ein schlummerndes Risiko. Wer sich darüber wundert, dass ihn plötzlich ein hoher Blutdruck begleitet, Herzrhythmusstörungen plagen oder der Zucker nicht mehr in den Griff zu kriegen ist, der sollte auch daran denken, dass möglicherweise nächtliche Atemaussetzer die Ursache allen Übels sind.

Warum man in der Mehrheit der Fälle von Schlafapnoikern spricht und nicht von Apnoikerinnen, liegt wahrscheinlich an der Tatsache, dass auf eine Patientin mit dieser Erkrankung zwei bis drei männliche Leidensgenossen kommen. Vierundzwanzig Prozent der erwachsenen Männer und nur neun Prozent der erwachsenen Frauen sind von dieser Erkrankung betroffen. Sie beginnt in der Regel ab dem vierzigsten Lebensjahr. Doch nicht alle leiden darunter. Deshalb sind die Zahlen für das Schlafapnoe-Syndrom (SAS) niedriger. Darunter fallen all diejenigen, die nicht nur an einer nächtlichen Atmungsstörung leiden, sondern auch an klinischen Beschwerden infolge der Apnoen oder Hyponoen. Experten schätzen, dass heute gerade erst zwanzig bis dreißig Prozent aller Betroffenen erkannt und behandelt worden sind.

Sogar schon im frühen Schulalter kann eine Schlafapnoe auftreten (ein bis drei Prozent), in den meisten Fällen bei übergewichtigen Kindern. Und wenn man unter diesem Aspekt die aktuelle Entwicklung unserer Kinder betrachtet, ist zu befürchten, dass die Zahlen in Zukunft eher ansteigen werden. Auch vom Schnarchen werden Kinder nicht verschont, heute betrifft es immerhin schon jedes zehnte.

Als Krankheitsbild ist die Schlafapnoe noch relativ jung. Sie wird erst seit etwa 1980 in klinischen Schlaflaboren diagnostiziert und behandelt. Manche werden die Stirn runzeln und denken: Wahrscheinlich kam sie dann erst in Mode oder wurde dadurch »erfunden«. Sie irren sich. Erinnern wir uns an die Vorgeschichte der schlafbezogenen Atmungsstörungen und blättern in den Annalen der Medizingeschichte ein gutes halbes Jahrhundert zurück. Schon in den fünfziger Jahren fanden sich erste Beschreibungen dieser Erkrankungen bei amerikanischen Lungenärzten. Sie beobachteten die Folgen der nächtlichen Atmungsstörung vor allem bei fettleibigen Patienten, die tagsüber extrem schläfrig waren. Nach der dramatisch umfangreichen Statur des Kutschers Joe in Charles Dickens' »Pickwick Papers« gaben sie diesen Beschwerden den Namen Pickwick-Syndrom. Kurz darauf, 1956, berichteten zwei voneinander unabhängige Forschungsgruppen in Europa und in den USA über »periodische Atmungsstillstände im Schlaf und erkannten darin eine der möglichen Ursachen für die Tagesschläfrigkeit ihrer Patienten«.[3] Doch nicht alle Betroffenen waren schwergewichtig. Manche Apnoiker sind sogar ausgesprochen dünn. Und gerade das macht die Schlafapnoe so unvorhersehbar. Nach dem heutigen Stand der Forschung sind viele Faktoren an der Entstehung einer Schlafapnoe beteiligt: eine Störung der Atmungsregulation mit Auswirkungen auf das Lungenvolumen, eine Dysbalance in der Schlafregulation inklusive einer niedrigen Arousal-Schwelle im Schlaf, eine Störung der motorischen Kontrolle der oberen Atemwegsmuskulatur, das Körpergewicht und die anatomische Beschaffenheit von Kiefer, Nase und Oropharynx. Und obwohl noch kein Forscher das »Schnarch-Gen« entdeckt hat, nimmt man an, dass die genetische Prädisposition etwa zwanzig Prozent der Varianz der Atmungsstörung ausmacht. Wenn also begründeter Verdacht besteht, dass man an diesem Syndrom leidet, sollte man sich auf jeden Fall Klarheit darüber verschaffen: Schlaf-Apnoe, ja oder nein?

Denn wenn Schlafstörungen jahrelang ignoriert oder nicht behandelt werden, bedeutet das nicht nur persönliches Leid, es mehren sich auch die Gefahren für Folgeerkrankungen, meist des Herz-Kreislauf-Systems. Das wiederum kann die Ursache für eine verkürzte Lebensdauer sein. Und dann wird schlechter Schlaf zur ernsten Gefahr für Leib und Leben. Nicht ohne Grund kosten Schlafapnoe-Patienten dem Gesundheitswesen doppelt so viel wie ein Normalschläfer. Zudem haben Apnoiker mit mehr als zwanzig Aussetzern pro Schlafstunde eine um etwa acht bis zehn Jahre verminderte Lebenserwartung. Wenn das kein Grund ist, den Arzt aufzusuchen, dann doch zumindest die Beschwerden. Neben dem Schnarchen, dem nicht erholsamen und oft unterbrochenen Schlaf sowie dem Herz-Kreislauf-Risiko gehören dazu: extreme Tagesmüdigkeit, das Einschlafen in monotonen Situationen (in der Bahn, im Auto, im Kino, beim Meeting, während der Vorlesung etc.), nächtlicher Harndrang, Nachtschweiß, Kopfschmerzen am Morgen, »schlechte Laune« – und übrigens leidet auch alles, was das Sexualleben betrifft, darunter.

Aus den Tagebüchern der Immermüden

Die beiden vorangegangenen Gruppen unter den Schlafstörungen machen sich durch Schlafmangelsyndrome bemerkbar, die der Apnoiker relativ gut kompensieren kann (durch längere Schlafdauer nachts oder ein Nickerchen am Tage). Der Insomniker dagegen hat diese Chance nicht.

Ganz und gar anders stellt sich die Schlafstörung *Hypersomnia* dar. Im Gegensatz zu den Insomnikern, die schlafen wollen, aber nicht schlafen können, würden Menschen, die von ihr betroffen sind, oft lieber etwas weniger schlafen, um sich fit zu fühlen. Hierin unterscheiden sie sich auch vom gesunden, beschwerdefreien Langschläfer. Denn dieser schläft subjektiv eben gern etwas länger als üblich. Aber er ist hinterher wach!

Das Stigma der Hypersomniker: Sie könnten immer einschlafen, und sie schlafen auch oft und lange. Nur nicht immer und in jedem Fall gern. Sie leiden viel mehr daran, dass ihre Schlafbereitschaft rund um die Uhr anhält. Außerdem sind sie trotz Dauerschlaf nie wirklich munter. Noch dazu steht ihr Schlafbedarf meist quer zu allem, »was sich gehört«. Wird die Schlafstörung nicht rechtzeitig als eine Krankheit erkannt, leiden sie oft über Jahre an den Vorwürfen ihrer Arbeitskollegen und Familienmitglieder.

So gelten Hypersomniker oft als faule, träge und bequeme Menschen. Viele kommen gar nicht auf die Idee, dass es sich bei ihrem Verhalten nicht um eine Charakterschwäche, sondern um eine Erkrankung handelt. Oft geraten die Immermüden immer mehr in ernste innere Konflikte, vor denen sich manche noch tiefer in Morpheus' Reich zurückziehen und – das ist wortwörtlich gemeint – lebensmüde werden. Dabei sind nicht mangelnde Willenskraft und Faulheit die Ursachen ihres Zustands, sondern eben eine Schlafstörung und die fehlende Behandlung.

Die Diagnose wird durch das Problem erschwert, dass sich eine Hypersomnie nur durch subjektive Einschätzung erkennen lässt. Ein wacher und klarer Blick auf diese Krankheit fällt noch immer sehr schwer, die Unschärfen und »Grauzonen« sind groß. Hinzu kommt eine seltsame psychosoziale Tatsache, die sich der schlafmedizinischen Forschung erst allmählich erschließt. Erste Studien zeigen: In der subjektiven Wahrnehmung bewerten extrovertierte Menschen ihren Schlaf oft viel schlechter, als er ist. Umgekehrt schätzt ein introvertierter Mensch seinen Schlaf subjektiv oft als »ganz gut« oder »ausgezeichnet« ein, obwohl der Grad seiner Erholung dieser Beurteilung gar nicht entspricht. Auch wenn fünfundsiebzig Prozent der Apnoiker und mindestens fünf Prozent der RLS-Patienten (unsere nächste Gruppe) auf ihre Weise an der Tagesmüdigkeit leiden, zur Gruppe der Immermüden gehören in erster Linie die Narkoleptiker.

Narkolepsie stellt eine klinische Sonderform der Hypersomnien dar und ist die klassische Schlaferkrankung schlechthin. Wir wissen so ziemlich alles über diese Erkrankung, bei der sich der Schlaf ungewollt in den Tag hineindrängt und nach unangemessener Vormachtstellung strebt.

Bei der Narkolepsie liegt in vielen Fällen ein genetischer Defekt vor. Im Register des genetischen Codes wurde der Auslöser an einer Stelle mit der Bezeichnung DQB 10602 lokalisiert. Trotzdem ist dieses Triplett nicht als das Narkolepsie-Codon in die Geschichte eingegangen, denn seltsamerweise tritt diese Störung bei zehn Prozent der Betroffenen auch dann auf, wenn die Matrix an dieser Stelle völlig fehlerfrei ist.

Als andere Ursache der Narkolepsie wurde ein Defizit an Hypocretin bzw. Orexin erkannt. Fehlt dieser Wachmacher, gewinnt das Schlafzentrum, dessen Regulationsmechanismus wir im vierten Kapitel beschrieben haben, in ganz unpassenden Momenten die Oberhand.

Abgesehen von der Herz-Kreislauf-Belastung und der Müdigkeit bei Schlafapnoe-Patienten ist die Narkolepsie die

Erkrankung mit dem höchsten Risikopotenzial. Es gibt nur wenig, was so lautlos gefährlich über uns kommt wie ein plötzliches, unkontrollierbares Einnicken mitten am Tage. Narkoleptiker leiden an diesen spontanen Einschlafattacken, die zusätzlich mit einem Tonusverlust der Muskulatur oder einzelner Muskelgruppen, *Kataplexie* genannt, einhergehen können. Der Schlaf übermannt sie nicht nur, wo auch immer sie gerade gehen und stehen. Der Narkoleptiker schläft nicht einfach nur ein. Er stürzt in Morpheus' Arme. Er fällt in sich zusammen, ohne dass es irgendein willentliches Gegenmittel gibt. Genau das ist das Risiko, insbesondere dann, wenn ein Narkoleptiker mit Kataplexie Auto fährt oder einen Beruf ausübt, der in jedem Moment volle Konzentration verlangt. Deshalb ist, zum eigenen Schutz und zum Schutz seiner Umgebung, dem Narkoleptiker von solchen Berufen abzuraten. Er sollte auch nicht Auto fahren. Immerhin macht eine effektive Behandlung seiner Krankheit solche Arbeiten und das Vergnügen, selbst hinter dem Lenkrad zu sitzen, gegebenenfalls wieder möglich.

Nun ist die Krankheit relativ selten. Narkolepsie tritt nur bei etwa einem von zweitausend Menschen auf. Beim ersten Mal, wenn jemand von einer narkoleptischen Einschlafattacke oder einer Kataplexie heimgesucht wird, denken viele zunächst an Epilepsie oder an einen Herzinfarkt oder Kollaps. Und erst nach klärender Diagnose stellt sich heraus, dass es sich um Narkolepsie handelt, eine Variante, an die zunächst niemand gedacht hat. So könnte es auch bei Franziska sein, der Schulfreundin von Max Rosenthal.

Bei einer Kataplexie-Attacke schaltet das Wach-Zentrum buchstäblich von einer Sekunde zur anderen ab. Der Betroffene fällt blitzschnell, innerhalb von wenigen Momenten, fast unaufweckbar in den Schlaf und landet meist gleich in einer REM-Phase, dem Traum-Schlaf. In dieser Phase, das haben wir bereits im ersten Kapitel beschrieben, geht der Muskeltonus gegen null. Der Mensch, bis eben noch wach und ansprechbar, ist bei meist noch offenen Augen plötzlich nicht mehr ansprechbar und nicht mehr wach. Er schläft und kann dabei völlig in sich zusammensacken, weil ihm der Halt seiner Muskulatur fehlt. Man muss abwarten, bis die Kataplexie-Episode vorbei ist. Handelt es sich um eine Einschlafattacke ohne Kataplexie, dann machen es sich die Narkoleptiker kurz bequem und lassen, meist im Sitzen und in sicherer Umgebung, ihren ungewollten Schlaf zu. Wer von Narkolepsie betroffen ist, kann sich weder mit Kaffee munter halten noch mit frischer Luft gegen die Anfälle ankämpfen. Hier helfen nur eiserne Disziplin im Schlaf-Wach-Verhalten und der Schlafmediziner.

Ganz anders stellen sich dagegen die Probleme der Menschen dar, die unter der *zirkadianen Schlaf-Wach-Rhythmusstörung* leiden, einer, präzise ausgedrückt,»Desynchronisation individueller Rhythmik vom sozial dominanten Tag-Nacht-Rhythmus«[4]. Um drei bis sechs Stunden kann der Schlaf-Wach-Rhythmus bei dieser Erkrankung verschoben sein. Man schläft viel zeitiger oder deutlich später ein. Am häufigsten tritt diese Schlafstörung bei Schulkindern und über Sechzigjährigen auf. Bei Patienten mit einem unregelmäßigen Arbeitsrhythmus wird sie auch, wie schon erwähnt, *Schichtarbeitersyndrom* genannt.

Die davon Betroffenen (weniger als vier Prozent der Schichtarbeiter) fühlen sich in ihren schlimmsten Phasen völlig aus dem Takt geraten. Bei ihnen gehen die inneren Uhren falsch. Sie werden nicht munter, wenn die große Mehrheit wach ist, und können nicht einschlafen, wenn es um sie herum alle ins Bett zieht. So wie man es auch beim Jetlag nach einer Zeitzonenreise erlebt, stellt sich bei ihnen das gute Gefühl, ausgeschlafen zu haben, zur falschen

Stunde ein, und mitten am Tag befällt sie bleierne Müdigkeit.

Es macht nicht nur organisatorisch Sinn, sich im Einklang mit seiner Umgebung zur Ruhe zu begeben. Genau diese Regelmäßigkeit, die wir für einen gesunden Schlaf-Wach-Rhythmus brauchen, ist Patienten mit dem Schichtarbeitersyndrom verloren gegangen. Selbst im Urlaub schaffen sie es nicht mehr, erholsamen Schlaf und wache Tage zu erleben. Der am Tag schlafende Schichtarbeiter wird zwar sein Schlafzimmer mit blickdichten Vorhängen vor dem Tageslicht schützen, aber die Welt dahinter ist und bleibt wach. Für die Welt draußen geht es munter durch den Tag. Mal klingelt zur Unzeit das Telefon. Mal steht der Postbote vor der Tür, oder ein Nachbar im Haus bohrt Löcher in die Wand. Am Tag gibt es immer mehr Ruhestörer als in der Nacht. Doch selbst wenn Ruhe gewährleistet und das Zimmer wohltemperiert und verdunkelt ist, der Schlaf am Tage ist grundsätzlich schlechter als der in der Nacht. Das liegt daran, dass wir tagsüber eine höhere Körpertemperatur haben, die automatisch zu einer geminderten Schlafqualität führt.

Ähnlich wie die Hypersomniker leiden auch die Rhythmus-Gestörten zusätzlich unter den sozialen Folgen ihrer Schlaferkrankung. Viele von ihnen fühlen sich isoliert, verlieren Freunde oder sind mit zunehmenden familiären Problemen konfrontiert. Im Roman »Schlaf!« von Annelies Verbeke wird anhand der schlafresistenten Hauptfigur Maya so eine Leidensgeschichte nachtaktiver Menschen als nuanciertes Sozialdrama geschildert: Maya eckt überall an, weil sie gegen den Rhythmus der schlafenden Mehrheit lebt. Bis sie den Leidensgenossen Benoit trifft, der ebenso schlaflos durch die Nächte geistert. Doch auch ihre Wege verlieren sich wieder. Schlaflosigkeit lässt sich nicht teilen.[5]

Rhythmus-Abweichler finden sich statistisch überdurchschnittlich oft in den beiden Altersgruppen vor oder nach den »Elternjahren«. Ein Zusammenhang, dem man noch nicht auf den Grund gegangen ist. Fakt ist: Die über Sechzigjährigen stellen mit sieben Prozent den größten Anteil derer, die an dieser Erkrankung leiden.

Ein Sonderfall ist die Schlaf-Wach-Rhythmusstörung bei erblindeten Personen. Nur ein Drittel von ihnen lebt in unserem Schlaf-Wach-Rhythmus. Die anderen sechsundsechzig Prozent durchleben einen Vierundzwanzig-Stunden- oder sogar einen länger dauernden Rhythmus unabhängig von unserem Tag-Nacht-Regime. Die Ursache liegt auf der Hand: Ihnen fehlt der Lichtreiz für den Taktgeber, die innere Uhr.

Schlafwandler und Albträumer

In einer weiteren Gruppe fassen die Schlafmediziner alle Formen der *Parasomnia* zusammen. Es handelt sich um Störungen, die nicht rund um die Uhr, sondern ausschließlich im Schlaf auftreten und eine seltsame Mixtur aus Wachsein und den Schlafstadien REM oder Non-REM darstellen. Zu ihnen gehören unter anderem das nächtliche Wasserlassen, das Schlafwandeln, Albträume, die REM-Schlaf-Verhaltensstörung – und die schon im ersten Kapitel erwähnte Schlafparalyse.

Bei der letztgenannten und glücklicherweise sehr seltenen Störung kommt es zu einer REM-Schlaf-Atonie, die vorzugsweise beim Übergang vom Schlafen zum Wachsein oder beim Einschlafen auftritt. Dabei erlebt sich der Betroffene – der schon oder noch wach ist – als vollständig gelähmt, als unfähig, auch nur den kleinsten Finger zu rühren. Für einen Schlafparalytiker, der von seiner Störung noch nichts weiß, ist sie beim ersten Auftreten meist ein existenzieller Schock. Später, mit mehr Kenntnis von seiner Erkrankung, kann er besser damit umgehen und lässt die Attacke, die mehrere Minuten andauern kann, über sich ergehen. Er wartet zwangsläufig ab, bis sie vorbei ist. Ein Mittel gegen solche Anfälle gibt es bis heute nicht.

Häufiger als die recht seltene Schlafparalyse ist das Schlafwandeln. Es tritt vorwiegend bei Elf- bis Zwölfjährigen auf und immerhin noch bei vier Prozent der Erwachsenen. Schlafwandeln ist eine paradox anmutende physische Wachphase mitten im Tiefschlaf. Dazu kann das Sichaufsetzen im Bett gehören, das Aufstehen oder sogar das Umhergehen, das Wandeln in den eigenen oder auch in fremden vier Wänden.

Wenn solcher Bewegungsdrang und REM-Schlaf zusammentreffen, dann lebt man seine Träume motorisch aus. Schlafmediziner nennen das eine REM-Schlaf-Verhaltensstörung. Dabei kann es zum Beispiel zu heftigen Ruderbewegungen der Arme kommen, zu unwillkürlichen Schlägen im Traum, die durchaus den Partner gefährden. Besonders häufig sind Männer über dem fünfzigsten Lebensjahr nachtaktiv, ebenso fünfundzwanzig Prozent aller Parkinson-Patienten und fünfzig Prozent aller an einer Multiplen Sklerose erkrankten Menschen. Auch Kaffee und einige Medikamente, sogar Schlafmittel, können dieses Syndrom hervorrufen.

Die letzte Hauptgruppe bilden die *schlafbezogenen Bewegungsstörungen*. Eine ziemlich bekannte, aber lange nicht als Schlafstörung wahrgenommene Beeinträchtigung der erholsamen Nachtruhe ist das nächtliche Zähneknirschen, der *Bruxismus*. Es wird oft vererbt und tritt bereits bei vierzehn bis siebzehn Prozent der Kinder auf. Die Knirschbewegungen und -geräusche (*bursts*) setzen meist in den Non-REM-Phasen ein, in Rückenlage, und haben weniger mit Stress zu tun, als man ursprünglich annahm. Auch jugendliche Schläfer leiden noch oft daran (etwa acht Prozent). Bei Erwachsenen nimmt der Bruxismus ab und pendelt sich auf rund drei Prozent ein. Das ist wohl für die älteren Jahrgänge eine der wenigen Besserungen im Hinblick auf den Schlaf, denn in der Regel mehren sich mit zunehmendem Alter die Beeinträchtigungen der Nachtruhe.

Auch die Symptome, von denen Else Rosenthal berichtet – die kribbelnden Schmerzen in Armen und Beinen und der Drang, aufzustehen und umherzugehen –, deuten auf eine Bewegungsstörung hin. Schlafforscher bezeichnen sie nach ihren Symptomen als *restless legs syndrome* (Syndrom der unruhigen Beine), kurz RLS. Sie ist bereits 1672 von dem englischen Arzt Sir Thomas Willis beschrieben worden und wurde mit dem mittelalterlichen Wundermittel Laudanum behandelt. Später hat man das Syndrom nahezu »vergessen«. Erst 1945 rückte es wieder in den Blickpunkt, und der schwedische Neurologe K. A. Ekbom gab ihm den heute gültigen Namen.

Im Durchschnitt fünfzehn Prozent der Erwachsenen, anderthalb mal mehr Frauen als Männer, leiden unter diesen Symptomen. Bei Eintritt in das Erwachsenenalter sind es weniger (drei bis vier Prozent), im Alter mehr (zehn bis fünfzehn Prozent). Das RLS kann aber auch bei Schwangeren, Dialyse-Patienten und Menschen mit Eisenmangel zum Problem werden. Typisch für diese Störung sind die meist beim Einschlafen sowie gegen null und vier Uhr nachts auftretenden Missempfindungen und Schmerzen, die in Ruhelage beginnen, der Bewegungsdrang, die Besserung der Beschwerden beim Umhergehen und die Fokussierung der Symptomatik auf die Abend- und Nachtstunden. All dies führt zu nicht erholsamem Schlaf, zu Schlafstörungen und Müdigkeit am Tage. Bei etwa achtzig Prozent aller RLS-Patienten zeigen sich zusätzlich oft unbewusste periodische Beinbewegungen im Schlaf (das PLM-Syndrom), die eine ohnehin schon stark beeinträchtigte Schlafqualität noch weiter verringern. Es ist gar nicht so selten, dass sich Menschen mit einer solchen Schlafstörung viele Jahre lang im Stillen quälen. Denn nicht immer sind sich die Betroffenen der Ursachen ihrer Missempfindungen bewusst. Andere haben eine lange Odyssee durch die Behandlungszimmer verschiedener Spezialisten hinter sich – vom Allgemeinmediziner über den Internisten und Angiologen bis hin zum Orthopäden –, um schließlich an einen Neurologen oder Schlafmediziner zu geraten.

Über die grobe Einteilung der Schlafstörungen wissen wir damit Bescheid. Doch natürlich gibt es darüber hinaus zahlreiche Misch- und Sonderformen, die nicht in dieses Raster passen. Dazu zählen alle Schlafstörungen, die unter psychischem Druck entstehen, wie bei Angst oder Panik. Statistisch am besten erforscht ist der Zusammenhang zwischen Schlafstörung und Depressionserkrankung. Fünf bis zwölf Prozent der Männer und zehn bis fünfundzwanzig Prozent der Frauen leiden zwischenzeitlich an dieser Korrelation.

Spätestens jetzt stellt sich die Frage nach dem Unterschied zwischen einem akut auftretenden Schlafproblem und einer chronischen Schlafstörung. Lässt sich eigentlich klar definieren, was eine Schlafstörung ist?

JEIN lautet leider die nach dem aktuellen Stand der Forschung einzig mögliche Antwort. Auch Anfang des 21. Jahrhunderts findet sich keine einheitlich geltende Definition für die Erkrankung Insomnie. Das müssen wir akzeptieren. Immerhin besteht unter den Ärzten Konsens hinsichtlich der Symptome: Wenn ich nicht einschlafen (länger als dreißig Minuten) oder nicht durchschlafen (ab dreißig Minuten nach dem Einschlafen) kann, zu zeitig aufwache, wenn der Schlaf nicht erholsam ist oder generell in seiner Qualität zu wünschen übrig lässt (Schlafeffizienz kleiner als fünfundachtzig Prozent), dann sind das anerkannte Anzeichen für diese Schlaferkrankung.

Doch bereits bei der Bewertung der Einschlafphase (Einschlaflatenz) gehen die Meinungen auseinander. Auch im Hinblick auf die Schlaflänge ist man sich uneinig, wo die Grenze zwischen gesundem Schlaf und Schlaf-Erkrankung zu ziehen ist. Bis heute gibt es deshalb für die *Schlafstörung* an sich nur eine Art Behelfsdefinition, die sich vor allem an den Symptomen, ihrer Dauer und an den durch sie ausgelösten Problemen für den betroffenen Patienten orientiert. Klar ist aber in jedem Fall, dass Schlafstörungen kein auf die leichte Schulter zu nehmendes Zivilisationsphänomen sind, wie es ein gängiges Vorurteil behauptet, sondern eine ernst zu nehmende Erkrankung.

Häufigkeit und Vorkommen

Es gelang erst nach und nach, die Erkenntnisse der modernen Schlafforschung in die medizinische Praxis zu integrieren. »Bis in die späten siebziger Jahre endete die medizinische Praxis an dem Punkt, an dem der Patient einschlief. Die Medizin beschäftigte sich ausschließlich mit Krankheiten und Störungen, die an wachen Patienten gesehen und diagnostiziert werden konnten. Wenn die Ärzte überhaupt an den Schlaf dachten, dann mit dem Vorurteil, dass Schlaf immer gut und gesund sei. Allgemein galt Schlaf als eine

Grenze, die von Ärzten nicht überschritten werden sollte. Man nahm an, dass nichts Schlechtes passieren konnte, wenn ein Patient tief und fest schlief.«[6]

Als hätten die westlichen Ärzte viele Jahrhunderte lang um den Schlaf einen großen Bogen gemacht, blieb die Schlaferkrankung ein paradoxer Zustand, ein unerforschtes Terrain. Der allmähliche, danach aber enorme Erkenntniszuwachs auf dem Gebiet der Schlafforschung stieß im deutschen Kontext zunächst eher auf Desinteresse und Ignoranz. Viele nahmen Hinweise und Therapieansätze der »Schlummerkundler« nicht ernst oder spotteten sogar über die »Dornröschen-Forschung«. Mit einer deutlich aufgeschlosseneren Haltung betrachtete man den Zusammenhang von Gesundheit und Schlaf in den USA.

In den Ländern Asiens und im Fernen Osten hingegen spielte der Schlaf für die Mediziner schon immer eine bedeutende Rolle in Diagnose und Therapie. In der traditionellen chinesischen Medizin (TCM) gehört die Frage nach dem Schlaf des Erkrankten von alters her zu den ersten Themen, nach denen sich der Arzt grundsätzlich erkundigte, und die Auskünfte, die der Patient daraufhin gab, flossen genauso selbstverständlich in die Diagnose ein wie die Ergebnisse der Pulsmessung oder der Untersuchung der Zunge.

Generationen von TCM-Ärzten haben viel Wissen über die Bedeutung des Schlafs angesammelt. Zu keiner Zeit betrachteten sie ihn als ein isoliertes Phänomen der Schattenwelt. Auf taoistischen Lehren aufbauend, sahen sie ihn vielmehr als einen Zustand an, der sich im ständigen Wandel befindet und im fließenden Zusammenhang mit allen anderen Lebensfunktionen steht. Man wusste, dass sich Wachsein und Schlaf wechselseitig beeinflussen, und erkannte schon früh, dass die Grenzen zwischen gesundem und gestörtem Schlaf fließend sind. Im Verständnis der TCM-Heilkunde zirkuliert das Chi, die Lebensenergie, tagsüber mehr außen um den Menschen herum, während es nachts zurückfließt und durch den Schlaf innerlich wieder gesammelt und gebündelt wird. Wenn sich diese Balance nicht mehr einstellt, so dass man am Tage mehr Energie verstreut, als man in der Nacht regenerieren kann, wird der Schlaf bald zum gesundheitlichen Problem und der Mensch erkrankt.

Mittlerweile beginnt sich auch in der westlichen Medizin im Hinblick auf die Schlafbefindlichkeit die Vorstellung von fließenden Grenzen durchzusetzen. Aus heutiger Sicht ist die Entwicklung in den letzten zwei Jahrzehnten gut vorangekommen. Man lernt zu akzeptieren: Es gibt die eher guten und eben auch die eher schlechten Nächte. Dabei hängt viel von der subjektiven Wahrnehmung ab. Jeder kennt Zeiten, in denen der Schlaf nicht so erholsam ist und die Schlaflast wächst. Doch meistens bauen wir diese Schlafschulden bei der erstbesten Gelegenheit wieder ab, und sei es erst während des wohlverdienten Jahresurlaubs. Meist jedoch nutzen wir schon das nächste Wochenende und balancieren in dieser Erholungsphase oft ganz automatisch unser Schlafdefizit wieder aus.

Im Unterschied zu solchen Schlafdefiziten spricht man von einer Schlafstörung, wenn der Schlaf subjektiv nicht mehr als erholsam empfunden wird und wenn es daraufhin zu verschiedenen Beschwerden kommt, zum Beispiel Müdigkeit, Schläfrigkeit, Schlappheit, Leistungseinbußen, Nervosität, Gereiztheit, Konzentrationsproblemen, Aggressivität, Gedächtnisstörungen und Störungen des Befindens wie depressiver Verstimmung, Stressgefühlen oder Angst.

Erst aufgrund dieser Beschwerden kann heute ein Schlafmediziner über die Behandlung eines Leidens entscheiden und gegebenenfalls eine Schlafstörung als Ursache für gesundheitliche Probleme diagnostizieren. Dann unterscheidet er zwischen der akuten Schlafstörung, die weniger als vier Wochen lang das Wohlbefinden mindert, und der chronischen Schlafstörung, wenn der Schlaf länger als einen Monat lang beeinträchtigt ist. Wer schließlich dauerhaft am Morgen nicht mehr erholt aufwacht, nur schwer einschläft, nachts immer wieder munter wird und quälend lange gar nicht mehr in den Schlaf finden kann, dem muss ein Arzt helfen. Das gilt auch für Menschen, die über diesen langen Zeitraum chronisch müde sind, also eine Müdigkeit empfinden, die über das Mittags- oder Nachmittagstief hinausgeht.

Ein guter Schlafquotient hilft dabei, sich diesen Problemen zu einem frühen Moment selbst zuzuwenden. Nicht selten muss der Schlafmediziner in seiner Sprechstunde feststellen, dass Kollegen aus der Ärzteschaft einer Schlafstörung von Patienten, die sich schließlich an ihn wenden, keine oder nur wenig Bedeutung beigemessen haben. Und dass sie die Möglichkeit, die Ursache der vorgetragenen Beschwerden könnte in einem relevanten Schlafproblem liegen, nicht in Betracht ziehen – natürlich unabsichtlich. Es fehlt einfach noch zu oft am Wissen um den Zusammenhang zwischen Schlaf und Gesundheit oder Krankheit.

Deshalb wird der Schlaf eines Patienten in den Arztpraxen immer noch viel zu wenig erfragt und berücksichtigt. Andererseits sprechen aber auch viele Schlafgestörte zu wenig über ihr Problem, erwähnen es erst gar nicht oder nehmen es auf die leichte Schulter. Leider ist die Schlafstörung nicht so einfach messbar wie der Blutdruck oder der Zuckerwert. Es bedarf schon des gezielten Gesprächs über den Schlaf. Danach kann sich der Weg zum Schlaflabor und zum Schlafmediziner ebnen.

Wenn jemand jeden Abend mehr als eine halbe Stunde braucht, um einzuschlafen, nachts immer wieder munter wird und auf Dauer nicht einmal mehr auf sechs Stunden

Schlaf pro Nacht kommt, dann ist er oder sie wahrscheinlich an Insomnie erkrankt und braucht dringend medizinischen Rat. Den findet man aber oft nicht. Oder man wird stattdessen mit einer Beschwichtigungsformel wie »Das wird schon wieder« abgespeist. Jeder, der schon einmal versucht hat, seine Schlafprobleme bei einem Arztbesuch anzusprechen, kennt solche gut gemeinten, aber die Realität ausblendenden Äußerungen.

Andere Beschwerden verleiten zu Diagnosen in die falsche Richtung. Else Rosenthal wurde mit ihren schmerzenden Beinen schon zum Orthopäden, zum Physiotherapeuten und zum Gefäßspezialisten geschickt. Doch meist vermag erst der Schlafmediziner, der Somnologe oder der Nervenarzt die richtige Diagnose zu stellen. Weil er an die RLS-Störung denkt.

So wie Oma Else sitzen oft Patienten mit einer langen Leidensgeschichte in den Sprechzimmern der schlafmedizinischen Ambulanzen, schauen den Schlafdoktor mit übermüdeten Augen an und fragen: Warum passiert das ausgerechnet mir? Warum konnte man mir bisher nicht helfen?

Aber kann man dem Landarzt oder dem praktischen Arzt einen Vorwurf machen? Nein. Der Appell, den Schlaf des Patienten in der Anamnese zu berücksichtigen, richtet sich eher an die medizinische Ausbildung, die auf dem Feld der Schlafmedizin heute nicht mehr auf der Höhe der Zeit ist. Nicht nur in Deutschland, aber eben auch bei uns.

Wer dieses Buch bis hierhin gelesen hat, weiß bereits mehr über den Schlaf, seine Zusammenhänge und Aufgaben – und auch über Schlafstörungen und ihre Symptome – als ein examinierter Medizinstudent an einer deutschen Universität Anfang des 21. Jahrhunderts.

Ein Grund, warum sich heute mehr und mehr auch die Hausärzte über die neuen Erkenntnisse der Schlafmedizin informieren sollten, leuchtet unmittelbar ein: Diese Erkrankungen nehmen zu. Und es wird in der Regel zuallererst der Hausarzt sein, der auf einen über Schlafstörungen klagenden Patienten trifft. Hier sollte deshalb der Aspekt des Schlafs und der nächtlichen Erholung zu einer der Grundfragen im Anamnesebogen werden.

Eine Ursache für die drastische Zunahme der Schlafstörungen liegt auch in der sich verändernden Alterspyramide. Die Lebenserwartung hat zugenommen. Ende des 19. Jahrhunderts rechnete man mit einem durchschnittlichen Lebensalter von siebenundvierzig Jahren. Heute liegt die Lebenserwartung bei neunundsiebzig Jahren für die Frauen und dreiundsiebzig für die Männer – und sie steigt stetig. »Die sachten Sechziger gehen in die sanften Siebziger über, dann in die unverklemmten Achtziger und in die noblen Neunziger.«[7] Mittlerweile dürfte sich auch ein Hundertjähriger nicht mehr als einen seltenen Ausnahmefall der Natur betrachten, sondern als Angehöriger einer wachsenden Gruppe Gleichaltriger, die auf ein erfülltes Leben zurückblicken können. In Deutschland leben zurzeit 1,4 Millionen Menschen, die fünfundachtzig Jahre und älter sind. Viele unter ihnen sind auch im »dritten Alter« vital und gesund, haben eine ausgeglichene Beziehung zu sich gefunden und befolgen – oft unbewusst – Regeln, die für einen guten Schlafquotienten sprechen. Dennoch repräsentieren sie genau jene Altersgruppe, in der die Insomnia und das Restless-Legs-Syndrom zunehmen und zugleich schlafbezogene Atmungsstörungen bestehen bleiben. In den USA geht man heute von fünfzig Millionen Insomnikern aus und erwartet Ende des 21. Jahrhunderts hundert Millionen.

Substanzielle Gründe für die steigende Zahl der Schlafgestörten, vor allem bei den jüngeren Jahrgängen, liegen im wachsenden beruflichen Leistungsdruck, in der zunehmenden Nachtarbeit, in der Tatsache, dass sich die sozialen Strukturen immer mehr auflösen, in Zukunftsangst und generell in den Lebensbedingungen der hoch industrialisierten Gesellschaft. Heute dominiert, vor allem in den Großstädten, eine »Vierundzwanzig-Stunden-Gesellschaft«, die eine jahrhundertelang herrschende »Tag-Nacht-Gesellschaft« zu verdrängen versucht.

Das alles zusammen nimmt dem allabendlichen Geschenk von Morpheus immer mehr an Glanz und Gewähr.

Hinzu kommt das alte Vorurteil, die fatale Sorge, dass man sich Probleme mit dem Schlafen ja vielleicht »einbilden« könnte. Schlafstörungen sind ein einsames Los, das man gern verdrängt. Man sucht lieber mit aller Macht nach anderen Gründen (und Krankheiten) für das zermürbende Unwohlsein. Halten wir uns deshalb noch einmal »in absoluten Zahlen« vor Augen, wie häufig die wichtigsten Schlafprobleme mittlerweile geworden sind. Dazu das folgende Gedankenexperiment.

Wir sitzen im Berliner Olympiastadion. Mit uns füllen sechzigtausend Menschen die Tribünen. Fast jeder Platz ist besetzt. Das Publikum ist gut gemischt, alle Generationen sind vertreten, Kinder, Männer und Frauen. Unter den sechzigtausend Besuchern auf den Rängen wären aktuellen statistischen Erhebungen zufolge zwölftausend Insomniker zu finden, das heißt jeder Fünfte, von denen mindestens zweitausendvierhundert bereits mit Tabletten therapiert sind. Im Stadion säßen immerhin auch dreißig Narkoleptiker, erkrankt an diesem doch eher seltenen Syndrom. Dreitausend Zuschauer sind unausgeschlafen, mürrisch, nervös oder launisch, weil ihnen Apnoe-Beschwerden zu schaffen machen und der erholsame Schlaf fehlt. Sie gehören zu den neuntausend Schnarchern im Stadion. Wahrscheinlich aber ist die Dunkelziffer der Apnoiker noch viel höher. Die RLS-

Probleme von Oma Else, jene schmerzend kribbelnden Beine, würden immerhin knapp viertausendfünfhundert Leute in diesem Stadion kennen, und fast zwölftausend wären müde und unausgeschlafen. Und jetzt soll noch jemand sagen, dass wir wirklich die Augen davor verschließen können!? Viel eher muss erst einmal als Tatsache erkannt und akzeptiert werden:

Wir alle leben in einer übermüdeten Gesellschaft. Wir organisieren unseren Alltag als Gemeinschaft halb wacher, vom Wecker aufgeschreckter, unausgeschlafener Menschen. Wie lange aber wird es weiter zum Zeitgeist gehören, Augenringe wie Jagdtrophäen zur Schau zu stellen?

Wir glauben, dass es sich friedlicher, harmonischer, liebevoller leben ließe, wenn man sich gegenseitig mehr Zeit gönnen würde, um öfter mal auszuschlafen. Denn das Leben ist schön, wie der berühmte Filmtitel von Roberto Begnini zu Recht behauptet, und sollte nicht unnötig von schlaflosen Nächten zerrüttet werden. Der Klassiker »Insomnia« mit Al Pacino in der Hauptrolle hat Filmgeschichte geschrieben, doch sollte er nicht zum Leitmotiv unseres Lebens werden. »Schlaflos in Seattle« geht als echter Hollywood-Streifen am Ende glücklich aus. Erfüllte Liebe lässt ruhiger schlafen. Und zu Hause ist man dort, wo man gut schläft. Wer das erst einmal verstanden hat, nimmt keine Schlafstörung mehr auf die leichte Schulter. Der hütet seinen Schlaf, so gut er kann.

Jeder wache Morgen zählt

Ende Februar 2006 veröffentlichte das amerikanische Lifestyle-Magazin *In Style* eine Fotostrecke mit dem Modeschöpfer Tom Ford. Eine der Aufnahmen zeigt den Star-Designer im goldenen Satin-Bademantel, lang hingestreckt im Bett, allein, sich wohlig aalend in den Kissen. »Schlaf ist mein größter Genuss«, lautete sein Statement.[8] Und zur gleichen Zeit wartete das große Wirtschaftsmagazin *Forbes* mit der Schlagzeile »Schlaf ist der neue Sex« auf – eine Behauptung des New Yorker Psychiaters und Schlafmediziners Arthur J. Spielman. »Die Leute wollen ihn, brauchen ihn und können nicht genug davon bekommen.«[9] Haben wir da richtig gelesen?

Eben noch machten im Land der unbegrenzten Möglichkeiten skurrile Insider-Tipps die Runde, wie man sich mit Stimulanzien à la Ecstasy oder Guarana durch die Nächte peitscht. Es gab absurde Kurse mit dem Lernziel, den Schlaf zu »effektivieren«, und das Medikament Melatonin weckte die irrige Hoffnung, der Schlaf könne je nach Bedarf so gut wie immer und überall abgerufen werden, zu jeder Tages- und Nachtzeit.

Und jetzt ein solcher Sinneswandel? Ist plötzlich die »Schlafkultur« der neueste Trend? Oder wird dem Schlaf in Zukunft wieder ein besseres Image zuteil? Wünschenswert wäre es, und deshalb sollte sich jeder vor Augen führen, wie groß unser *eigener Einfluss* darauf sein kann, dass die Nächte ruhig und erholsam verlaufen. Vor allem unser Verhalten am Abend spielt dabei oft eine wichtige Rolle.

Fassen wir deshalb zusammen, welche individuellen Gewohnheiten zu einer guten Schlafhygiene beitragen und was die Pflege eines erholsamen Schlafes erleichtert – kurz: was zu einem guten Schlafquotienten gehört.

1. Beachten Sie Ihre *individuell angemessene Schlaflänge*. Für einen optimalen Schlaf muss niemand »Schlafdiät« (Einschränkung des Schlafs) halten oder zwanghaft lange das Kopfkissen kneten, wenn er schon wach ist. Jeder findet für

sich selbst am besten heraus, welche Schlafzeit ihm wirklich gut tut und Erholung bringt. Machen Sie einen Selbstversuch und schreiben Sie einige Wochen lang Ihr Schlafprotokoll (siehe Schlafkur im Anhang). Wann und unter welchen Bedingungen legen Sie sich hin? Wann und wie wachen Sie auf? Wie schlafen Sie im Urlaub, denn hier nähert sich Ihre Schlafzeit der individuell notwendigen, Ihrer »Wohlfühlschlaflänge« an.

2. Achten Sie auf eine möglichst regelmäßige *Einschlaf- und Aufstehzeit*. Regelmäßigkeit unterstützt den ruhigen und gesunden Schlaf. Es kann natürlich von Tag für Tag, nicht zuletzt infolge der Schlaflänge am Vortag und der äußeren Bedingungen, zu zeitlichen Schwankungen kommen, die aber im Allgemeinen gut toleriert werden. Am besten richtet man sich nach der Regel: Gehe erst schlafen, wenn du wirklich müde bist. Ihr Bett ist vor allem ein Platz zum Schlafen. Licht aus heißt: Jetzt wird geschlafen. Achten Sie darauf, dass die tatsächliche Schlafzeit nicht allzu stark von der Zeit, die Sie im Bett liegen, abweicht. Und unterwerfen Sie sich nicht alle sieben Tage in der Woche der Diktatur Ihres Weckers.

3. *Vermeiden Sie einen unkontrollierten Einsatz von Stimulanzien*. Dazu gehören nicht nur Koffein und Nikotin in allen ihren Variationen, sondern natürlich auch Alkohol und eine zu intensive sportliche Aktivität am Abend. Außerdem schadet zu kalorienreiches und zu spätes Essen nicht nur der Taille, sondern auch der Nachtruhe.

Spätestens eine Stunde vor dem Hinlegen sollte man innerlich mit dem Tag abschließen, seine »Antennen herunterfahren« und auf angenehme Art den Tag ausklingen lassen. Nehmen wir uns ein Beispiel an der englischen Wendung »Let's call it a day« oder an der aus der Mode gekommenen Redewendung »Genug für heute – morgen ist auch noch ein Tag«. Erinnern Sie sich öfter daran, dass nicht immer alles an einem Tag zu schaffen ist. Machen Sie sich das jeden Abend bewusst – ohne schlechtes Gewissen, mit gutem Gefühl.

4. Pflegen Sie Ihre *persönlichen Einschlafrituale*. Dabei ist alles erlaubt, was funktioniert und Ihnen gefällt. Gerade für die sensiblen Schläfer liegt hier großes Entwicklungspotenzial. Wir wollen der Phantasie keine Grenzen setzen, deshalb nur einige Anregungen. Zum Einschlafritual kann schon ein geruhsames Abschließen des Tages im Badezimmer werden. In einer mit warmem Wasser gefüllten Wanne zu liegen ist eine wunderbare Einstimmung auf den Nachtschlaf. Und was viele Kinder vor dem Fernseher als Abendgruß genießen, wenn das »Sandmännchen«[10] kommt (täglich um 18.50 Uhr gibt es eine kleine Geschichte zur Nacht), das kann auch Erwachsenen nicht schaden – nur dass die Gutenachtgeschichte später gebraucht wird. Ein Kopfkissenbuch – Schlafmediziner sprechen recht trocken von »Ermüdungslektüre« – funktioniert oft wunderbar als Einschlafhilfe. Es kann auch die Musik aus der Stereo-Anlage sein, aber nur, wenn der Sleep-Timer eingeschaltet ist. Nicht nur im Ausnahmefall darf auch der Fernseher zum Schlafhelfer werden (Sleep-Timer auch hier nicht vergessen).

5. *Achten Sie auf Ihr Bett und Ihre Schlafumgebung.* Der Schlafmediziner wird Ihnen zwar kein Bett auf Rezept verschreiben, aber jeder kann sich selbst fragen: Hat der Schlafraum die richtige Lage, die angemessene Temperatur? Ist er ruhig gelegen, richtig beleuchtet und kann dennoch bei Be-

darf abgedunkelt werden? Stimmt die Größe des Bettes, ist die Matratze bequem und funktional, kann sie genügend Feuchtigkeit aufnehmen? Immerhin verlieren wir beim Schlafen in der Nacht bis zu siebenhundert Milliliter Körperfeuchtigkeit. Und wie steht es mit dem Lattenrost? Stützt er die Schlaflage an der richtigen Stelle? Schlafen Sie unter einer adäquaten Zudecke, die genügend lang und breit und auch mit den »inneren Werten« gefüllt ist, die Ihren Bedürfnissen entsprechen? Liegt Ihr Kopf bequem und komfortabel, ist das Kopfkissen geeignet (ideal ist eine Größe von vierzig mal achtzig Zentimetern)? Worauf blicken Sie am Morgen zuerst? Manche bevorzugen Zimmerpflanzen. Doch Obacht sollte man geben bei geschnittenen Blumen. Auch Bilder sollten nur an die Wand, wenn die Motive tatsächlich beiden Bettpartnern gefallen. Schwere dunkle Schränke gehören aus dem Schlafzimmer verbannt, der doch ein Ort der Erholung sein und nicht wie eine Abstellkammer aussehen soll.

Übrigens: Viele Interieur-Ratgeber bieten heute detaillierte Anregungen, wie man einen Schlafraum wirklich zur Ruheoase der häuslichen Umgebung machen kann. Entscheiden muss trotzdem jeder nach seiner Façon. Mancher liebt es, in der Nähe seines Schreibtisches und umgeben von seinen Büchern einzuschlafen, und findet das beruhigend. Andere erleben den Schlafraum pur als viel schöner, machen das Bett darin zum einzigen Möbel. Sie vervollständigen die Ausstattung des Schlafraums vielleicht mit einem asiatischen Rollbild und flachen Kissen und sind fest davon überzeugt: Auch Schlafen ist Zen.

Oder denken Sie an die Farben: Manchen entspannt ein Blau an der Wand, anderen wäre es viel zu kalt, und sie bevorzugen Gelb und Orange, von der Tapete bis zur Bettwäsche.

Noch ein Wort zur modernen Unterhaltungstechnik. In vielen Schlafzimmern sind Stereoanlage, Fernseher und Fernbedienung enorm wichtig. Genauso gut kann aber auch das Gegenteil zutreffen, und bei manchem funktioniert die Regel: Bloß keine elektronischen Geräte, kein Telefon oder etwa einen elektrischen Wecker in Reichweite lassen. Es ist bis heute nicht bewiesen, dass elektromagnetische Ströme den Schlaf stören. Wer aber das Gefühl hat, dass seine Schlafqualität dadurch beeinträchtigt wird, sollte diese Faktoren meiden.

6. Nicht nur, aber vor allem der sensible Schläfer sollte eine *Entspannungstechnik erlernen* und sie nach und nach in den Alltag integrieren, so dass es gar nicht erst zu einer chronischen Schlafstörung kommen kann. Vermeiden Sie seelischen Stress vor dem Einschlafen. Auch Streitgespräche gehören nicht ins Bett. Sorgen können in einem »Sorgenstuhl« außerhalb des Bettes »geparkt« werden. Der beste Sorgenkiller ist immer noch die körperliche Betätigung oder Sport, allerdings nicht am späten Abend.

Last but not least: Sex ist die einzige körperlich aufregende Aktivität, die unmittelbar vor dem Einschlafen erlaubt ist, denn sie vertieft die Nachtruhe.

7. *Nehmen Sie Störungen des Schlafes ernst*, vor allem wenn sie länger als vier Wochen andauern. Erkennen Sie das Schnarchen und insbesondere ein Luftanhalten im Schlaf als Risiko. Denken Sie bei Missempfindungen und Schmerzen in ruhenden Beinen vor dem Einschlafen an eine mögliche Schlafstörung. Beobachten Sie das Maß an Müdigkeit, sobald es über das Normale hinausgeht. Achten Sie darauf, ob und warum Ihr Schlaf-Wach-Rhythmus aus dem Takt gerät.

Wie man sich bettet

Mit dem alten Sprichwort »Wie man sich bettet, so liegt man« hat die Volksweisheit eine wichtige Quintessenz aller schlafhygienischen Maßnahmen vorweggenommen und in klare Worte gefasst. Über die Rolle des Bettes für unser Leben nachzudenken – vor allem dann, wenn man gerade in einem solchen liegt – ist schon ein reizvolles Vergnügen. Wir wollen hier nur an eines der schönsten Plädoyers für das Bett erinnern: an die Betrachtungen »Das Denken vom Bett aus bedacht« von Vilém Flusser.[11] Er listet sie alle darin auf, die »… Kategorien vom Typ ›Gebärbett‹, ›Krankenbett‹, ›Totenbett‹ oder ›Schlafbett‹«. Jahrhundertelang hat sich daran fast nichts verändert. Historisch trug das Bettgestell eine Matratze, in die man Schilf, Heu, Wolle oder Federn stopfte. Auch Kissen gab es schon seit frühesten Zeiten, in allen Größen und mit verschiedensten Füllungen. Ansonsten war und ist auch bis heute das Bett nicht allein nur Gebrauchsgegenstand, sondern ebenso Statussymbol und eine Frage des Geldbeutels. Kostbare Decken, Felle, Baldachine, Überwürfe, Behänge oder Teppiche wärmten und schmückten den Schlafplatz in der Geschichte. Es fanden sich im Laufe der Jahrhunderte auch besondere Varianten: das Speisebett, das Braut- bzw. Ehelager, das Repräsentationsbett, das Tagesbett, in dem man las, schrieb, diplomatisch agierte oder meditierte, und schließlich das Paradebett der Verstorbenen – das Totenlager für die letzte Ruhe.

Heute haben wir Betten in zahllosen Varianten. Das Futonbett kann genauso auf seine Liebhaber zählen wie das Wasserbett, das Schrankbett, das Hochbett oder die Hängematte. Doch am gebräuchlichsten unter allen Betten scheint trotzdem das Bettgestell mit Matratze geblieben zu sein.

Das wird nicht mehr nach seinen prachtvoll geschnitzten Füßen bewertet, sondern danach, ob man gut darin liegen kann. Eine noch relativ junge Erfindung sind Kombinationen aus beweglichem Bettgestell und stabiler Hängematte. Sie sollen gegen Haltungsschäden helfen, Bewegungsspielraum lassen und sich jeder noch so individuellen Schlaflage anpassen. Offenbar läuft gerade ein interner Wettbewerb zwischen Matratzenliegern und Schwebeschläfern. Die einen pochen auf ihre Bio-Federkernmatratze auf Schaum oder Latex mit Liegekomfort. Andere schwören auf natürliche Polsterauflagen aus Schurwolle von Schaf oder Kamel, auf Kokospolster oder klassisch gepresstes Roggenstroh. Und wieder andere sagen, dass nur ein Wasserbett den phantastischen Schwebeschlaf bietet, die schönsten Träume und druckfreies Liegen. Eine neue Erfindung ist eine Matratze aus einem Geflecht dünner synthetischer Fasern mit gutem Liegekomfort und gleichzeitig optimaler Flüssigkeits- und Luftdurchlässigkeit.

Doch egal, was die Bettenhersteller noch alles anbieten werden – das Schlafzimmer mit Liebe und Leben zu erfüllen, das ist jede Mühe wert. Auch die Bettwäschehersteller gehen in die Offensive und setzen auf eine »neue Bettkultur«. Es gibt sogar seltsame Bildbände von Prominentenschlafzimmern, und selbst die Gastrokritiker wenden sich neuerdings wieder den kleinen Aufmerksamkeiten auf den Kopfkissen zu, den Betthupferln, die man zwischendurch wegen der Zahnhygiene beinahe abgeschafft hatte. Seine Wiederentdeckung feierte auch das Schlaflied in moderner Façon mit der Erfindung der so genannten »singenden Kissen«, die den Müden in den Nachtschlaf »summen«.

Fazit

Rosenthals Diskussion über die Schlafprobleme der Eltern führte am Sonntagnachmittag zu einem Ergebnis: Die Sache ist ernst und sollte nicht auf die leichte Schulter genommen werden. Schlafstörungen sind keine Luxusphänomene, sondern ein ernstes medizinisches Problem. Sie zu ignorieren führt zu jahrelangen Leidensgeschichten und bei später Behandlung zu viel größerem therapeutischem Aufwand als in einem frühen Stadium.

So ist es nicht nur eine kluge, sondern auch Kosten sparende Gesundheitsvorsorge, wenn man auf seinen Schlaf beizeiten zu achten lernt. Die deutschen Krankenkassen zahlten, das ergab eine Nachfrage beim Statistischen Bundesamt in Wiesbaden, allein im Jahre 2002 für die ambulante und stationäre Behandlung von Schlafstörungen, Pflege und Rehabilitation insgesamt siebenhundert Millionen Euro. In den USA ist sogar von sechzehn Milliarden Dollar Kosten für Diagnostik und Therapie von Schlafstörungen die Rede sowie von zwei bis drei Milliarden Dollar, die pro Jahr für Medikamente gegen Schlafprobleme ausgegeben werden. Alles in allem gehen nach amerikanischen Zahlen fünfzig Milliarden Dollar jährlich durch den krankheitsbedingten Ausfall der Schlafpatienten verloren. Und bei etwa hunderttausend Unfällen, die durch Müdigkeit verursacht werden, sterben in den USA jährlich eintausendfünfhundert Menschen.

Würden Schlafprobleme in Zukunft früher ernst genommen, dann ließen sich nicht nur die Krankenkassenbilanzen deutlich verbessern. Schwere und über viele Jahre sich manifestierende Krankheitsbilder erfordern meist auch langwierige Heilungsprozesse oder lassen sich gar nicht mehr bekämpfen, sondern nur noch lindern. Für ein gesundes

Leben müssen wir lernen, dass der erholsame oder wieder erholsame Schlaf gepflegt sein will. Dafür sollte jeder seinen eigenen Schlafquotienten unter die Lupe nehmen, gute Schlafgewohnheiten trainieren und schlechten Angewohnheiten entgegensteuern.

Den Schlaf betreffend ist fast alles, was einem gefällt und gut tut, auch erlaubt. Machen Sie Ihr Schlafzimmer zum Forschungsgegenstand. Entdecken Sie Morpheus' Reich als ein lohnendes Experimentierfeld. Beteiligen Sie Ihre Familie/Ihren Freund/Ihre Freundin an Ihrem Vorhaben. Gönnen Sie sich Zeit für den Schlaf und alles drumherum. Lernen Sie, Ihren Schlaf, Ihre Ernährung und Ihre Fitness als eine untrennbare Einheit zu sehen. Aber nicht nur die Leistungskraft am Tage – auch Liebe und Lebensfreude, innere Zufriedenheit, ja sogar Humor oder Geduld sind Eigenschaften, die viel mehr von gutem Schlaf abhängig sind, als uns auf den ersten Blick bewusst ist.

Wer seinen Schlaf während der Nacht vernachlässigt, gefährdet seine Gesundheit auch am Tage, die immerhin zu neunzig Prozent von der Qualität des Schlafes abhängig ist. So einfach brachte es William C. Dement, der »Senior-Sandmann« der amerikanischen Schlafmedizin, kürzlich in der *New York Times* auf den Punkt.[12]

Es wird Zeit, dass es sich herumspricht: Ausgeschlafen zu sein fühlt sich nicht nur gut an. Es ist auch die sicherste, billigste und individuellste Vorsorge für ein gesundes Leben.

Sechstes Kapitel
Die modernen Schlafwächter

Natürlich macht sich Andreas Rosenthal nach dem Sonntagsbesuch seiner Eltern Sorgen. Die atemlosen Pausen zwischen den Schnarchern beim Vater, die schlaflosen Nächte seiner Mutter und vor allem ihre sichtbar angeschlagene Gesundheit lassen ihm keine Ruhe. Er überlegt: Stress kommt als Ruhestörer im Falle seiner Eltern wohl kaum in Frage. Beide führen ein geruhsames Rentnerleben. Auch Lärm, vom Schnarchen einmal abgesehen, kann nicht die Ursache sein. Die Wohnung liegt in einer kleinen, ruhigen Seitenstraße. Was seinen Eltern die nächtliche Ruhe raubt, bleibt ihm ein Rätsel.

So beginnt er sich umzuhören. Es stellt sich heraus, dass sein Büronachbar, der Justiziar des Bezirksamtes, vor kurzem in einer schlafmedizinischen Beratungsstunde war. Und wo genau? In einer Schlafambulanz.

Andreas schöpft Hoffnung. Er greift zum Telefon und wählt die Nummer seiner Eltern.

Die Schlafambulanz

Für Menschen mit Schlafproblemen ist das nächstgelegene Schlaflabor, insbesondere wenn es eine Schlafambulanz hat, die beste Anlaufstelle. Eines der mehr als dreihundert Schlaflabore derzeit in Deutschland befindet sich in der Luisenstraße in Berlin-Mitte. Zusammen mit seiner Schlafambulanz (etwa ein Sechstel der Schlaflabore sind zusätzlich mit einer ambulanten Einrichtung ausgestattet) gehört es zur renommierten Krankenhausadresse Charité Universitätsmedizin. Die Station funktioniert als Bindeglied zwischen Hausärzten, externen schlafmedizinisch geschulten Ärztekollegen und dem eigentlichen Ort für die stationäre Diagnostik, dem Schlaflabor.[1] Das stationäre Schlaflabor und die Schlafambulanz bilden das Interdisziplinäre Zentrum für Schlafmedizin an der Charité. Anfang der neunziger Jahre fing alles mit zwei Untersuchungsbetten an. Heute werden in der Charité jährlich mehr als dreitausend Patienten schlafmedizinisch untersucht und beraten.

Die meisten Patienten kommen mit der Überweisung anderer Ärztekollegen für eine Konsultation zum *Schlafmediziner*. Diese spezielle Bezeichnung setzt eine Zusatzqualifikation voraus und einen Abschluss als Facharzt. Zu den Fachärzten, die Schlafmedizin betreiben, gehören in Deutschland der Internist, Psychiater, Neurologe, der HNO- und der Kinderarzt. Auch andere Fachkollegen sowie Psychologen und auch Zahnärzte schicken bei gegebenem Anlass ihre Patienten weiter zum Schlafmediziner, um eine diagnostische Klärung oder therapeutische Hilfe zu bekommen. Doch wie findet man den Weg in eine Schlafambulanz? In der Regel mit einem Überweisungsschein vom Hausarzt oder auf direktem Weg.

So wie es im Moment aussieht, wäre es für Else und Ernst Rosenthal sicher am besten, gleich zum Schlafmediziner zu gehen. Und auch die Schulfreundin von Max, das Mädchen Franziska, will sich beim Spezialisten wegen ihrer Einschlafattacken beraten lassen.

Einige besuchen die Schlafambulanz übrigens auch dann, wenn sie gut schlafen. Das sind jene Patienten, die eine

Schlafstörung überwunden und in den Griff bekommen haben. Sie kommen im Regelfall ein- oder zweimal im Jahr zur Prophylaxe und werden auf ihre aktuelle Schlaf-Wach-Balance untersucht. Dabei lassen sich auch eventuell notwendige Anpassungen der bisherigen Therapie besprechen. Zusätzlich können Schlaftagebücher ausgewertet und praktische Erfahrungen mit den neuen Schlafgewohnheiten besprochen werden. Denn eine Konsultation in der Schlafambulanz ist immer auch ein Coaching für den guten Schlafquotienten.

Wie in jedem anderen Lebensbereich brauchen auch hier die Wechsel zu besseren Gewohnheiten und Regeln einige Zeit, viel Geduld, Disziplin, Übung und Zuspruch. Aber die Mühe wird belohnt. Wenn sich der erholsame Schlaf mit Hilfe einer Therapie wiederherstellen lässt, dann wird der Besuch in der Schlafambulanz zu einer Art Nachkontrolle und zu einer vorbeugenden Maßnahme. Und schließlich findet man in Sachen Schlafen nirgendwo sonst so kompetente Beratung über mögliche neue diagnostische Mittel und Behandlungsstrategien. Denn auch in der Schlafmedizin verändern sich Jahr um Jahr die Möglichkeiten der Diagnose, die Medikamente und die alternativen Therapieansätze.

Vielleicht gehört der Besuch beim Somnologen in Zukunft ebenso selbstverständlich zur Vorsorge wie der Besuch beim Zahnarzt. Den konsultiert man ja auch – und in dem Fall sogar gern –, wenn sich noch kein neues Loch in den Backenzahn hineingefressen hat.

Doch zurück zu den schlaflosen Rosenthal-Senioren. Als Andreas bei ihnen anruft, ist Vater Ernst am Telefon und sehr überrascht, als ihm sein Sohn den Besuch in einer Schlafambulanz vorschlägt. Prompt und ohne Umweg. »Wie?«, antwortet er. »Ich soll zum Schlafdoktor? Hör doch auf! Denkst du vielleicht, ich schnarche mehr als du? … Atemaussetzer? … Ach ja, Else meint das … hm … mag ja sein, aber ich merke nichts … ich höre ja nicht mal, ob ich schnarche … und ich schlafe gut – wie in Abrahams Schoß!«

Andreas kann sich das Lachen kaum verkneifen. Er kennt seinen eher introvertierten alten Herrn ganz genau. Ein Musterbeispiel für die These, dass man seinen Schlaf subjektiv für viel besser hält, als er tatsächlich ist.

Doch Andreas hatte sich ausführlich beim Büronachbarn über die Sachlage informiert. Mit ruhigen Worten nimmt er seinem polternden Vater den Wind aus den Segeln, indem er ihm scheinbar zustimmt: »Ganz richtig, du selbst merkst erst mal nichts. Das geht den meisten Schläfern mit Verdacht auf eine Schlafapnoe so. Alle, die an dieser häufigen Schlafstörung leiden, sind sich ihrer anfangs nicht bewusst. Man bemerkt es vielleicht an den Folgen, aber wenn die auftreten, ist es schon ziemlich spät. In diesem Fall hört der Vater mal auf den Rat seines Sohnes. Keine Widerrede!«

Beim ersten Besuch in einer Schlafambulanz wird für jeden neuen Patienten eine gründliche Anamnese erstellt. Das Gespräch soll in Worte fassen, was zur Vorgeschichte der konkreten Schlafstörung gehört. Das klingt einfach, ist aber oft gar nicht so leicht. Und wie im Fall von Ernst Rosenthal verlangt eine gute Anamnese oft geduldiges Nachfragen. Denn während der Sprechstunde in der Schlafambulanz antwortet er genauso auf die Fragen des Arztes wie schon zu Hause: »Keine Ahnung, ob ich die Luft beim Schlafen anhalte. Ganz ehrlich. Ich merke selbst gar nichts davon.«

Aber damit gibt sich der Arzt nicht zufrieden. Er erkundigt sich nach Schlafqualität, Schlafdauer, Einschlafproblemen und Besonderheiten im Schlaf-Wach-Rhythmus und spricht die Gewohnheiten rund um die Schlafhygiene an. Auch fragt er nach sonstigen Erkrankungen und Beschwerden sowie nach Medikamenten. Es geht schließlich nicht nur um das Schnarchen. Auch um häufige nächtliche Wachphasen, den Gang zur Toilette, um Schmerzen in den ruhenden Beinen, um Albträume, Zähneknirschen, Kopfschmerzen oder Nachtschweiß. Am Schluss der Checkliste geht es um den aktuellen Gesundheitsstatus ganz allgemein.

Zusätzlich gibt es die Möglichkeit, die Bestandsaufnahme durch Fragebögen zu ergänzen, die unter anderem gezielt das subjektive Empfinden der Müdigkeit ausloten (zum Beispiel die Epworth Sleepiness Scale). Andere Frageprotokolle konzentrieren sich auf das RLS-Syndrom, wieder andere auf den Verdachtsfall Schlafapnoe, auf Narkolepsie oder auf Insomnie. Damit auch die geistige Leistungsfähigkeit am Tage beurteilt werden kann, drehen sich einige Fragen beispielsweise um die Gedächtnisleistung, die Geschicklichkeit oder die Konzentrationsfähigkeit.

Die nächste Möglichkeit herauszufinden, warum in einem konkreten Fall der Schlaf nicht kommen will – oder sich zwar einstellt, aber nicht mehr erholsam genug ist –, ist die ambulante Messung des Schlafverhaltens im häuslichen Bett. Die Frage ist, was man dabei misst. Bekanntermaßen machen es solche Parameter wie Müdigkeit oder Schlafqualität einem Mediziner eher schwer. Eine solche Messung funktioniert nicht so einfach wie die Kontrolle des Blutdrucks oder der Lungenfunktion. Es gibt noch keinen Blutwert, der Müdigkeit oder schlechten Schlaf erkennen lässt. Allenfalls könnte man Schlussfolgerungen aus dem Hämoglobinwert ziehen, denn auch eine Anämie ruft Müdigkeit hervor. Oder aus den Schilddrüsenhormonen, weil deren Minderung ebenfalls müde macht, ein erhöhtes Vorkom-

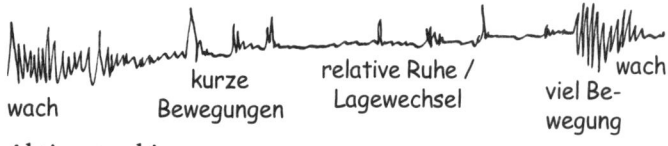

Aktimeterskizze

men dagegen wach, oder auch aus den Werten einiger anderer Neuropeptide.

Vielleicht bieten sich in Zukunft Orexin bzw. Hypocretin oder Melatonin als »Schlafhormone« für eine solche Messung an. Sie sind allerdings hauptsächlich in der Hirnflüssigkeit und weniger im Blut vorhanden, was ihre Messung schwierig macht. Und auch im Urin ist nichts direkt abzulesen, was den Schlaf charakterisiert.

In der heutigen Praxis kann der Patient für eine ambulante Messung zuerst ein so genanntes *Aktimeter* bekommen.

Das Gerät ähnelt einer Armbanduhr und lässt sich vierundzwanzig Stunden am Tag und auch mehrere Tage lang problemlos tragen. Es dient zum Beobachten des tatsächlichen Wach-Schlaf-Rhythmus. Dank eines Bewegungssensors können »ruhige« und »bewegte« Phasen klar unterschieden werden – ein zuverlässiges Mittel, die subjektive Beschreibung des Schlafverhaltens zu objektivieren. Und das ist notwendig, denn niemand hat einen ungetrübten, objektiven Blick auf seinen Schlaf. Man schläft seinem Empfinden nach oft ganz anders, als es das Aktimeter anzeigt.[2] Mit Hilfe dieses Geräts lässt sich auch gut erkennen, ob der Patient eher ein Morgen- oder ein Abendtyp ist und/oder ob der Schlaf mit starken Rhythmusverschiebungen einhergeht.

Ein weiteres ambulantes Verfahren zur Messung nächtlicher Daten erlaubt ein so genanntes *Screening-Gerät*. Es ist nicht größer als ein Handy, wird ausschließlich während der Nachtruhe getragen und konzentriert die Datenaufnahme auf den vorher programmierten Zeitraum. Genauso wie das Aktimeter dient dieses polygrafische System einer Vorstufendiagnostik. Mit ihm werden vor allem die Patienten untersucht, bei denen der Verdacht auf eine schlafbezogene Atmungsstörung besteht. Es registriert mit einer »Nasenbrille« (nasal pressure cannula) die Atmung an der Nase. Die während der Atemzüge wechselnde Anstrengung des Brustkorbs und des Zwerchfells wird mit einem Brustgurt bzw. mit einem Bauchgurt gemessen. Außerdem schreibt das Gerät die Sauerstoffsättigung im Blut mit, den Puls, die Wechsel der Körperlage und das Schnarchen. Zusätzlich kann der Muskeltonus an den Unterschenkeln gemessen werden, was Aufschluss über unruhige Beine im Schlaf geben kann. Beim Auswerten dieser biometrischen Daten kann der Mediziner unter anderem erkennen, ob – wie bei Ernst Rosenthal – der Verdacht auf Atmungsaussetzer begründet ist oder nicht. Danach wird über weitere Maßnahmen entschieden.

Schon allein aus finanziellen Gründen wird vor einer kostenintensiveren Untersuchung im Schlaflabor zunächst die beschriebene Vorstufendiagnostik durchgeführt. Denn wenn die ambulante Messung keinen Nachweis für eine Schlafapnoe oder ein PLM-Syndrom (periodische Beinbewegungen) erbringt, dann gibt es auch keinen zwingenden Grund für den zweiten Schritt – den Weg ins stationäre Schlaflabor. Es sei denn, der Patient berichtet über einen nicht erholsamen Schlaf, Müdigkeit oder andere Schlafstörungen, zum Beispiel Schlafwandeln, Albträume, Zähneknirschen, nächtliches Aufschrecken (Pavor nocturnus). Letztendlich sind es nur die Ein- und Durchschlafstörung oder das frühmorgendliche Erwachen, also Formen der Insomnia, die man nicht im Schlaflabor untersuchen muss. Es entscheiden somit nicht nur die ambulanten Voruntersuchungen, sondern im Wesentlichen auch die persönlichen Beschwerden, ob man letztendlich ein Kandidat für eine Schlaflabor-Untersuchung wird.

Das Schlaflabor

Warum kann man nicht gleich alle diese Schlafparameter zu Hause messen? Schließlich liegt man dann im eigenen Bett, an der gewohnten Schlafstelle und bleibt in seiner häuslichen Umgebung, wo man doch am besten schläft.

Stattdessen erfolgt die Einweisung in ein Schlaflabor. In den meisten Fällen wird der Patient für drei, mindestens aber für zwei Nächte aufgenommen. In diesen Nächten wird die so genannte kardiorespiratorische Polysomnographie (PSG) durchgeführt. Das ist die Standarduntersuchung für eine gründliche Diagnostik des gestörten Schlafs. In Deutschland gibt es mehr als 350 solcher Labore, in den USA werden Schlafpatienten heute schon in 650 Schlaflaboren untersucht und behandelt.

Warum ambulante häusliche Messungen nicht genügen, liegt schlicht daran, dass zur nächtlichen Untersuchung auch die akustische und visuelle Überwachung des Schlafs und des Schlafenden gehört. Diese Arbeit übernehmen eine Infrarotkamera und ein Mikrophon – kleine, sensible Geräte, die keine Big-Brother-Stimmung aufkommen lassen. Nur anhand dieser zusätzlichen Daten lassen sich die nächtlichen Kurven zuverlässig beurteilen und Messungsabweichungen erkennen.

Viele Patienten bezweifeln vor der ersten Nacht im Schlaflabor, dass sie überhaupt einschlafen können. Sie fra-

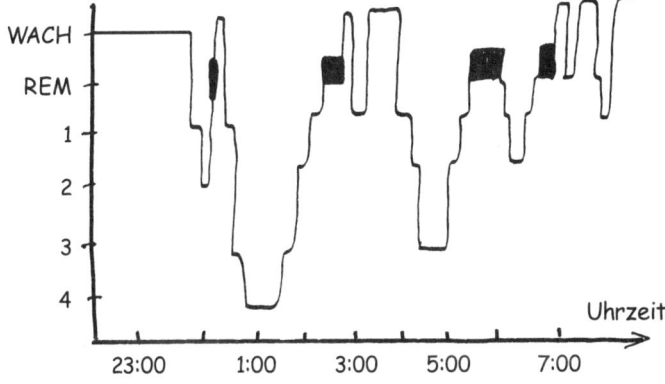

Skizze einer »fragmentierten Schlafstruktur«
(schwere Einschlafprobleme)

gen sich: Wie soll das gehen, in so einer fremden Umgebung, mit der ganzen Technik ringsum und mitten drin im Kabelsalat der vielen Ableitungsschnüre? Der so genannte »first night effect« ist ein Grund dafür, warum eine einzige Nacht für die Untersuchung im Schlaflabor nicht ausreicht, obwohl er nicht grundsätzlich und nicht bei allen Schlafenden auftritt. Manche Patienten berichten, dass sie in der ersten Nacht im Schlaflabor sehr schlecht, viel schlechter als zu Hause, geschlafen haben.

Doch manchmal tritt gerade das Gegenteil ein, und der Patient schläft in der ersten Nacht (der Adaptionsnacht) im Schlaflabor unerwartet gut. Das betrifft vor allem Insomniker. Und die staunen und wundern sich darüber selbst oft am meisten. Vielleicht ist dieses Phänomen auf die Erleichterung zurückzuführen, die ein Schlafloser spürt, weil er nach oft jahrelangem Leiden nun berechtigterweise auf Heilung hofft und sich mit seinem Problem endlich so ernst genommen und »aufgehoben« fühlt, dass er in der ersten Nacht tatsächlich besser schläft.

In jedem Fall muss der »Effekt der ersten Nacht« geduldig abgewartet werden. Nach der Adaptionsnacht treten die üblichen Beschwerden meist genau so wie gewohnt auf. Mit zwei »Diagnosenächten« lässt sich also in der Regel ein relevantes Untersuchungsergebnis erzielen, das auch Therapieempfehlungen zulässt.

Was passiert während einer Nacht im Schlaflabor? Die Einweisung findet abends statt. Und die Nachtschicht ist für den Arzt und Assistenten bzw. den Medizinstudenten oder die Schwester, kurz für den, der die somnographische Aufzeichnung überwacht, ein intensiver Einsatz. Mindestens sechs, aber noch besser sieben bis acht Stunden sollten die Patienten im Bett des Untersuchungszimmers schlafen. In einem benachbarten Zimmer werden die Biosignale der Nacht von einem Computer registriert und gespeichert, denn bei der polysomnographischen Aufzeichnung kommt eine enorme Menge physiologischer Daten zusammen.

Zur Standarduntersuchung im Schlaflabor gehören die Ableitung der Hirnströme mit Hilfe des Elektroenzephalogramms (EEG), die Messung des Muskeltonus mit dem Elektromyogramm (EMG) und die Kontrolle der Augenbewegungen mit dem Elektrookulogramm (EOG). Außerdem zeichnet man die Herzfrequenz (EKG), Beinbewegungen, Wechsel der Körperlage und Atmung sowie Sauerstoffsättigung auf.

Streng sachlich betrachtet lässt sich die »Schrift des Schlafs« als ein vielzeiliges elektronisches Ableitungsprotokoll auf dem Computermonitor lesen. Für den Laien ist es unmöglich zu entziffern, was die verwirrende Ansammlung von Delta-, Theta-, Sigma- und Alphawellen, von Amplituden und Zahlenkolonnen aussagt. Für den somnologisch geschulten Betrachter lesen sich die Nachtprotokolle, die über die oszillierenden Bildschirme wandern, mal wie spannende Mitternachtsreports, mal wie eintönige Protokolle friedlicher Nachtruhe. Da gibt es EEG-Komplexe, die aus Wellen zwischen zehn und vierzehn Hertz bestehen und durch schnelle Zu- und Abnahme der Amplituden wie Spindeln aussehen. Sie finden sich meistens im Non-REM-Schlaf. Schnelle Augenbewegungen während der REM-Phase ergeben bizarre Zickzackkurven. Jeder Lagewechsel wird registriert, jede Abwechslung im Muskeltonus schreibt skurrile Amplituden, die Rückschlüsse auf zuckende Beine oder knirschende Zähne zulassen. Die Zahlenkolonnen, die genau wiedergeben, wie viel Sauerstoff im Blut vorhanden ist, liefern Hinweise auf Atmungsstörungen. Jedes Aufwachen (Arousal) wird aufgezeichnet und mitgeschrieben. Jede REM-Phase wird genau erfasst, mit Anfang und Ende. Das Träumen mit seinen heftigen Aktivitäten in den Hirnströmen und den schnellen Augenbewegungen lässt sich gut darstellen, leider ohne das konkrete Traumgeschehen preiszugeben – das kann noch niemand filmen oder fotografieren.

Und auch vieles andere ist noch nicht messbar. Dazu gehören Phänomene, die durchaus Auswirkungen auf den Schlaf haben können, zum Beispiel nächtliche Blähungen oder Juckreiz. Und was stellen andere Organe mit unserem Schlaf an? Was machen Hunger und Durst? Wir wissen es nicht, noch nicht. Auch wissen wir nicht genau, warum und nach welchem Modus sich die Schlafphasen abwechseln und wo das Programm dafür gespeichert ist. Und wie werden die nächtlichen Weckreaktionen, die Arousal, ausgelöst? Warum dreht man sich in einem ganz konkreten Moment im Bett von der einen auf die andere Seite?

So gesehen bleibt auch nach einer genauen polysomnographischen Messung des Schlafes noch vieles im Verborgenen und uneinsehbar.

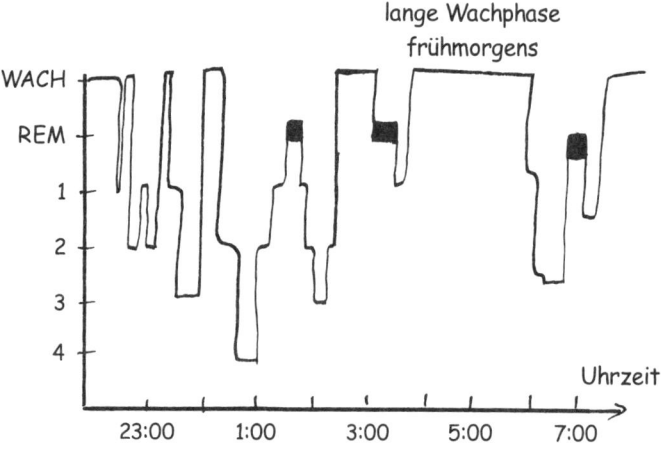

PSG-Skizze einer Nacht mit Ein- und Durchschlafproblemen

Eine Tatsache lässt sich selbst für ein ungeübtes Auge aus einer Polysomnographie ablesen: Keine Nacht gleicht der anderen, und jeder Mensch fällt in seinen eigenen, individuellen Schlaf. Weit und breit findet man keinen »Musterschläfer«, dessen polysomnographische Signale als Standardschablone für eine erholsame Nacht gelten könnten. Das liegt auf der Hand – nach all dem, was in diesem Buch über den Schlaf steht. Doch gerade weil dieser Sachverhalt so offenkundig ist, droht er sofort wieder in Vergessenheit zu geraten. Deshalb weisen wir hier zum wiederholten Male auf ihn hin. Wenn es uns nämlich gelingt, diese Tatsache zu akzeptieren, wird es bereits dadurch leichter fallen, sich mit größerer Toleranz, mehr innerer Gelassenheit und etwas entspannter ins Bett zu legen – und einfach nach der eigenen Façon zu schlafen.

Am Morgen ist mit dem Aufwachen im Schlaflabor die Nachtuntersuchung zunächst beendet. Dann werden die gut fixierten Elektroden von Kopf, Kinn, Bauch, Beinen, Armen und Brust wieder gelöst. Ganz sanft. Und erst am Abend »verkabeln« die Assistenten ihre Patienten aufs Neue. Die ganze Prozedur macht etwas Mühe und bedarf einiger Geduld – sie ist jedoch vollkommen schmerzlos.

Einzig bei Patienten, die auch während des Tages auf ihre Müdigkeits- oder Einschlafattacken hin untersucht werden, bleiben die dünnen Kabelstrippen mit dem Körper verbunden, und die Untersuchung im Schlaflabor wird mit dem so genannten *Multiplen Schlaflatenz-Test* (MSLT) fortgesetzt.

Schlafen wie auf Knopfdruck

So muss auch Franziska, die Schulfreundin von Max, nicht nur nachts im Schlaflabor schlafen, sondern zum Klären ihrer überraschenden Einschlafattacken auch am Tage verkabelt bleiben. Sie hat ihre Adaptionsnacht gut überstanden und soll nun auch im Tagschlaf untersucht werden. Die bisherige Diagnose ihres Hausarztes schrieb die auffälligen abrupten Müdigkeitsattacken des Mädchens und das überraschend leichte Einschlafen mitten am Tag den Folgen der Pubertät und ihrem niedrigen Blutdruck zu. Schnelles Wachstum, alle Hormone fahren Achterbahn – die üblichen Probleme junger Frauen eben.

Im Schlaflabor nimmt man nun Franziskas Schlaf-Wach Verhalten unter die Lupe. Beim Multiplen Schlaflatenz-Test wird sie fünfmal am Tag, alle zwei Stunden, in einen abgedunkelten Raum geführt und gebeten, ruhig zu liegen und – so schnell es geht – einzuschlafen. Sie ist extra um sechs Uhr am Morgen geweckt worden. Nun soll sie um acht, zehn, zwölf, vierzehn und sechzehn Uhr zum MSLT.

Anhand der dabei abgeleiteten Schlafdaten kann der Arzt genau verfolgen, wie schnell die Patientin auch tagsüber einschläft und welches Schlafstadium sie innerhalb der vorgegebenen Messzeit von zwanzig Minuten erreicht. Wenn eine Testperson schnell einschläft, wird sie frühestens nach fünfzehn Minuten wieder geweckt und muss nun, möglichst ohne stimulierenden Kaffee oder andere Anregungen, bis zum nächsten Schlafen wie auf Knopfdruck wach bleiben.

Nach Beendigung einer solchen Untersuchung lassen sich nicht nur Rückschlüsse auf die angesammelte Schlaflast und das entsprechende Schlafdefizit ziehen. Schläft der Patient im Durchschnitt schneller als in sieben Minuten ein, dann heißt die Diagnose Hypersomnie, und von diesem Befund ausgehend kann man nun überlegen, was sich gegen den »immermüden« Zustand tun lässt.

Falls der Patient am Tage einschlafen kann, aber die Einschlafzeit im Mittel zwischen sieben und zehn Minuten beträgt, dann nennen das die Schlafmediziner einen Grauzonenwert. In diesem Fall sind weitere Befunde notwendig, um eine möglichst genaue Diagnose zu stellen. Der normal ausgeschlafene Mensch braucht beim MSLT in der Regel länger als zehn Minuten, falls er überhaupt einschlafen kann. Das schafft er wahrscheinlich nur in der Zeit des Mittagslochs oder am späten Nachmittag.

Bei Franziska tendiert die Diagnose am Ende des Tests in Richtung Narkolepsie. Denn ihr fielen bei jeder der fünf möglichen Einschlafpausen schon nach weniger als sechs Minuten die Augen zu. Und zweimal landete sie innerhalb kürzester Zeit sogar im Traumschlaf.

Eine genau umgekehrte Untersuchungsmethode nutzt man beim so genannten MWT (*Maintenance of Wakefulness Test*). Auch dabei werden die Patienten in abgedunkelte

Räume gebeten, doch diesmal sollen sie nicht schlafen, sondern sitzend versuchen, wach zu bleiben, möglichst vierzig Minuten lang. Ein gesunder Schläfer kann das etwa eine halbe Stunde ohne Probleme durchhalten. Erst dann mag es passieren, dass er durch die Dunkelheit oder die Langeweile dösig wird und einschläft. Ein Hypersomniker schafft es dagegen meist nur kurz, sich wach zu halten, und liegt schon nach wenigen Minuten in Morpheus' Armen.

Neben diesen beiden etablierten Methoden gibt es im Schlaflabor noch andere und zum Teil durchaus kuriose oder teilweise fast spielerisch anmutende Reaktionszeittests zum Messen von Vigilanz, Geschicklichkeit, Konzentration und Gedächtnis am Tage. Dazu zählt auch die so genannte Pupillographie, mit der man messen kann, wie sich die Pupillen bei Müdigkeit verengen, bei Aufregung unruhig werden oder sich in Phasen der angeregten Wachheit erweitern. Beim Reaktionszeittest muss der Proband, so schnell er kann, auf ein visuelles Signal mit einem Knopfdruck antworten. Im Fahrsimulator werden Aufmerksamkeit und Müdigkeit getestet.

Je nach Diagnose werden im Schlaflabor neben den klassischen Ableitungen mit Hilfe der Polysomnographie auch noch folgende Parameter gemessen: Blutdruck, Blutflussgeschwindigkeit und Kohlendioxidgehalt im Blut. In manchen Fällen ist der Druck in der Speiseröhre wichtig, oder man nimmt bei gegebenem Anlass den Säurewert im Magen unter die Lupe. Mal sind die exakten Daten zum Lungenvolumen interessant, in anderen Fällen die Werte zur Aktivität des Sympathikotonus, also des vegetativen Nervensystems. Mit Hilfe der so genannten Penimetrie lassen sich Schlussfolgerungen hinsichtlich der nächtlichen erektilen Erregbarkeit treffen. Auch die Körpertemperatur kann in der Betrachtung von Schlafstörungen eine Rolle spielen, zuweilen auch der Hautleitwiderstand bzw. der Hautleitwert, den wir vom »Lügendetektor« kennen.

Unterm Strich dienen alle diese vielfältigen Untersuchungen in der Schlafambulanz und im Schlaflabor nur einem einzigen Ziel: Der Schlafmediziner sucht nach einer möglichst genauen Antwort auf die Frage: Warum will meinem Patienten der Schlaf nicht mehr so kommen wie gewünscht? Auch der Patient will herausfinden: Warum trifft es gerade mich?

Um die Antwort auf beide Fragen zu finden, werden der Nachtreport und die Tagesuntersuchungen im Schlaflabor nicht nur automatisch ausgewertet, was der technische Entwicklungsstand der heutigen Software durchaus zulässt. Es gehört zum Standard eines zertifizierten und qualitativ hochwertigen Schlaflabors, dass sämtliche Untersuchungsergebnisse noch einmal von kompetentem Fachpersonal visuell kontrolliert und ausgewertet werden.

Und obwohl sich die Schlafmedizin ohnehin seit ihren Anfängen als ein Querschnittsfach entwickelt hat, bildete sich im Laufe ihrer Entwicklung sogar eine neue Berufsgruppe heraus: der somnologisch geschulte Medizintechniker und die somnologisch geschulte medizintechnische Assistentin. In vielen Schlaflaboren sind sie die Seele des Teams, die wichtigste Schnittstelle zwischen technischer Aufzeichnung und Befund und nicht zuletzt auch eine Brücke zwischen Arzt und Patient.

Nach Abschluss der gründlichen Anamnese und erfolgter Diagnostik im Schlaflabor wird man nun nach allen Möglichkeiten suchen, um den Patienten zu helfen.

Baldrian, Hopfen und Melisse – oder was sonst?

Liegen alle Untersuchungsergebnisse auf dem Tisch des Arztes – alle Daten aus Nachtprotokollen und Tagestests, aus Polysomnographien und organischen Befunden –, dann geht es um die Therapie. Wie in allen anderen medizinischen Bereichen gibt es auch in der Schlafmedizin medikamentöse und nichtmedikamentöse Therapien. Zu den nichtmedikamentösen Maßnahmen zählen vor allem kognitive Therapien, Verhaltensmaßregeln, Entspannungsmethoden und mechanische Therapieformen.

Wir werden die aktuellen Therapieformen analog zu den wichtigsten Schlafstörungen vorstellen und uns dabei auf die im fünften Kapitel eingeführten Hauptgruppen von Syndromen beschränken. Dabei versteht es sich von selbst, dass kein Buch – auch dieses nicht – die Konsultation beim Spezialisten ersetzt. Warum sollten wir auch allein herausbekommen wollen, womit sich unser persönliches individuelles Schlafproblem aus der Welt schaffen lässt? Das scheint nicht nur schwer, sondern ist wegen der Subjektivität der Eigenwahrnehmung nicht oder kaum möglich. Wäre es anders, gäbe es nicht so viele Menschen, die über Schlafstörungen klagen. Um sie zu beheben, bedarf es in jedem einzelnen Fall der fachmännischen Perspektive, Erfahrung und Kenntnis. Wir bieten zwar eine erste Orientierung, vor allem aber wünschen wir uns, dass nach der Lektüre allen betroffenen Lesern die Entscheidung leichter fällt, sich zusammen mit einem Spezialisten um das konkrete Schlafproblem zu kümmern. Möglichst zu einem frühen Zeitpunkt.

Gegen die Dämonen der Nacht

Wenden wir uns zunächst der *Insomnia* zu. Bei leichteren Fällen – bei noch nicht chronisch gewordenen Schlafproblemen, so wie sie meist plötzlich und unerwartet auftreten, zum Beispiel nach einem Todesfall, bei Trennung, durch akuten Berufsstress oder während der Kleinkinderpflege – wird der Schlafmediziner in der Regel zunächst alle Möglichkeiten der so genannten kognitiven Verhaltenstherapie ausschöpfen. Dazu gehören die Stimuluskontrolle, die Schlafrestriktion, Entspannungstechniken, die Schlafhygiene und kognitive Verfahren der Angstbewältigung.

Dabei geht es unter anderem darum, die eigene Entspannungsfähigkeit zu testen, zu schulen und zu verbessern. Infolgedessen lässt sich abends leichter zu innerem Gleichgewicht und damit zu besseren Voraussetzungen für den Eintritt in die nächtliche Ruhe finden. Yoga-Übungen, Tai-Chi-Stunden, Muskelentspannung nach Jacobson, autogenes Training, die Feldenkrais-Methode und andere Entspannungstechniken – sie alle können dabei helfen.

Freilich, diese Wege zur Heilung erfordern Geduld, gute Anleitung und kontinuierliche Praxis. Alternativ oder begleitend sind auch Hausmittel wie heiße Milch vor dem Schlafengehen nicht zu verachten. Doch wer auf Kräutertee, Atemübungen und andere »softe« Mittel setzt, darf sich keine spontanen Wunder versprechen. Wunderbar ist allerdings die Tiefen- und Langzeitwirkung. Für die meisten, die es mit Entspannungstechniken ernsthaft versuchen, sind die Erfahrungen, die sie dabei machen, so überzeugend, dass sie das Gelernte selbst dann weiter fortsetzen, wenn sich die einstigen Gesundheitsprobleme längst gegeben haben. Und genau dann kann die Entspannungsübung das bewirken, wozu sie eigentlich da ist: Stress am Abend zu vermeiden und damit Schlafstörungen vorzubeugen. Nicht nur Menschen mit einem guten Schlafquotienten sollten über diese Präventivmethoden Bescheid wissen. Bereits in der Kindererziehung müsste die Aufklärung über die Relation von »Stress & Entspannung & Schlaf« eine genauso große Rolle spielen wie ausgewogene Ernährung und altersgerechte Bewegung. Die Entspannungstechniken unterstützen allein schon deshalb den erholsamen Schlaf, weil sie im Allgemeinen zu mehr Balance, Ruhe und energetischem Gleichgewicht beitragen.

Ähnlich positiv wirken sich regelmäßige und angemessene sportliche Aktivitäten aus. Das gilt für alle Altersgruppen. Sportarten wie Laufen, Schwimmen, Wandern fördern, wenn sie nicht gerade am späten Abend stattfinden, nicht nur die körperliche Ausdauer und Fitness, sondern auch den gesunden Schlaf, insbesondere den Tiefschlaf.

Noch ein Wort zur Stimuluskontrolle und zur Schlafrestriktion. Ersteres bedeutet, das Bett einzig und allein für den Nachtschlaf zu benutzen, und Letzteres – wie der Name schon verrät – die »gewaltsame« Verkürzung der Schlafzeit. Lässt man sich zum Beispiel morgens fünfzehn bis zwanzig Minuten eher wecken, obwohl man länger schlafen könnte, baut man eine Schlafschuld auf. Daraufhin fällt das Einschlafen am Abend eventuell auch zu einem früheren Zeitpunkt leichter, die Schlafeffektivität steigt.

Nicht zuletzt stärken alle konkreten Vorstellungen über die individuellen Eigenheiten und persönlichen Bedürfnisse den wachen Blick auf den eigenen Schlaf. Manchen Patienten wird erst im Behandlungszimmer des Schlafmediziners deutlich, wie wenig sie über dieses bedeutsame Drittel ihres Lebens wussten. Das Ausfüllen der Fragebögen bringt sie ins Grübeln. Manchmal fallen ihnen die Antworten nicht leicht und brauchen Zeit.

Neben der kognitiven Verhaltenstherapie gibt es noch andere Techniken zur Kontrolle des eigenen Schlafs, zum Beispiel Schlaftagebücher oder auch die eher sachlich abgefassten Schlafprotokolle mit Uhrzeiten und Stundenzahlen. Allein schon dieses Sich-mit-dem-Schlaf-Beschäftigen kann helfen, die Schlafprobleme angemessener und wortwörtlich wacher wahrzunehmen.[3]

Allerdings zeigte sich, dass diese Maßnahmen nur bei etwa zwanzig bis dreißig Prozent der Schlafgestörten effektiv wirksam sind. Für andere, zum Beispiel Ältere, scheinen sie weniger geeignet, wenn auch bei sechzig bis siebzig Prozent zumindest eine Besserung eintritt. Wir hoffen jedoch – und sind beide der festen Überzeugung –, dass dieser Prozentsatz in Zukunft spürbar ansteigen wird, eben weil sich die Pflege des Schlafs verbessern lässt und sicher auch verbessern wird.

Doch noch ist es nicht so weit. Jeder Dritte von uns schläft laut Statistik schlecht. Jeder Zweite musste sich schon einmal mit einem Schlafproblem plagen. Vielen ist aber gar nicht bewusst, dass sie in einer solchen Situation besser einen Arzt aufsuchen sollten. Lieber blättern sie viel Geld auf den Tisch, um mechanische Schlafhilfen zu erwerben, von der Einschlaf-CD über den Elektrosmog-Schlucker bis hin zur Tausende Euro teuren Spezialmatratze. Am Problem ändert das oft nur wenig – schon gar nicht, wenn aufgrund der Lebensumstände schnell gehandelt werden muss. Dann helfen oft nur Medikamente.

Wenn ein Schlafmediziner nach seiner Diagnose eine Pille für besseres Schlafen verschreibt, tut er das mit Bedacht. Die Behandlung erfolgt in Abstufungen: von schwacher Dosis zu stärkerer Dosis, vom schwachen zum stärkeren Wirkstoff. Jede Medizin ist ja nur dann gut, wenn sie hilft.

Mancher Geplagte versucht dies im Selbstversuch zu testen: Wenn heute jemand in die Apotheke geht und um ein Mittel gegen Schlafprobleme bittet, werden ihm wahrscheinlich zunächst pflanzliche Stoffe angeboten. Johanniskraut, Melisse, Hopfen und Baldrian sind hier die Favoriten. Dabei scheinen Kombinationen einzelner pflanzlicher Substanzen wirksamer als Einzelpräparate. Darüber hinaus gibt es auch Inhalationsmittel – sozusagen »das Einschlafen aus der Duftlampe«. Allerdings zeigt sich eine eventuelle Wirkung aller pflanzlichen Präparate erst allmählich und nicht gleich am ersten Abend. Es gilt heute die Regel, dass sich ein wirklicher Effekt nach vier bis sechs Wochen intensiver (täglicher) und hoch dosierter Einnahme zeigt. Dabei muss aber ein positiver Effekt, der sich mit Hilfe der Polysomnographie im Schlaflabor nachweisen lässt, noch keine subjektiv wahrnehmbare Wirkung ergeben. Die Phytopharmakotherapie hat es deshalb oft sehr schwer. Nur wenigen Betroffenen bringt sie, was sie sich von ihr erhoffen. Und noch etwas anderes, nicht Messbares beeinträchtigt den Erfolg: Je länger eine Schlafstörung nicht behandelt wird, desto schwerer haben es die pflanzlichen Mittel, im Übrigen aber auch die klassischen Schlafmittel.

Ziehen wir eine Zwischenbilanz: Pflanzliche Präparate sind den Versuch wert, sollten am besten bereits zu Beginn einer Schlafstörung eingesetzt werden, täglich und hoch dosiert etwa vier bis sechs Wochen lang. Dazu gehört das Führen eines Schlafprotokolls, eine Untersuchung bei einem Schlafmediziner und nicht zuletzt das Wissen darum, dass man auch diese Therapie nicht abrupt beenden sollte, sondern »langsam ausschleichend«, wie es im Fachjargon heißt.

Es gibt gute Gründe, warum der Apotheker zuerst zu Pflanzenmitteln rät. Die Phytopharmaka haben eine lange

Tradition. Schon unsere frühen Vorfahren wussten die Kräfte der Natur zu schätzen, wobei wir die Kräuter, die sie benutzten, heute eher als Drogen denn als leichte Schlafmittel ansehen würden. Bereits den alten Schamanen und Wunderheilern lange vor der Zeitenwende muss bekannt gewesen sein, dass die Früchte der Mohnblume nahezu magische Kräfte besitzen. Das beweisen Grabbeigaben und frühe Darstellungen des Schlafgottes Morpheus. Die Eingeweihten wussten aus dem eingedickten Milchsaft der Samenkapseln des Schlafmohns Opium zu machen, das später auch in der griechischen Heilkunde beschrieben und von solchen Ärzten des Altertums wie Galen und Dioskurides als schmerzlindernd und schlaffördernd eingesetzt wurde.

Aus dem Mittelalter ist als Rezept eine Wundermischung überliefert, die den Namen Theriak trug. Es galt als Allheilmittel, das selbst gegen die Pest geholfen haben soll, doch war es wahrscheinlich eher als »Schlaftrank« wirksam. Neben Engelswurz und einer wechselnden Mixtur anderer Kräuter gehörte auch in diese Mischung Opium hinein. Eine Alternative dazu waren alkaloidhaltige Pflanzenextrakte, die ihrer Wirkung gemäß Schlafschwamm oder Hexentrunk genannt wurden. Das Wissen der »Kräuterweiber« war ihren Mitmenschen zwar nicht geheuer; dennoch wurden ihre Fähigkeiten genauso bewundert wie beargwöhnt. Schließlich zeugten die »überirdischen« Wirkungen ihrer Säfte und Kräuter von genauer Kenntnis der Substanzen. Die Zutaten waren teilweise hochgiftig, zum Beispiel Tollkirsche, Fingerhut, Eisenhut, Stechapfel, Mandragora und Bilsenkraut. Kein Wunder, dass die Kräuterfrauen die Geheimnisse ihrer Rezepturen hüteten.

Erst 1803 wurde aus Opium das wirksame Morphin extrahiert, eine bis heute bekannte Schmerz- und Schlafdroge. 1826 entdeckte man die sedierende und schlaffördernde Wirkung von Kaliumbromid, das seither als erstes nichtpflanzliches Schlafmittel gilt. Langsam begannen auch die Mediziner gegen die Dämonen der von Schlafstörungen Geplagten zu kämpfen. Ein Doktor Oskar Eugen Liebreich führte 1869 den Stoff Chloralhydrat (schon 1832 beschrieben) in die Therapie gegen Schlaflosigkeit ein. Wir erwähnen dieses Detail auch deshalb, weil es das älteste heute noch eingesetzte chemische Schlafmittel ist.

Das Schlafmittel, das die längste Karriere hinter sich hat, von dem aber Schlafmediziner heute dringend abraten, ist der Alkohol. Allein in den USA werden mehr als 550 Millionen Dollar pro Jahr für Alkohol als Einschlafhilfe ausgegeben. Wir haben bereits ausgeführt, dass er zwar eine das Einschlafen fördernde Wirkung hat, aber dieser Effekt ist stark abhängig von der Dosis. Zu viel Alkohol wiederum greift spürbar in das Durch- und Tiefschlafen ein. Darauf haben Mediziner bereits 1915 hingewiesen. Seit diesem Zeitpunkt wird Alkohol aus medizinischer Sicht nicht mehr als offizielles Schlafmittel propagiert. Es kann nicht oft genug wiederholt werden, dass Alkohol zwar ein Einschlafmittel darstellt, aber ein potenter Durchschlafverhinderer sein kann. Auch weil Alkohol ein hohes Abhängigkeitspotenzial hat, ist er eben nicht zu empfehlen, Ausnahmen bestätigen die Regel.

Schon seit anderthalb Jahrhunderten kennt man die Wirkung eines der potentesten Schlafmittel, des Barbitals. Es wurde 1903 als erstes Barbiturat entdeckt und erlebte 1920 den Höhepunkt seines Daseins. Damals gab es die von Jakob Klaesi durchgeführten Barbiturat-Schlafkuren.

»Schlafkur« ist ein Begriff, der vielen Schlafpatienten im Ohr liegen muss, denn ungefähr jeder zehnte Besucher einer Schlafambulanz fragt nach solch einer Schlafkur. Allerdings wissen die wenigsten, was sich dahinter verbirgt. Der Wunsch ist zumeist, sich mal richtig auszuschlafen oder endlich wieder leicht in den Schlaf zu finden. Die Barbiturat-Kuren von anno dazumal haben wohl beides nicht erfüllt. Ursprünglich bedeutete »Schlafkur« also das medikamentös unterstützte Dauerschlafen, ein »Ausschlafen« zum Wohle von Geist und Körper. Aber garantiert eine solche Schlafkur gesundheitsfördernde Wirkungen? Aus heutiger Sicht glauben wir, dass es zumindest ein Weg ist, um chronische Schlafschuld abzubauen. Immerhin: Vorschlafen geht nicht. Nachschlafen schon.

Daher raten wir, lieber in einen guten Urlaub ganz naturbelassene Schlafkuren zu integrieren. Ohne jedes Hilfsmittel. Einfach nur mit der einen Maßregel, dass der Schlaf einmal genauso viel Zeit kosten darf, wie er will. Sie werden im Anhang die Anleitung für eine solche Schlafkur finden. Medikamente zum Schlafen sollten den Fällen mit medizinischer Indikation vorbehalten bleiben.

Mother's Little Helpers

Der Gebrauch einer Schmerz- oder Schlaftablette auch bei kleinstem Anlass kam Anfang der sechziger Jahre beinahe in Mode. Was war der Hintergrund? Damals, genau 1960, wurde Chlordiazepoxid (Librium) als erstes Derivat der noch heute bekannten Benzodiazepine entdeckt. Drei Jahre später isolierte man den Wirkstoff, Diazepam. Den meisten dürfte er jedoch unter seinem Markennamen, als Valium, bekannt sein. Die Tabletten machten nicht nur die Runde als angstlösende »Gemütsdroge« der Hausfrauen. Auch für gestresste Manager waren sie das Beruhigungsmittel Nummer eins. Doch Angst, Unruhe, Erregungszustände und nachfolgende Schlaflosigkeit haben oft Ursachen, die außerhalb des Schlafzimmers liegen und auch nur dort aus der

Welt geschafft werden können. Ungeachtet dessen machten die Pillen als »Mother's little helpers« Karriere – so wie sie damals die Rolling Stones in einem ihrer Songs besangen.

Das ist aus heutiger Sicht schwer nachzuvollziehen, denn der größte Skandal in der Pharmageschichte lag nur wenige Jahre zurück. Ein Schlaf- und Beruhigungsmittel aus Deutschland mit Namen Contergan war bereits im Jahr 1957 auf den Markt gekommen und sorgte für enormen Absatz. Zwanzig Millionen Tabletten wurden pro Monat produziert und fanden ihre Abnehmer, obwohl der Wirkmechanismus nicht bekannt war (er ist es übrigens bis heute nicht). Doch schon 1961 musste der Kassenschlager wieder vom Markt genommen werden. Skandalöse, nicht wieder gutzumachende Nebenwirkungen der Tablette kamen unübersehbar ans Tageslicht: Nervenleiden bei Erwachsenen, lebensgefährliche Organschäden und Missbildungen bei Säuglingen, deren Mütter in der Schwangerschaft Contergan eingenommen hatten. Zehntausend Kinder wurden mit verkrüppelten Gliedmaßen und Organdysfunktionen geboren. Nur die Hälfte überlebte. Es ist aus heutiger Sicht unvorstellbar, dass der Hersteller dieses Medikaments erst elf Jahre später vor Gericht stand. Doch selbst dieser Mammutprozess reichte nicht: 281 Prozesstage, 120 Zeugen, 60 Sachverständige und 400 000 Meter Tonband wurden zur Beweisaufnahme gebraucht. Aber die fast eintausendseitige Anklageschrift wurde wegen zu »geringer Schuld« zurückgewiesen und eine »freiwillige Abfindungszahlung« des Konzerns akzeptiert. Später legte man den ganzen Fall zu den Akten.

Auch wenn Contergan als Schlafmittel verboten wurde – die Schlaftabletten insgesamt haben seither einen so schlechten Ruf, dass ihr Imageproblem bis heute anhält.

Die Benzodiazepine, die ab den sechziger Jahren den Markt beherrschten, trugen weiter zu diesem schlechten Ruf bei. Sie halfen zwar gut – meist zu gut –, hatten und haben jedoch den Nachteil der Gewöhnung, des Wirkungsverlustes und der Abhängigkeit, nicht nur psychisch, sondern auch körperlich. Meist kann man betroffene Schlafgestörte mit sanften bis rabiaten Entzugsmethoden wieder von diesen Mitteln befreien.

Der Ruf der Schlafpille bleibt also schlecht, obwohl sich nicht nur die Art der Präparate, die der Mediziner heute verschreibt, längst verändert hat. Auch der Umgang mit Medikamenten ist ein anderer geworden. Der moderne Zeitgeist hat mit der unbefangenen Fortschrittsgläubigkeit der Wirtschaftswunderjahre zumindest in diesem Punkt nichts mehr gemein. Heute ist auch die Zeit der Benzodiazepine vorbei. Immerhin dauerte diese Ära über drei Jahrzehnte.

In den siebziger Jahren ist L-Tryptophan, ein körpereigenes Eiweiß, auf den Markt gekommen, das seine schlaffördernde Wirkung ähnlich wie das Melatonin entfaltet, denn Tryptophan ist eine Vorstufe von Serotonin, einem Hormon, das, wie beschrieben, ein potenter Mitspieler im Schlaf-Wach-Rhythmus ist.

Allerdings wurden 1989 sechzig Todesfälle nach der Einnahme von Tryptophan bekannt. Auch diese Nachricht sorgte wieder für Schlagzeilen und damit weiter für Unsicherheit bei den Patienten. Die Untersuchungen ergaben zwar, dass es nicht am Wirkstoff selbst, sondern an gentechnisch hergestelltem und damit »unsauberem« Tryptophan lag. Trotzdem wurde das Medikament erst 1996 unter harten Auflagen zum zweiten Mal zugelassen und darf seither nur mit maximal einem Gramm pro Tag dosiert und verschrieben werden. Aus heutiger Sicht ist dieses Mittel, ähnlich den Antihistaminika, ein Bindeglied zwischen pflanzlichen und chemischen Präparaten.

Doch ganz gleich, ob ein Medikament pflanzliche Wirkstoffe oder synthetische Substanzen enthält, der Apotheker wird immer zum begrenzten Gebrauch raten und streng darauf hinweisen, dass Medikamente eine akute Störung bekämpfen helfen können, aber keine Dauerlösung darstellen.

Trotzdem ist bis heute nichts daran zu ändern: Wenn bei einem Insomniker weder durch kognitive Verhaltenstherapie noch durch pflanzliche Hilfe eine Stabilisierung des Schlaf-Wach-Rhythmus, der Einschlaf- und / oder Durchschlafprobleme zu erreichen ist, dann braucht er die klassische Schlaftablette, ein schlafförderndes Antidepressivum oder ein andersartiges den Schlaf beeinflussendes Psychopharmakon.

Moderne Schlafmittel

Wenden wir uns also den heute verwendeten, den so genannten modernen Schlafmitteln zu. Sie werden vom Arzt verschrieben und sind wie eh und je rezeptpflichtig. Seit Mitte der neunziger Jahre kommen vor allem Tabletten aus der Gruppe der Z-Präparate zur Anwendung, insbesondere die Medikamente Zaleplon, Zolpidem und Zopiclon (in der Reihenfolge ihrer Wirkungsdauer). In ihrer Packungsgröße von zehn bis zwanzig Tabletten eignen sie sich, den fatalen Teufelskreis der Schlafstörung zu durchbrechen. Dem Insomniker wird mit ihrer Hilfe überhaupt erst wieder in Erinnerung gerufen, wie es eigentlich ist, mal eine Nacht lang ohne Unterbrechung zu schlafen.

Viele Insomniker, die beim Schlafmediziner ihre Leidensgeschichte aufblättern, blicken auf ähnliche Erfahrungen zurück. Nach verschiedenen Selbstexperimenten fühlen sie sich sogar zum Schlafen zu müde. Sie haben alle Kraft vertan, alle Hoffnung verbraucht, und manche glauben, sich mit ihrem Schicksal abfinden zu müssen. Bei diesen Patienten ist die medikamentöse Therapie die einzige Möglichkeit des Arztes, um zunächst einmal effektiv und schnell zu helfen, damit sie wieder hoffen können.

Die Z-Präparate greifen in die Funktionen des im Schlafzentrum wirkenden Neurotransmitters Gamma-Amino-Buttersäure ein und beeinflussen die Wirkung von Noradrenalin, Acetylcholin und Serotonin. Dadurch kommt es zu ihrer emotional entspannenden, beruhigenden und den Schlaf fördernden Wirkung. Wichtig ist dabei die richtige Dosierung. Nur im Ausnahmefall, und abhängig von der persönlichen Empfindlichkeit, können unerwünschte Nebeneffekte auftreten, die eine ärztliche Überwachung erfordern.

Auch wenn die modernen Schlafmittel aus der Z-Gruppe viel weniger körperliches oder psychisches Abhängigkeitspotenzial besitzen als die traditionellen Benzodiazepine, für den Dauerkonsum sollten auch sie nur mit Vorbehalt eingesetzt werden. Deshalb verschreibt der Arzt die Tabletten auch nur in geringer Packungsgröße. Das reicht, um die Wirkung zu testen oder eine akute Schlafstörung zu behandeln. Die Therapie einer chronischen Schlafstörung darf jedoch nicht mit der Einnahme der Tabletten einer Packung aufhören. Hier entscheidet der Schlafmediziner, der Spezialist, über die Dauer der Behandlung, die sich dann meist wochen- und monatelang hinzieht, über die Art der Therapie und die Häufigkeit der Einnahme, pro Woche und Tag. Schließlich berät er den Betroffenen auch über die Art des »Ausschleichens« der Schlafpille. Denn man gewöhnt sich daran und wird sie, selbst wenn die Schlafstörung behoben ist, nicht von heute auf morgen missen wollen. Das Wissen über die richtige Anwendung von Schlafmitteln sollte zu einem guten Schlafquotienten gehören. Wir werden die Regeln dafür nachfolgend in einigen Geboten zusammenfassen.

Es gibt heute zwar nur die Z-Präparate als so genannte klassische neue Schlafmittel, aber zu den Schlafmitteln allgemein zählen auch andere Psychopharmaka, insbesondere einige Antidepressiva (am häufigsten verwendet: Trazodone und Doxepin) und Neuroleptika. Immerhin nehmen rund drei von vier Schlafgestörten heute derartige Medikamente und nur ein Viertel ein Z-Präparat. Zum großen Teil werden diese Psychopharmaka noch vor den Z-Präparaten eingesetzt. Ein Grund für eine derart kombinierte Therapie liegt sicherlich darin, dass sich bei vielen Schlafgestörten über Jahre eine depressive Verstimmung aufgebaut hat, die durch die Antidepressiva gleich mitbehandelt wird. Ein Vor- oder Nachteil von Antidepressiva gegenüber den Z-Präparaten ist bis heute nicht belegt.

Abschließend noch ein Blick in die Zukunft der weißen Schlafhelfer in Tablettenform: Obwohl Z-Präparate schon seit zwei Jahrzehnten gute Therapieergebnisse ermöglichen – allein in den USA werden jährlich zwei Milliarden Dollar für Schlaftabletten, insbesondere Zolpidem, ausgegeben –, testet man heute auch andere, subtiler wirkende Medikamente. Die Schlafmittel der Zukunft sollen viel gezielter auf den Schlaf-Wach-Rhythmus einwirken und noch genauer die für ihn verantwortlichen Rezeptoren ansprechen. Studien laufen bereits, und neue Medikamente beginnen den Markt zu erobern. Heute kann noch niemand sagen, ob einmal die Dopamin- oder Orexin-, die GABA-, die Serotonin-, die Substanz-P- oder die Melatonin-Modulatoren das Rennen machen werden: Die zukünftigen Schlafmittel werden dabei helfen, den Schlaf noch sanfter und treffsicherer als alle bisherigen Vorgänger zu stabilisieren. Zumindest erhoffen und erwarten wir das. Zwei dieser neueren Schlafmittel sind bereits in den USA auf dem Markt und werden dafür den ersten Beweis liefern müssen. Was die Verkaufszahlen betrifft, haben sie dies bereits getan.

Zehn Gebote

Euphorischen Jubel stimmt aber deshalb niemand an. Auch wir als Autoren dieses Buches gehen nicht leichtfertig, sondern eher kritisch-sachlich mit dem Thema Schlafmittel um. Dennoch möchten wir verdeutlichen, dass heutige Schlaftabletten weder variable »Breitbandangstlöser« noch derbe »Betäubungshämmer« sind, sondern einzig und allein dazu da sind, den Schlaf zu verbessern. Es gibt gute Gründe, bei einer akuten oder chronischen Schlafstörung eine Tablette als Therapieansatz zu akzeptieren.

Dabei muss ein Prinzip gewahrt bleiben: Keine Schlaftablette sollte zum Mittel auf Lebenszeit werden. Wenn man – dank ihrer Hilfe – wieder eine Phase mit normalem Schlaf erleben darf, wird jeder Schlafmediziner die Tablettengabe nach einem angemessenen Zeitraum behutsam reduzieren – und sie am Ende ganz absetzen. Der aufgeklärte Patient wird diese Entwicklung unterstützen und schätzen, damit ein *ehemaliger* Insomniker aus ihm wird, der höchstens einmal im Jahr seinen Schlafmediziner besucht, um ihm von schöneren Einschlafritualen zu berichten als einem Glas Wasser mit Tablette.

Zehn Gebote sind bei der verordneten Einnahme eines Schlafmittels zu befolgen: Die Indikation muss stimmen. Es wird eine Suchtanamnese (eventueller Medikamentenmissbrauch) erhoben. Es erfolgt eine adäquate Wahl des Mittels. Die Dosierung und Behandlungsdauer werden individuell festgelegt, wobei der Arzt Empfindlichkeiten und frühere Erfahrungen berücksichtigt. Dabei ist die Dosierung so niedrig wie möglich, bis hin zur Bedarfsmedikation. Der Patient wird adäquat über eventuelle Risiken und Nebenwirkungen aufgeklärt. Etwaige Kombinationen von Schlafmitteln schließen ein sorgsamer Arzt und ein selbstverantwortlicher Patient gemeinsam aus. Verlaufskontrollen während der Therapie gehören zwingend zu ihrem Ablauf. Die medikamentöse Schlaftherapie sollte in einen ganzheitlichen Behandlungsplan passen. Sie darf nie abrupt enden, sondern sollte stets »ausgeschlichen« werden. Die Kooperation von Hausarzt und Schlafmediziner ist wichtig. Gegenseitiges Vertrauen ist eine unersetzliche Basis. Wenn es fehlt, wechseln Sie den Arzt.

Überdruck für die Schnorchler

Ganz anders liegt der Fall bei Menschen mit einer schlafbezogenen Atmungsstörung. Wenn mehr als fünf Atmungsaussetzer pro Stunde Schlaf gemessen werden, dann spricht man von einer Schlafapnoe, deren Folge ein Herz Kreislauf-Risiko, zumindest aber der nicht erholsame Schlaf sein kann. Mit einer adäquaten Therapie versucht der Schlafmediziner den Schlaf weniger »stressig« und wieder erholsam zu machen. Damit vermindert sich nicht nur die Tagesmüdigkeit des Betroffenen, sondern gleichzeitig auch sein schlummerndes Herz-Kreislauf-Risiko. Die Standardtherapie für diese Störung ist eine Überdruckbeatmung während des Schlafens mit Hilfe einer Nasenmaske. Nicht nur in den Schlafapnoe-Selbsthilfegruppen nennt man dieses Gerät durchaus selbstironisch »den Schnorchel«. Auch die Ärzte pflegen ihren Patienten das Beatmungsgerät so ähnlich wie einen »Schnorchel« zu erklären: Flaschentaucher kennen das Gefühl, gegen einen Druck zu atmen. Ein Apnoiker, der noch nie solche Erfahrungen gemacht hat, lernt dieses Atmen in der ersten Nacht »mit Schnorchel« im Schlaflabor kennen. Alles funktioniert wie ein geschlossenes System. Die Maske sitzt fest auf der Nase. Ein Reflex, den wir kennen, aber nicht genau benennen können, hält den Mund im Schlaf geschlossen – so, wie wir auch automatisch mit Mundschluss reagieren, wenn wir uns in einem schnell fahrenden Zug entgegen dem Fahrtwind aus dem Fenster lehnen. Bei der Überdruckbeatmung mit einem Schnorchel, der CPAP-Therapie (von: continuous positive airway pressure) wird dieser Effekt ausgenutzt. Der Apnoiker atmet durch die Nase mit und gegen den dauerhaften Luftstrom. Der Rachen wird dabei wie durch eine Art »Luftkorsett« offen gehalten, und das Luftpolster verhindert, dass sich der Atemweg verschließt. So müssen sich Herz und Lunge nicht mehr überanstrengen, um die Atemstillstände zu kompensieren, und der Schlaf wird nicht mehr gestört. Aufgrund des Überdrucks im Rachen bleibt schließlich auch der Mund geschlossen.

Die »Schnorchler« erlernen im Schlaflabor schnell, mit dem CPAP-Gerät umzugehen und welche Einstellung für sie persönlich funktioniert. Für den Partner auf dem benachbarten Kopfkissen mag es am Anfang ein ungewohnter, vielleicht sogar komischer Anblick sein, wenn der Mann oder auch die Frau Abend für Abend die Nasenmaske mit Halterung über den Kopf zieht. Immerhin nutzen fünfundachtzig von einhundert Apnoe-Patienten in Deutschland diese Möglichkeit sehr effektiv und tragen den Schnorchel mindestens fünf Stunden pro Nacht.

Die große Akzeptanz lässt sich nur damit erklären, dass diese Therapieform schnell und merklich hilft – so wie die Wirkung einer Brille, die ja auch sofort wahrgenommen wird. Wenn man zum ersten Mal eine Sehhilfe aufsetzt, sieht man ad hoc, wie farbig und detailreich die Welt auf einmal wieder ist. Ein ebensolcher Aha-Effekt zeigt sich meist auch am Morgen nach der ersten »durchschnorchelten« Nacht. Man wacht erfrischt, ausgeruht und gut gelaunt auf, ein Erlebnis, das in krassem Gegensatz zum quälenden Tagesbeginn nach einer gewöhnlichen Apnoe-Nacht steht. Kein Wunder, dass eine der beiden großen CPAP-Firmen in den USA heute rund 465 Millionen Dollar jährlich mit der Produktion derartiger Geräte verdient.

Trotzdem träumen Apnoiker von einer wirksamen Tablette gegen ihre Erkrankung. Aber die gibt es noch nicht – genauso wenig wie eine wirklich helfende Tablette gegen nächtliche Sägekonzerte. Im Gegenteil: Alle Antischnarchmittel, die heute millionenfach über den Apothekentisch gehen, funktionieren einzig und allein als Antischlafmittel. Sie stoppen das Schnarchen, indem sie den Schlaf stören. Genau das aber macht ihn nicht erholsam, ebenso wenig, wie Else Rosenthals Ellenbogen, mit dem sie Nacht für Nacht ihren Mann malträtiert, diesem zur Ruhe verhilft.

Also müssen zumindest die Schnarcher noch Geduld haben und versuchen, sich mit einschlägigen Hausmitteln zu helfen. Dazu gehören Gewichtsreduktion, Alkoholverzicht, das Vermeiden der Rückenlage, die Kinnbinde, der Nasenflügelspreizer oder das Tragen einer vom Zahnarzt angepassten Protrusionsschiene. Auch wenn man eine grundsätzliche Lösung beim Chirurgen versucht – mit Operation an Nase, Zunge oder Rachen –, eine Erfolgsgarantie gibt es auch bei dieser Möglichkeit nicht.

Hilfe für die Immermüden

Während es bei den eben angesprochenen Therapien vor allem darum geht, den Schlaf wieder zu ermöglichen und zu vertiefen, brauchen die Hypersomniker ganz andere Hilfe. Sie müssen wieder lernen, was es heißt, auszuschlafen und wach zu sein.

Wäre das nicht eine Frage für ein Quiz: *Was ist wach?*
(A) Ist es morgens: ein Gefühl im Frühling, wenn die Sonne aufgeht, die ersten Bäume blühen und Amseln in den Ästen zwitschern? (B) Ist es abends: ein Gefühl am Meer, wenn frischer Wind um die Nase weht, die Luft nach Salz schmeckt und nach einem sonnigen Tag die Glut verschwindet? (C) Ist es fern: ein Gefühl auf einem Berg weit über dreitausend Meter hoch, wenn der Blick über verharschte Schneefelder wandert und bei scharfer Sicht weit ins Tal hinein, wo der alpine Sommer herrscht und es nach wilden Erdbeeren und Baumharzen duftet? Oder (D) Ist es nah: ein Gefühl, wenn man beschwingt und mit offenen Augen bei seiner Arbeit sitzt und frohen Mutes an diesen neuen Tag mit all seinen Unwägbarkeiten denken kann?

Natürlich beschreibt jeder sein Gefühl, wach zu sein, verschieden. Zumindest werden sich die meisten an einen Moment erinnern können, in dem sie es waren.

Doch der ewig müde Hypersomniker hat dieses Gefühl vergessen. Selbst wenn die Sonne scheint, läuft er innerlich wie mit halb aufgezogenen Jalousien durch die Welt. Und wir sprechen nicht von der »normalen Müdigkeit« des chronisch Schlafdeprivierten, der zu wenig schläft. Er könnte sich helfen, indem er die nächtliche Schlafdauer verlängert oder das Nickerchen kultiviert. Dem Hypersomniker muss der Schlafmediziner helfen, gegen seine Müdigkeit und Tagesschläfrigkeit zu kämpfen. Im vierten Kapitel haben wir auf den rätselhaften Wirkstoff *Amphetamin* hingewiesen. Es handelt sich um eine synthetische Verbindung, die, im Gegensatz zu der ähnlich wirkenden Substanz Ephedrin, in der Natur nicht vorkommt. Amphetamin wurde bereits 1887 in Berlin synthetisiert, doch als sein »Erfinder« beließ es der rumänische Chemiker Lazar Edeleanu zunächst bei dem präzisen Namen Phenylisopropylamin. Erst 1927 – und eher zufällig – entdeckte der amerikanische Kollege Gordon Alles die wach haltende Wirkung dieser Substanz und nannte sie Amphetamin. Und seither hielten sich der bedarfsgerechte Gebrauch und der Missbrauch dieses wie auch der anderen Wachmacher die Waage. Nach und nach wurden deshalb Gesetze nötig, um die illegale Herstellung und den Handel auf dem Schwarzmarkt zu unterbinden und unter Strafe zu stellen.

Der stimulierende Effekt des Amphetamins erklärt sich aus seiner Wirkung auf Dopamin und Noradrenalin. Damit vermindert es die Wirkung der schlaffördernden Hormone, und so kann es zu teilweise berauschend anregenden und euphorisierenden Effekten kommen, die sowohl von Soldaten als auch von Drogenkonsumenten bis heute genutzt werden.[4]

In der modernen schlafmedizinischen Praxis sind Amphetamine als Wachmacher kaum noch gebräuchlich. Sie kommen allerdings bei psychischen Krankheiten und besonderen Formen der Kataplexie und Narkolepsie zum Einsatz.

Stattdessen hat sich ein neuer, bereits im vierten Kapitel

vorgestellter Wirkstoff durchgesetzt und der »Hallo-Wach-Droge« des 20. Jahrhunderts den Rang abgelaufen. Das Medikament trägt den Namen *Modafinil* und ist ein moderner Wachmacher, der im Vergleich zu seinen Vorgängern nicht wie mit dem Holzhammer, sondern eher nachhaltig und subtil für Wirkung sorgt. Zielgenau wirkt Modafinil zum einen auf die hypokretinhaltigen Zellen im Hypothalamus, zum anderen auf die Amygdala und das POA-Hirnareal. Dadurch wird auch der Tiefschlaf verstärkt und die erholsame Wirkung des Schlafes verbessert. Infolgedessen stellt sich eher das Erlebnis ein, nach dem Schlaf auch tatsächlich erfrischt zu sein, also sich als »wach« zu erleben. Doch wie alles, was funktioniert, wird auch das Modafinil nicht nur vernünftig gebraucht.

So waren in den ersten Jahren seiner Vermarktung Bodybuilder in den USA regelrecht Großabnehmer für das Präparat. Man glaubte, die im Tiefschlaf produzierten Wachstumshormone sorgten für schnelleren und besseren Muskelaufbau. Doch die Rechnung ging nicht auf. Eher war hier nur der Wunsch Vater des Gedankens. Bald ließ deshalb auch der Gebrauch dieses teuren »Nahrungszusatzes« in den Fitness-Studios nach. Außerdem klassifizierte man von Anfang an das stimulierende Medikament Modafinil als Dopingsubstanz. Und damit war es offiziell für Sportler ohnehin verboten – was die Sprintweltmeisterin Kelli White im Jahr 2003 nicht daran hinderte, es dennoch zu verwenden. Die Läuferin wurde positiv auf Modafinil getestet, es kam zum Doping-Skandal, und sie musste ihre Goldmedaille zurückgeben. Doch die übliche zweijährige Sperre blieb der Sünderin erspart. Die Einnahme von Modafinil ist dem aktiven Sportler zwar nicht erlaubt, doch das Medikament zählt nicht zu den »harten Drogen«.

Tatsächlich versteckt sich im modernen Wachmacher sogar weniger Abhängigkeitspotenzial als im Kaffee. Doch immerhin fällt das Medikament in Deutschland unter das Betäubungsmittelgesetz und wird nur im schlafmedizinischen Kontext verordnet: bei Narkolepsie, bei chronischer Müdigkeit bei Apnoe-Patienten, die bereits CPAP-therapiert sind, oder beim Schichtarbeitersyndrom. Wenn dem Nachtschichtler während seiner Arbeitszeit das Wachbleiben zum Problem wird und auch Kaffee nichts bewirkt, dann könnte ihm ein chemischer Wachmacher helfen, die Zeit zu überstehen.

Aber eine Lösung auf Dauer ist das nicht. Auch die modernsten Medikamente können nicht hundertprozentige Abhilfe gegen Müdigkeit bieten. Und gerade Schichtarbeiter reiferen Semesters, die weniger flexibel auf die unterschiedlichen Arbeitszeiten reagieren und beginnen, über Schlafprobleme und Müdigkeit zu klagen, sollten es auch mit Änderungen der Schlafgewohnheiten versuchen. In solchen Fällen sollte beispielsweise ein »Rückwärtsschichtwechsel« (erst Nacht-, dann Spät-, dann Frühschicht) vermieden werden, vor allem dann, wenn es nicht gelingt, das Schlafdefizit von Nachtschichtwochen in den Normalschichtwochen auszugleichen. Toleriert man als junger Arbeitnehmer die Schichtarbeit nicht, dann sollte man sie von vornherein meiden, auch wenn es sich um den Traumberuf handelt. Ganz ähnliche Probleme erleben Piloten oder Crewmitglieder mit dem durch transkontinentale Flüge verursachten Jetlag. Konsequente Schlafhygiene und bewusste Pflege der Ruhezeiten unterstützen die körperliche Selbstregulation und die Anpassungsarbeit der inneren Taktgeber ohne Risiko und Nebenwirkungen. Es ist der richtige Weg, den Langstrecken-Crews Ruhezeiten nicht nur zu gönnen, sondern sogar zu verordnen, so wie es heute bei vielen Airlines üblich ist. Damit wird das Übel an der Wurzel gepackt und es kann auf Stimulanzien weitgehend verzichtet werden.

Ein achtsamer Blick auf das persönliche Wach-Schlaf-Management empfiehlt sich auch dann, wenn sich der Schlaf in späte Stunden verschiebt und damit Rhythmusstörungen auftreten. Schüler in höheren Klassenstufen, Abiturienten und Studierende sind davon öfter betroffen. Wenn sich diese zeitliche Verlagerung noch nicht so verselbständigt hat, sondern sich vielmehr als Folge eines »unsortierten« Alltags erweist, können beispielsweise Schlafprotokolle helfen, die persönlich passenden »Schlafpausen« zu erkennen, und den Kampf gegen schlechte Schlafgewohnheiten unterstützen.

Die Lust, auf allen Hochzeiten zu tanzen, kann ein Grund für die fehlende Nachtruhe sein. Auch eine Unbedenklichkeit beim Gebrauch von Stimulanzien wird den natürlichen Schlaf-Wach-Rhythmus bei Dauerkonsum untergraben. In diesem Falle könnte unsere Schlafkur dazu anregen, den Konsum von Alkohol, Koffein und Nikotin nach und nach zu vermindern, um damit die tatsächliche Wohlfühlschlafmenge erst einmal wieder erkennen zu lernen. Ohne diese Ruhestörer lassen sich die natürlichen Schlafbedürfnisse bewusster wahrnehmen und gezielter beeinflussen oder behandeln.

Zähmung der Nachtalben

Den Phänomenen der rätselhaftesten Gruppe unter den Schlafstörungen, den *Parasomnien*, stehen die Schlafmediziner bis heute oft noch ratlos gegenüber. Auch nach gut acht Jahrzehnten erfolgreicher Schlafforschung lassen sich parasomnische Störungen wie Albträume, Nachtängste (Pavor nocturnus), das Schlafwandeln oder das Nachtsprechen nur selten völlig heilen.

Wenn sie zum ersten Mal auftreten, schockieren sie die meisten. Wer noch nie von einer Schlafparalyse gehört hat, kann sich dieses lähmende Gefühl auch kaum vorstellen. Oder wie verkraftet man wiederkehrende Paradoxien, bei denen sich im Zwischenreich von Wachen und Schlafen die Beine oder Arme zu verlängern oder monströs zu vergrößern scheinen?

Immerhin können leichte Schlafmittel verschrieben werden, die gezielt die REM- oder Non-REM-Phase beeinflussen, so dass diese Phänomene in geringerer Zahl auftreten. Aber mindestens genauso viel hilft es den Patienten, wenn sie sich bei einer Untersuchung im Schlaflabor das Erlebte von der Seele reden können und es sich dann aus der Sicht des Spezialisten beschreiben und erklären lassen. Dieses Einordnen des Erlebten ist überaus wichtig. Zuvor fühlt sich der Schlafende mit seinen irritierenden und beunruhigenden Erfahrungen oft allein gelassen. Und auch die Angehörigen finden Rat und Erklärung beim Schlafmediziner. Denn auch sie stehen ja vor einem Rätsel, wenn sich ein Familienmitglied nachts bewegt, ohne dabei wach zu sein, das Zimmer verlässt, ohne am Morgen zu wissen, wieso und wann er das Bett gegen das Sofa getauscht hat, oder wenn jemand von grausamen Szenarien der Nachtalben heimgesucht wird, dabei in Todesangst gerät und laut schreiend erwacht.

Nicht nur während der Kindheit ist Angst das größte Nachtgespenst. Wer jedoch die Ursachen seines Albdrucks erst einmal kennt, der kann seinen nächtlichen Dämonen Namen geben, und damit lässt sich – fast wie im Märchen von Rumpelstilzchen – ein Teil der Beschwerden vertreiben. Zumindest kann man dann besser damit umzugehen lernen.

Eine weitere Hilfe kann darin bestehen, mit Brief und Siegel darüber in Kenntnis gesetzt zu werden, dass man sein Schicksal mit anderen teilt, auch wenn man eine sehr selten auftretende Schlafstörung hat. Im vertrauensvollen Gespräch mit dem Schlafmediziner kann der Patient erfahren, dass es sich dabei um Halluzinationen handelt, die, ohne weiteren Schaden anzurichten, auch wieder verschwinden. Über diese immer noch viel zu oft unterschätzte Heilwirkung des Gesprächs zwischen Patienten und Arzt schrieb Joachim Bauer ausführlich in seinem Buch »Warum ich fühle, was du fühlst«. Er musste jedoch gleichzeitig konstatieren: »Obwohl Spiegelungsphänomene zu den stärksten Einflussfaktoren jedes Heilungsprozesses gehören, werden sie in der medizinischen Ausbildung kaum oder gar nicht berücksichtigt.«[5]

Heute kann ein Schlafmediziner den tatsächlichen Schlafverlauf während der Nacht wie beschrieben im Schlaflabor untersuchen und dann mit dem subjektiven Schlafempfinden vergleichen. Zumindest lässt sich anhand dieser objektiven Daten prüfen, ob sich eine andere physische oder psychische Erkrankung hinter den rätselhaften Nachterlebnissen verbirgt. Und schließlich sind es wieder die Schlafhygiene und das Wissen um mögliche Auslösefaktoren, die zur Selbsthilfe beitragen. Bei einer Parasomnie gehören Stress, Infektionen, Schlafdefizit, Alkohol oder bestimmte Medikamente zu den Risiken. Sie zu erkennen und zu reduzieren ist meist der erste und bedeutendste Schritt in die Behandlung, die bis hin zur medikamentösen Therapie reicht.

Ruhige Beine, knirschfreie Zähne

Auch bei Else Rosenthal hatten die Untersuchungsnächte im Schlaflabor zu einer Diagnose geführt. Sie litt mit ihren schmerzenden Beine, die sie nachts zum Aufstehen zwangen, am Syndrom der »restless legs«. Diese Störung quälte sie in der Nacht und machte die Stunden im Bett für sie alles andere als erholsam. Gegen die RLS-Erkrankung kann ein Schlafmediziner heute mit angemessenen Medikamenten helfen, ähnlich denen, die bei Parkinson-Kranken verwendet werden. Doch im Unterschied zu den heutigen Mitteln gegen Insomnia, die auch wieder abgesetzt werden können, müssen die verschriebenen Medikamente vom RLS-Kranken täglich und meist lebenslang genommen werden.

Darin bestand auch der wesentliche Nachteil der bisherigen Medikation, dem L-DOPA. Dieses Medikament trug die Gefahr in sich, ähnlich den Benzodiazepinen bei der Insomnie, einen Gewöhnungseffekt auszulösen. Es kann mit der Zeit unwirksam werden, ein Phänomen, das die Mediziner Augmentation nennen. Neue Medikamente, so genannte Dopamin-Agonisten, die auf den Markt drängen, werden auch hier eine neue Ära der Therapie einleiten.

Else Rosenthal wird damit bald wieder zu einem ruhigeren Nachtschlaf zurückfinden. Auch wenn in höherem Alter und nach der Hormonumstellung während der Menopause ihre Schlaftiefe generell abgenommen hat, heißt das ja noch lange nicht, dass sie nicht erholt aufwachen kann. Außerdem wird sie in Zukunft nicht mehr durch laute Schnarcher aus ihren Träumen gerissen, denn ihr Mann hat aus dem Schlaflabor ein Überdruck-Atemgerät mitgebracht, die Druckstärke und der Beatmungsmodus wurden ganz individuell für ihn eingestellt.

Zugegeben, wenn er vor dem Spiegel steht und sich die

Atemmaske anlegt, findet er den Anblick schon sehr gewöhnungsbedürftig. »Ist ja nur im Dunkeln und während der Nacht«, brummt dann – wie gewöhnlich – Großvater Rosenthal. Aber die Wirkung des Geräts hat ihn überzeugt.

Schlafen ohne Druck

Bei Rosenthals schläft man sich wieder aus. Ernst wird weniger an Tagesmüdigkeit leiden, denn seine Apnoe ist erkannt und wird behandelt. Else nimmt ihre Medikamente gegen die unruhigen Beine und erlebt endlich wieder störungsfreie Nächte, weil sie nicht mehr nachts umherwandern muss, um sich das Stechen und Kribbeln in Armen und Beinen zu vertreiben. Franziska bleibt unter schlafmedizinischer Kontrolle. Hinter ihren Einschlafattacken verbirgt sich eine Hypersomnie, eine Narkolepsie ohne Kataplexie. Im Schlaflabor zeigte sich ein normales Schlafprofil, beim Einschlafen, auch am Tag, ein schnelles Auftreten von REM-Schlaf. Falls sie trotz gutem Schlaf durch Einschlafattacken gefährdet bleibt, wird mit einer medikamentösen Therapie gegen die Hypersomnie begonnen. Hier kommen die schon erwähnten Wachmacher in Frage, aber auch andere Medikamente, zum Beispiel wenn doch eine Kataplexie auftritt. In Franziskas Fall steht das aber noch nicht fest. Die Gamma-Hydroxybuttersäure (GHB) ist ein Medikament, das nicht nur den Nachtschlaf verbessert, sondern darüber hinaus die Kataplexien am Tage mindert. Doch auch dieses Mittel hat seine Schattenseiten. Als »K.o.-Tropfen« – also Rausch- und Schlafmittel – kam es zu einem höchst zweifelhaften Ruhm und verleitete zum Missbrauch. In Deutschland fällt es deshalb unter das Betäubungsmittelgesetz, damit eine Kontrolle über seine Ausgabe gewährleistet ist.

Bleiben Anna, Andreas und Max – und ihre Suche nach einer Wohnung, in der man gut schläft. An einem ruhigen Sonntagnachmittag kommen Andreas und Anna beide zur gleichen Einsicht: Wozu der ganze Stress mit dem Umzug? Wir müssen doch gar nicht weiter nach einer neuen Wohnung suchen. Was uns gefehlt hat, war einfach nur die klare Entscheidung, uns wieder mehr Zeit für das Schlafen zu nehmen und mehr Raum für Pausen zu lassen.

Manchmal hilft aber bei Schlafproblemen tatsächlich nur noch ein Umzug. Gutes Schlafen per Mietvertrag kann niemand garantieren.

Im Falle der Rosenthals fehlte es nicht an der richtigen Wohnung, es war aber höchste Zeit für eine innere Renovierung. Alte, überlebte, schlechte Angewohnheiten zu erkennen und gegen neue und bessere auszutauschen – das kam bei Rosenthals einem inneren Umzug gleich. Jetzt wollen sich beide etwas mehr Raum und Zeit für den Schlaf gönnen. Sich an Pausen zur rechten Zeit erinnern. Vielleicht auch wieder mehr an die das Einschlafen fördernde Macht der Liebe.

Genauso wenig wie sie lässt sich das Schlafen »effektivieren« oder »wie nebenher« erledigen. Schon als Kind sollte man das richtige Schlafen lernen, später muss man es wie die Rosenthals gegebenenfalls wieder üben und pflegen. Und vor allem sollte man den Schlaf als eine Wohltat der Natur schätzen lernen.

Vielleicht lässt sich Anna in Zukunft mehr von ihrer neuen Einsicht leiten, dass ihr ab und zu eine Pause mehr hilft als eine durchgearbeitete Nacht. Anna wird nicht glücklicher durch mehr Quadratmeter in einer neuen Wohnung. Sie braucht vielmehr Raum für Pausen und Zeit zur Entspannung. Wenn sie wieder lernt, was es heißt, tatsächlich auszuschlafen, fällt ihr auch das Leben leichter.

Als sich beide am Sonntagabend einig sind, den Umzug bleiben zu lassen, sagt Andreas: »Und von dem Geld, das wir sonst dafür ausgegeben hätten, leisten wir uns ein großes, gutes Bett.«

Auch Max, der immer über den weiten Schulweg klagte, lässt sich auf ein Umdenken ein. Schulweg? Wo ist das Problem? In wenigen Monaten geht er doch gar nicht mehr in diese Schule. Und auch später wechseln ständig die Anlaufpunkte in den Jahren der Ausbildung. Wahrscheinlich wird ihm eher durch ein zeitigeres Einschlafritual geholfen, ähnlich wie bei Franziska, mit etwas mehr altersgerechter Schlafhygiene. Es muss wirklich nicht mehr die gelbe Mondlampe aus frühen Kinderjahren sein. Vielleicht gönnt er sich sogar einen Minischlaf, ein Nickerchen, den er ab und zu in den Tagesrhythmus einbaut. Dann sparen sich bei Max gar nicht erst so große Schlafschulden an, die er am Wochenende mit Ausschlafen bis Mittag abbauen muss.

Und Andreas, der schnarcht. Das hat ihn selbst nie gestört. Und sonst schläft er richtig gut. Allerdings rät ihm sein Zahnarzt zu einer Schiene gegen den leichten Bruxismus. Der Familienvater knirscht zuweilen und reibt so im Schlaf auf den Kauflächen der Zähne. Vielleicht ließen sich ja mit einer Schiene gegen das Knirschen und gegen das Schnarchen gleich zwei Fliegen mit einer Klappe schlagen. Aber möglicherweise hilft ihm auch schon eine Entspannungstechnik gegen das Knirschen und ein paar Kilo weniger auf der Waage gegen das Schnarchen. Einen Tai-Chi-Kurs zum Beispiel besucht er am besten gleich mit Anna zusammen. So wäre beiden geholfen, und sie erleben sich beide zur gleichen Zeit in entspanntem und wachem Zustand.

Fazit

Im Herbst 2005 tagte in Berlin der Internationale Gründungskongress der Schlafmediziner (World Association of Sleep Medicine). Bei dieser Gelegenheit, in den Pausen während der Kongresstage, stellten wir den Teilnehmern der Tagung eine Hand voll Fragen rund um den Schlafquotienten.[6] Wir wollten die Probe aufs Exempel machen und herausfinden, wie es die Schlafexperten ganz persönlich mit dem Gegenstand ihrer Forschungen halten. Also fragten wir: wie lange sie schlafen, ob sie ihren Schlaftyp kennen, wie sie mit ihren Leistungstiefs im Laufe des Tages umgehen, ob sie persönliche Schlafeigenheiten pflegen, ob sie sich hin und wieder ein Nickerchen gönnen und wie es mit ihren Schlafgewohnheiten an fremden Orten aussieht, nach Fernflügen oder in Hotelbetten.

Unter Schlafmedizinern – das hat unsere kleine Umfrage ergeben – sind die »Nachteulen« in der Überzahl, was sicher etwas mit ihrem Beruf zu tun hat. Jeder Zweite (48,3 Prozent) war ein überzeugter Abendtyp. Nur ein Drittel (34,5 Prozent) räumte ein, ein Morgentyp zu sein, was beim Arbeiten am späten Abend manchmal Probleme bereite. Und jeder Fünfte gab zu, er habe sich darüber noch nie Gedanken gemacht. Wahrscheinlich ließe es sich auch gar nicht so einfach sagen, und so bleibe man auch weiterhin indifferent. Die Wissenschaftler in dieser Gruppe (17,2 Prozent) waren sich eher darin einig, dass sie sofort schlafen könnten, wann immer es gehe. Und sie wären auf Knopfdruck munter, wenn es sein müsse.

Bei der Frage nach der Schlaflänge überraschten die Antworten nicht. Sie zeigten vielmehr, dass sich Schlafmediziner – und ebenso die Schwestern, Assistenten oder Techniker aus den Schlaflaboren – mit den gleichen Problemen herumschlagen müssen wie die meisten Menschen. Fast jeder von ihnen schliefe gern länger aus. Nur zwei Kurzschläfer fanden sich in der Runde, die mit vier und viereinhalb Stunden auskamen, alle anderen schliefen im Durchschnitt sechseinhalb, sieben und manche sogar acht Stunden. Doch alle stiegen morgens ein bis zwei Stunden eher aus dem Bett, als es ihre Wohlfühlschlafzeit empfehlen würde.

Chronische Schlafdeprivation, Schlafschulden allerdings scheuten die meisten wie der Teufel das Weihwasser. Und sie betonten, dass sie ihr Schlafdefizit immer so schnell wie möglich wieder ausglichen. Spätestens am Wochenende. Darin waren sich die Experten auffällig einig. Auf der Skala des Schlafquotienten haben die Schlafspezialisten in dieser Hinsicht dem Durchschnitt tatsächlich einiges voraus.

Und noch ein Punkt gab zu bedenken: Es fand sich niemand, der nicht zumindest ein Einschlafritual oder zumindest eine Schlafzimmermarotte pflegt. Das Spektrum reichte von vielen Kissen über Schlafsöckchen bis zum Lieblingsparfüm auf der Haut, auf dem Bett, in der Luft. Musikhören war den meisten lieb. Das Kopfkissen mit dem oder der Liebsten zu teilen, das war der Mehrheit auch sehr recht. »Aber sie will nicht immer« oder »Er kann nicht so oft« – Schwamm drüber. Bücher sind eine prima Alternative.

Und wie sah es mit den Pausengewohnheiten aus? Auch in dieser Frage war ihnen nichts Menschliches fremd. Zu wenig! Zu kurz! So lauteten die ersten Antworten. Aber wenn es Pausen gab, dann genauso Kaffee- und Rauchpausen wie bei allen. Viele schworen auf Mineralwasser, die Aktivsten bestanden auf Bewegung, Sport und viel frischer Luft. Dass die »bewussten Pausen« nicht nur ihre Berechtigung haben, sondern vielmehr gebraucht würden, daran war kein Zweifel.

Eine kleine Abschweifung sei uns an dieser Stelle erlaubt.

Im Frühjahr 2006 stellte die Berliner Künstlerin Heike Schmidt fünfzig Betten in die Halle der Neuen Nationalgalerie in Berlin und lud Gäste ein, die nächste Nacht im Museum zu schlafen. Als alle in ihren Betten lagen – im Pyjama, im Nachthemd oder im Yoga-Anzug –, da sang sie. Sie wiegte gut anderthalb Stunden lang fünfzig Leute in den Schlaf. Sie summte Schlaflieder, rezitierte Gedichte über die Nacht und las aus Grimms Märchen vor. »Kennen Sie vielleicht noch ein Schlaflied aus der Kindheit«? So stellte sie immer wieder andere Fragen an ihre Gäste, während die Melodien des Cello-Spielers immer leiser wurden und langsam eine Lampe nach der anderen ausging. Bis es dunkel war im Museum und der Schlaf – diesmal als unsichtbares Ausstellungsstück – die Hauptrolle in der Performance übernahm.

Am Morgen danach, früh um sechs, weckte die Künstlerin ihre Mitschläfer durch ein freundliches Morgenlied. Alle waren zum Frühstück eingeladen. Und ein Gast ging zu ihr und sagte: »Vielen Dank für diese wunderschöne Nacht.« Unter der vielen Beispielen, die heute den Schlaf zum Thema der Kunst machen, war diese multimediale Arbeit unter dem Titel »Bed and Breakfast« von Heike Schmidt eine ganz nahe liegende und berührende Version, die uns jedoch auch zu denken geben sollte. Wandert der gute Schlaf vom Alltag bereits ins Museum? Wie groß ist die Gefahr für guten Schlaf in unserer Zeit?

Vor einem halben Jahrhundert nannten die Filmemacher von Hollywood eine ihrer Methoden »amerikanische Nacht«, weil sie tagsüber mit Hilfe von dunklen Filtern vor den Kameras die Nacht simulierten, »day for night«. So konnten sie, putzmunter und gut ausgeschlafen, nächtliche Szenen mitten am Tage drehen. Im echten Leben sieht es heute genau andersherum aus. Wir leben viel zu oft nach dem Motto »night for day«. Rund um die Uhr in einer Vierundzwanzig-Stunden-Gesellschaft mit Geschäftszeiten ohne Pause – so erscheint das erstrebenswerte Ziel maximaler Effizienz in einer modernen Informations- und Industriegesellschaft.

Aber wollen wir zu jeder Stunde alles tun und lassen, was nur geht: Produktion, Unterhaltung, Information, Geselligkeit, Konsum? Welchen Preis zahlen wir, wenn wir die Nächte zum Tag machen?

Die Tatsachen sprechen eine klare Sprache. Schlafstörungen sind zu einer modernen Volkskrankheit geworden, und der einzige Gewinner bei dieser Rechnung ist das »Sleep Racket«.[7] Die »Schlaf-Abzocke«, so nannte das amerikanische Wirtschaftsmagazin *Forbes* in seiner Titelzeile jenes Business, das aus dem Nachtschlaf ein Riesengeschäft zu machen versteht. Und damit sind nicht nur die Hersteller der Schlaftabletten gemeint. Pharmakonzerne stehen natürlich ganz oben auf der Liste und verdienen in den USA pro Jahr nicht weniger als zwei Milliarden Dollar. »Es ist ein Monstermarkt«, prognostiziert frohlockend der Geschäftsführer eines bedeutenden Herstellers von Beatmungsgeräten die wirtschaftlichen Aussichten.

Und nicht nur die Pillendreher und Therapiegeräteproduzenten freuen sich. In New York, der Stadt, die nie schläft, gibt es bereits öffentliche Räume für einen so genannten MetroNap. Zum Beispiel in großen Einkaufszentren. »Stop to rest« heißt das Angebot, ein bezahltes Schläfchen in einem Liegesessel mit Kopfhörern. Passende Musik hilft, das Nickerchen einzuläuten und pünktlich wieder zu beenden. Vierzehn Dollar werden für zwanzig Minuten Schlafpäuschen verlangt.

Sieht so die Pause der Zukunft, das Schlafverhalten der

kommenden Generationen aus? Kommerzialisierte Siestas? Guter Schlaf – ein Luxusprodukt?

Wir hoffen nicht. Guter Schlaf ist ein fragiles, kostbares – aber ein generöses Geschenk der Natur. Man kann ihn sich weder beim Zimmerservice im Hotel bestellen noch per Katalog ins Haus kommen lassen und auch nicht via Internet ersteigern. Schlaf ist unersetzbar. Und er ist Ausdruck unserer Individualität. Er muss gepflegt und gehütet werden, braucht zuweilen Hilfe oder ganz besonderen Schutz. Vielleicht hat man damals bei der Niederschrift der Menschenrechte aus lauter Müdigkeit vergessen, das Recht auf guten Schlaf, auf friedliche Nachtruhe zu beachten. Das holen wir nach und fangen heute Nacht damit an.

Anhang

Danksagung

Uns haben in den letzten zwei Jahren sehr viele Menschen geholfen. Für dieses unermüdliche Mitdenken bei der Umsetzung und für die Mithilfe bei der Fertigstellung des Buches möchten wir uns von Herzen bedanken. Vor allem: bei Karin Graf und Barbara Wenner von der Literatur- und Medienagentur Graf & Graf für ihre konzeptionellen Nachfragen und ihre tatkräftige Überzeugungsarbeit. Sehr großer Dank geht an unseren Lektor Jens Petersen für sein hellwaches Hineindenken in »den Schlaf« und die helfenden Detailfragen.

Dank an die Kollegen vom Schlaflabor der Charité. Zuvörderst ein Dankeschön an Martin Glos für seine geduldige Mühe, mit der er einer technikfernen Handschreiberin als Computerexperte die »Schrift des Schlafes« lesen und verstehen half. Danke an die Nachtschwestern und Studenten im Schlaflabor, die während der Schreibaktion »Avison« wochenlang die morgendlichen Studienfragen einplanten und unterstützten. Dank auch den Kollegen, die ein ums andere Mal geduldig Passagen unseres Buches lasen und beurteilten.

Bei der Schreibaktion »Sleepwatcher« auf dem Internationalen Schlafkongress in Berlin 2005 war Anneli Wuttke eine unentbehrliche Hilfe. Großen Dank für den zuverlässigen Rückhalt. Durch die Einladung von Harry Moore, ARTTRAIL in Cork, wurde es möglich, dass ein Teil des Buches in Irland geschrieben werden konnte. Eine wunderbare Überraschung waren dort auch die Gespräche mit

Dr. Birgit Greiner, *senior lecturer* für Epidemiologie an der Universität von Cork, und ihren Studenten. Ein Dankeschön für die erneute Einladung nach Irland zum Workshop im Frühjahr 2006 und für die Hintergrundinformationen über die Pause.

Verena Tafel und der Geschäftsleitung am Studiengang Kulturjournalismus der Universität der Künste Berlin sei gedankt für ihr Verständnis und den Freiraum – eine Lehrpause Herbst 2005 –, der es ermöglichte, am Buch weiterzuarbeiten.

Dank an Nadeshda Nowak, die Archivexpertin, die unermüdlich auf Quellensuche ging und Detailfragen klärte. Wie oft klingelte das Telefon bei ihr, wenn es wieder mal etwas in Sachen Schlaf zu recherchieren gab!

Auch allen Freunden und Kollegen sei gedankt, die wir tagsüber und nächtelang zur Erörterung unseres Themas ins Gespräch ziehen durften und auf deren Erfahrungen und Beobachtungen, sachliche Hinweise, kritische Überlegungen und begeisterte Anregungen wir nicht hätten verzichten wollen.

Wir schulden persönlichen Dank auch den beiden Pionieren der Schlafforschung, William C. Dement aus Stanford und J. Allan Hobson aus Boston, für die aufschlussreichen Hintergrundgespräche und den ideellen Zuspruch. Dank auch an Gerd Stern für seine Begleitung und Bestärkung in Sachen der Kooperation von Kunst und Wissenschaft.

Vor allen anderen aber danken wir unseren Familien.

Würden wir nicht unser Leben und unsere Träume mit euch teilen, könnten wir nicht so ruhig schlafen. Danke an Ellen und danke an Frank.

Im Mai 2006
Ingo Fietze und Thea Herold

Anmerkungen

Erstes Kapitel: In den Armen von Morpheus

[1] *Zeitschrift für rationelle Medizin*, 3. Reihe, Band 17, 1863, S. 208.

[2] A. Forel, Der Hypnotismus, Enke, Stuttgart 1889, S. 20.

[3] *Pflüger's Archiv*, Band 15, 1877, S. 573.

[4] Der Schlaf. Achtzehnter Vortrag, in: Physiologie des Menschen, I. Band, G. V. Bunge (Hg.), Verlag von F. C. W. Vogel, Leipzig 1901, S. 241–259.

[5] Cornelius Borck, Hirnströme. Eine Kulturgeschichte der Elektroenzephalographie, Wallstein, Göttingen 2005.

[6] »Spannungsschwankungen«, Artikel von Bernhard Dotzler, *Neue Zürcher Zeitung*, 22. Juni 2005, S. 36.

[7] Vgl. L. Pasternak (Hg.), Wissenschaftler im biomedizinischen Forschungszentrum Berlin-Buch von 1930 bis 2004, Peter Lang Verlag, Frankfurt a. M., 2004.

[8] Altes Testament, Psalm 121, Vers 5.

[9] Metabolismus (von griechisch metabolé für Umwandlung und Veränderung). Übergeordnete Bezeichnung für die Gesamtheit aller lebensnotwendigen biochemischen Vorgänge beim Aufbau, Abbau und Umbau eines Organismus.

[10] J. Allan Hobson, Schlaf. Gehirnaktivität im Ruhezustand, Spektrum, Heidelberg 1989, S. 15.

[11] Dieter E. Zimmer, Wie man in Deutschland schläft und träumt, *Die Zeit*, 4. März 2004.

[12] Jürgen Zulley, Mein Buch vom guten Schlaf, Zabert Sandmann, München 2005, S. 18.

[13] William C. Dement, amerikanischer Begründer der Schlafwissenschaft, geboren 1928 in Wenatchee, Wash.

[14] T. Allison/H. B. Van Twyver, The evolution of sleep, *Natural History*, 79(8), 1970, S. 56–65.

[15] Ellen MacArthur tells the story of her record-breaking solo journey around the world, *The Independent*, 8. Februar 2005, S. 12 f.
[16] Altes Testament, Psalm 127, Vers 2.
[17] Heinrich Spoerl, Man kann ruhig drüber sprechen, Ackermann und Glaser, Leipzig 1937, S. 134.

Zweites Kapitel: Das Land unserer Träume

[1] Schlaflänge, Einschlafdauer, Aufwacherlebnisse während der Nacht, gegebenenfalls Schlafmitteleinnahme, Tagesschlaf, Zucken während des Schlafs, Schnarchen, Atempausen etc.
[2] Sándor Márai, Die Glut, Piper, München 2000, S. 167.
[3] Thomas Alva Edison, Erfinder und Inhaber von über tausend Patenten, geboren am 11. Februar 1847 in Milan/Ohio, gestorben am 18. Oktober 1931 in West Orange/New Jersey.
[4] Malcolm Gladwell, Blink: The Power of Thinking without Thinking, Little, Brown, and Company, New York 2005, S. 11.
[5] Vgl. *Berliner Zeitung*, 14. Dezember 2005, S. 19: »Noch 25 Stunden Sonnenschein – Warum fehlt der Sonne die Kraft, den Nebel zu vertreiben?«
[6] Konrad Paul Liessmann, Die großen Philosophen und ihre Probleme, Universitätsverlag, Wien 1998, S. 72.
[7] Giancarlo Sbragia, Leonardo da Vinci and Ultrashort Sleep, in: Claudio Stampi (Hg.), Why We Nap, Birkhäuser, Boston/Basel/Berlin 1992, S. 181.
[8] *Frankfurter Rundschau*, 9. September 1994, S. 26 (Bericht von Karin Dalka).
[9] Rudolf Arnheim, Kunst und Sehen. Psychologie des schöpferischen Auges, de Gruyter, Berlin/New York 1978.
[10] Andrew Solomon, Saturns Schatten. Die dunklen Welten der Depression, S. Fischer, Frankfurt a. M. 2001, S. 75.
[11] Johann Wolfgang von Goethe, Die Natur. Ein Fragment.
[12] Ervin Laszlo, geboren 1932, Philosoph, Systemwissenschaftler, Zukunftsforscher, unter anderem Mitglied des Club of Rome und der World Academy of Arts and Science.
[13] Ervin Laszlo, Der wiederkehrende Traum, in: Der Laszlo-Report. Wege zum globalen Überleben, Bonn Aktuell, München/Landsberg 1992, S. 29.

Drittes Kapitel: Ist Schlafen Luxus? Warum wir Schlafschulden mit Lebenszeit bezahlen

[1] »Sechs Tage sollst du arbeiten; am siebenten Tage sollst du ruhen, auch in der Zeit des Pflügens und des Erntens« (2. Mose, 34,21).
[2] *Neue Zürcher Zeitung*, Folio 12/2005, S. 31.
[3] Statistik kurzgefasst, Eurostat, Thema 3/07/04.
[4] Am 17. Dezember 1903 eroberten die Gebrüder Wright mit ihrer Konstruktion »Flyer« die Lüfte. Mit ihrer ersten Flugmaschine, die »schwerer als Luft« war, begründeten sie den Motorflug. Sie flogen an diesem Tag in gerader Bahn und landeten ohne Havarie auf einem einige Kilometer entfernten Platz. Ein Jahr später gelang ihnen mit einem verbesserten Apparat der erste Kreisflug. Das Flugzeug war in der Lage, an den Startplatz zurückzukehren.
[5] E-Mail von Michael Kutzera aus der DB-Fernverkehr AG Gestaltung.
[6] D. S. Landes, Revolution in Time: Clocks and the Making of the Modern World, Cambridge, Mass./London 1983.
[7] Ursula Weidenfeld, Volle Töpfe, kluge Köpfe, *Tagesspiegel*, 18. Dezember 2005.

Viertes Kapitel: Wach und im Takt bleiben – wie der Schlaf den Tag bestimmt

[1] Der Münchner Chronobiologe Till Roenneberg fand heraus, dass Jugendliche morgens schwerer in Schwung kommen als jüngere Kinder oder Erwachsene. »Unsere Kinder werden heute praktisch mitten in ihrer subjektiven Nacht unterrichtet.« Vgl. *Der Spiegel* 23/2005, S. 145.
[2] Vgl. Jens Blankennagel, Lernen, wenn das Gehirn erwacht, *Berliner Zeitung*, 17. Januar 2006, S. 2.
[3] Aus der Rede zum Dies academicus 2005 an der Universität Zürich: Wer arbeitet, dem ist der Schlaf süß. Ausschau nach dem Wesen des Schlafes.
[4] Vgl. www.wikipedia.org/wiki/Koffein (22. Januar 2006).
[5] »Break« und »Break Reminder« hießen die Schreibaktionen von Thea Herold während ihres Aufenthalts als »writer in residence« beim ARTTRAIL in Cork, Irland, im Rahmen des Programms als europäische Kulturhauptstadt 2005.

⁶ John Cage (1912–1992), amerikanischer Komponist. Sein Œvre umfasst etwa 250 Kompositionen. Er gilt außerdem als einer der Anreger von Fluxus- und Happening-Kunst.
⁷ Zitat aus einem Gespräch von Dr. Birgit Greiner, Senior Lecturer an der UCC Irland, Section for Public Health and Epidemiology, und Thea Herold im Dezember 2005 in Cork.
⁸ Henry Ford (1863–1947), Sohn einer irischen Einwandererfamilie, Gründer der Ford Motor Company, befasste sich schon früh mit Zusammenhängen der Arbeitsökonomie und Rationalisierung.
⁹ Vgl. www.siesta-consulting.com/warum.htm.
¹⁰ *Frankfurter Allgemeine Zeitung*, 24. Dezember 2005, S. 17.

Fünftes Kapitel: Schlafrivalen: Wenn der Schlaf zum Albtraum wird

¹ Andrew Solomon, Saturns Schatten, S. Fischer, Frankfurt a. M. 2001, S. 81.
² Vgl. Allan und Barbara Pease, Warum Männer nicht zuhören und Frauen schlecht einparken. Ganz natürliche Erklärungen für eigentlich unerklärliche Schwächen, Ullstein, Berlin 2003.
³ William C. Dement/Christopher Vaughan, Der Schlaf und unsere Gesundheit, Limes, München 2002, S. 172.
⁴ Kurt Stephan, Schlaf und Zivilisation. Epidemiologie der Schlafstörungen, Walter de Gruyter, Berlin/New York 1992, S. 137.
⁵ Annelies Verbeke, Schlaf!, Reclam, Leipzig 2005.
⁶ William C. Dement/Christopher Vaughan, Der Schlaf und unsere Gesundheit, a.a.O., S. 51.
⁷ *Psychologie heute* 2/2001, S. 31.
⁸ Sandra Winkler, Die Entdeckung der Horizontale, *Welt am Sonntag*, 19. Februar 2006, S. 75.
⁹ The Sleep Racket, *Forbes*, 27. Februar 2006.
¹⁰ Vgl. www.sandmaennchen.de.
¹¹ Vilém Flusser, Das Denken vom Bett aus bedacht, Verlag Heinz Heise, Hannover 2001.
¹² Vgl. Artikel »Can't sleep?« von William L. Hamilton in der *New York Times*, 2. April 2006.

Sechstes Kapitel: Die modernen Schlafwächter

[1] Vgl. www.charite.de/schlaflabor oder schlaf.ambulanz@charite.de.

[2] Vgl. »AVISON«, Schreibaktion und Studie im Schlaflabor der Charité. Thea Herold führte im Herbst 2003 sechs Wochen lang Gespräche über die subjektive Schlafwahrnehmung mit Patienten nach Untersuchungsnächten im Schlaflabor. Sie notierte die Antworten per Handschrift unmittelbar nach dem Aufwachen der Patienten. Die Ergebnisse waren im Frühjahr 2004 als Schreib-Installation in der Galerie Olaf Stüber, Berlin, ausgestellt.

[3] »Spielmann's method« vgl. Principles and Practice of Sleep Medicine. M.H. Kryger, T. Roth, W.C. Dement (Hg.), Elsevier Saunders, Philadelphia 2005

[4] Vgl. www.wikipedia.org/wiki/amphetamin.

[5] Joachim Bauer, Warum ich fühle, was du fühlst. Intuitive Kommunikation und das Geheimnis der Spiegelneurone, Hoffmann und Campe, Hamburg 2005, S. 133.

[6] »Sleepwatcher« (Schreib-Aktion). Thea Herold führte Gespräche zum Thema Schlafquotient mit sechsundfünfzig Teilnehmern des Kongresses, 15. bis 18. Oktober 2005.

[7] The Sleep Racket: Who's Making Big Bucks off Your Insomnia, *Forbes*, 27. Februar 2006.

Der angewandte Schlafquotient – eine Schlafkur

Vorschlag für die Verbesserung des SQ durch drei Wochen Schlafurlaub, modifiziert nach der Schlafkur von William C. Dement und Christopher Vaughan

Zeitpunkt und Dauer der Kur
Beginnen Sie mit dieser Schlafkur nur dann, wenn Sie fest entschlossen sind, störende Schlafdefizite konsequent abzutragen. Arbeiten Sie auf ein erfolgreiches Ergebnis hin. Das gelingt am besten, wenn Sie gemeinsam mit Ihrem (Schlaf-)Partner an dieses Vorhaben gehen. Das Programm ist für eine Zeit von drei Wochen angelegt. Am besten eignet sich dafür eine Periode »mit Auszeit« – zum Beispiel der Urlaub. Der Erlebniswert ist hoch: ein besserer Schlafquotient, gesündere Schlafmuster und die zurückgewonnene Erfahrung, wie sich die Welt mit offenen Augen ansieht.

Regeln
Der Schlaf steht jetzt an erster Stelle. Wenn Sie zwischen zwei oder mehr konkurrierenden Aktivitäten zu wählen haben, wählen Sie diejenige aus, die den Schlaf begünstigt. Überprüfen Sie Ihren Lebensstil und Ihre Schlafumgebung auf Schlafstörer und Schlafverhinderer. Verwandeln Sie Ihr Zimmer mit Bett in ein Zimmer ausschließlich zum Schlafen.

Kurprogramm erste Woche
In der ersten Woche machen Sie sich mit Ihren bisherigen Schlafgewohnheiten vertraut. Finden Sie heraus, wie viel Schlaf Sie brauchen und wie viel Sie tatsächlich bekommen.

Wie Sie vorgehen:
* Führen Sie ein Schlafprotokoll bzw. ein Schlaftagebuch. Wir vergessen mehr, als wir glauben.
* Berechnen Sie Ihre Gesamtschlafzeit. Schreiben Sie auf, wann Sie zu Bett gehen, einschlafen, aufwachen und aufstehen. Aber halten Sie sich nicht wach, um herauszufinden, wann Sie einschlafen. Und benutzen Sie keine Uhr. Führen Sie nur ein Gedächtnisprotokoll. Notieren Sie auch das Nickerchen am Tag.
* Führen Sie Buch über Ihr Trinkverhalten. Vor allem notieren Sie alle koffein- und alkoholhaltigen Getränke.
* Halten Sie alle körperlichen Aktivitäten fest und die Zeit im Freien.
* Zeichnen Sie Ihre Gewohnheiten beim Zubettgehen auf. Dazu zählen das Fernsehen, das Lesen, Musikhören oder andere Aktivitäten. Befolgen Sie eine halbe Stunde vor dem Zu-Bett-Gehen eine Routine, oder ändert sich das abendliche Prozedere?
* Halten Sie fest, welche Medikamente, verordnet oder selbst gekauft, Sie nehmen.
* Überprüfen Sie am Abend, wie der Tag war: Notieren Sie, wie anstrengend, entspannt, wach oder schläfrig Sie den Tag erlebten.

Vorschläge für die erste Woche
(Sie können gern selbst neue Vorschläge machen oder Unpassendes auslassen.)

Montag: Gönnen Sie sich etwas Schönes für Ihr Schlafzimmer (neues Kissen, neue Wäsche, Wandbild, Schlafsöckchen oder Ähnliches).
Dienstag: Wenn Sie Licht stört, dunkeln Sie das Zimmer ab (Jalousinen, Vorhänge, Volants).
Mittwoch: Machen Sie sich ein vollständiges Bild vom Tag (Dokumentation über Schläfrigkeit und Wachheit alle zwei Stunden).
Donnerstag: Reduzieren Sie den Konsum von Tee oder Kaffee, gegebenenfalls auch Nikotin. (Kompensieren Sie ein eventuelles Defizit nicht mit der Zigarette.)
Freitag: Besorgen Sie sich »Nachtlichter« für das Badezimmer. (Vermeiden Sie helles Licht beim Gang zur Toilette.)
Samstag: Versuchen Sie Ihren täglichen Bedarf an Alkohol zu halbieren. (Beginnen Sie sofort.)
Sonntag: Nehmen Sie vor dem Schlafengehen ein heißes Bad und stellen Sie sich auf die kommende Schlafwoche ein. Resümieren Sie die Ergebnisse der ersten Woche und bewahren Sie sich die Lust auf Ihr Experiment und die Geduld mit sich.

Kurprogramm zweite Woche
Dank des Schlaftagebuches haben Sie jetzt schon ein besseres Gefühl bekommen, welches Schlafdefizit Sie angesammelt haben. In dieser Woche beginnen Sie nun, die aufgebauten Schlafschulden abzutragen und schlaffreundliche Aktivitäten in die ruhigen Nächte und wacheren Tage einzubeziehen. Es dürfen dabei zum Teil auch neun, zehn oder mehr Stunden Schlafzeit vorkommen.

Wie Sie vorgehen:
* Gehen Sie möglichst früh zu Bett, auf jeden Fall früher als üblich. (Das fällt oft leichter, als morgens länger im Bett zu bleiben.)
* Schalten Sie den Fernseher früher aus. Schläfert das Fernsehen Sie ein, dann nutzen Sie dieses Medium ruhig eine Viertelstunde vor dem Schlafengehen. Und denken Sie daran, den Sleeptimer einzuschalten, sofern Sie das Fernsehen als Einschlafhilfe benötigen. Wenn Fernsehen Sie eher wach hält, wird das Gerät aus dem Schlafzimmer verbannt.
* Verzichten Sie auf Koffein und stimulierenden Tee am Abend. Reduzieren Sie die Menge auch tagsüber auf ein Minimum oder stellen Sie auf koffeinfreie Getränke um. Der Verzicht auf Koffein bringt die Schlafschulden erst richtig zu Tage. Später können Sie Kaffee oder Tee wieder genießen, werden dann aber stärker reagieren und benötigen weniger. Gönnen Sie sich belebende Getränke nur, wenn Sie sie tatsächlich brauchen.
* Beginnen Sie ein Traumtagebuch. Aber ohne Wollen und Müssen – mehr aus Neugierde. Träume nicht wahrzunehmen ist noch kein Zeichen für schlechten Schlaf.
* Versuchen Sie, jede Nacht ein paar Minuten länger zu schlafen. Nutzen Sie jede Möglichkeit, um Extraschlaf zu bekommen. Jetzt gilt das Motto: Ich schlafe so viel, wie es geht.
* Gehen Sie nach sieben Uhr am Abend weder an den Computer noch ans Telefon. Alle E-Mails können warten, auch der Anrufbeantworter hat mehr Geduld, als Sie denken.
* Arbeiten Sie auch daran, sich »schläfrig« zu machen. Verbringen Sie den Tag aktiv und unternehmungsfroh. Phy-

sische und geistige Anregungen helfen dabei, abends eher müde zu werden.
* Sagen Sie sich immer wieder: Diese Woche hat der Schlaf Vorrang.

Vorschläge für die zweite Woche
Montag: Heute schalten Sie das Telefon schon nach dem Mittagessen ab.
Dienstag: Probieren Sie, eine Stunde vor Bettzeit schwächeres Licht zu nutzen (Nachtlampe, keine Deckenlampen, maximal 40 Watt).
Mittwoch: Vielleicht machen Sie es längst; falls nicht, ersetzen Sie die morgendliche Dusche durch ein abendliches Bad (zum Beispiel 40 Grad, 30 Minuten).
Donnerstag: Betätigen Sie sich nach den Mahlzeiten körperlich (Spaziergang nach dem Mittagessen und Dehnungsübungen abends).
Freitag: Auch wenn es schwerfällt: Verbannen Sie Ihre späte Lieblingsserie im Fernsehen oder den Abendfilm für die nächsten zehn Tage.
Samstag: Lassen Sie sich von Ihrem Partner massieren, gern schon im Bett (mit Rollentausch).
Sonntag: Bewegen Sie sich in der Natur (Spaziergang in der Morgensonne, Wanderung mit Picknick etc).

Kurprogramm dritte Woche
Jetzt ernten Sie die ersten Erfolge der verbesserten Schlafgewohnheiten. Nun arbeiten Sie daran, den neuen Schlafrhythmus zu stabilisieren und eine Routine zu finden, die zu Ihnen passt. Falls ein wenig Schlafschuld übrig bleibt, hilft sie, den Nachtschlaf zu festigen.

Wie Sie vorgehen:
* Stabilisieren Sie Ihre Schlafroutine. Sie wissen jetzt, was zu Ihrem individuellen zirkadianen Rhythmus passt. Legen Sie Zubettgeh- und Aufstehzeit fest und halten Sie sich konsequent daran.
* Machen Sie in dieser Woche noch maximal einen kurzen Mittagsschlaf und keine weiteren Nickerchen. Diese untergraben den Nachtschlaf.
* Schreiben Sie weiter das Schlaftagebuch.
* Trinken Sie Kaffee nur noch »strategisch« – wenn Sie sich im Tagestief befinden – und bleiben Sie bei vernünftigen Mengen. Maximal zwei Tassen. Sie können aber auch weiter Koffein-abstinent bleiben.
* Jetzt werden Sie sich, durch die verminderte Schlafschuld, auch wieder an Ihre Träume erinnern. Betreten Sie ruhig Ihre Traumwelt. Schreiben Sie etwas davon auf, ein paar Details genügen meist.
* Versuchen Sie weiter, jeden Tag körperlich und geistig aktiv zu sein. Wider den tierischen Ernst – auch ein Lauftraining, Gartenarbeit oder Übungen in Tai Chi dürfen Spaß machen.
* Sehen Sie in den Himmel. Erleben Sie wieder bewusster, dass es Sonne, Mond und Gestirne gibt. Verfolgen Sie Sonnenaufgänge und wie der Mond verblasst, oder fragen Sie sich, wie viele Sternbilder Sie kennen. Erinnern Sie sich wieder an den Großen Wagen oder an den Orion.

Vorschläge für die dritte Woche

Montag: Gehen Sie aus. Vielleicht zum Italiener essen oder in ein Konzert.
(Verpassen Sie aber nicht Ihre festgelegte Einschlafzeit.)
Dienstag: Trinken Sie eine Tasse Kaffee und stürzen

	Sie sich dann in eine ungeliebte Tätigkeit (Steuererklärung, Fenster putzen).
Mittwoch:	Stellen Sie heute den Wecker auf später als gewohnt und achten Sie darauf, ob Sie von allein aufwachen.
Donnerstag:	Halten Sie weiterhin Ihre Träume auf Papier fest.
Freitag:	Das Massageprogramm war schön? Wiederholen Sie es oder setzen Sie es phantasiereich fort. Das Leben ist kurz.
Samstag:	Heute dürfen Sie länger aufbleiben (eine kleine Unterbrechung im Programm).
Sonntag:	Zeit für die Rückschau: Ziehen Sie ein persönliches Fazit. Legen Sie Ihre Ziele für einen, zwei oder die drei kommende Monate fest. Schreiben Sie die Fortschritte weiter auf und schauen Sie sich diese einmal pro Woche an.

Herzlichen Glückwunsch! Sie haben die Schlafkur geschafft und Ihren Schlafquotienten spürbar erhöht. Sie haben die Erfahrung gemacht, wie es sich mit weniger Schlafschulden lebt. Lebendiger, gesünder, wacher. Ganz einfach – ausgeschlafen. Und Sie müssen nicht mal auf Dinge verzichten, die sie mögen. Sie müssen nur Platz machen für Dinge, die Sie mehr brauchen: angemessene Aktivitäten am Tage und ruhigen Schlaf in der Nacht.

Fragebogen zu Ihrem Schlafquotienten

1. Schlafdauer im Laufe des Tages (24 Stunden)
2. Wissen um den gesunden und den gestörten Schlaf
3. Eigenheiten beim Schlafen in der Nacht
4. Eigenheiten beim Pausieren am Tage
5. Anpassung an äußere Bedingungen

Schlafdauer im Laufe des Tages (24 Stunden)
(bitte ankreuzen, welche Aussage Ihrem Schlafen am nächsten kommt; Punktzahl entsprechend der Antwort)

10 – Ich schlafe immer aus (Schlafdauer ist gleich Wohlfühlschlafzeit / WFS).

9 – Ich schlafe meistens aus und nur ein- bis dreimal pro Woche etwas weniger (mindestens viermal pro Woche ist Schlafdauer gleich WFS).

8 – Ich schlafe gut und gelegentlich richtig aus (mindestens zweimal pro Woche WFS).

7 – Ich schlafe meistens gut und ausreichend (mehr als viermal pro Woche), aber nie aus.

6 – Ich schlafe gelegentlich gut und ausreichend.

5 – Ich schlafe zu wenig, kann das Schlafdefizit aber am Wochenende ausgleichen.

4 – Ich schlafe zu wenig und kann das Schlafdefizit nur im Urlaub abbauen.

3 – Ich schlafe schlecht (mindestens vier Tage in der Woche).

2 – Ich schlafe fast durchgehend schlecht (Einschlafprobleme und/oder frühzeitiges Erwachen).
1 – Ich schlafe fast durchgehend schlecht mit häufigen langen Wachphasen.
0 – Ich habe das Gefühl, nie wirklich zu schlafen (Insomniker).

Ihr Wissen um den gesunden und den gestörten Schlaf
Sie wissen vom Zusammenhang zwischen:
(bitte Zutreffendes ankreuzen)
( ) Schlaf und Lebensalter
( ) Schlaf und Geschlecht/Hormone
( ) Schlaf und Gewicht/Ernährung
( ) Schlaf und körperlicher Bewegung
( ) Schlaf und sozialem Umfeld
( ) Schlaf und Stress
( ) Schlaf und Beruf/Arbeitszeit
( ) Schlaf und Gedächtnis
( ) Schlaf und Krankheit/Immunsystem
( ) Schlaf und Medikamente
(maximale Punktzahl: 10)

Eigenheiten beim Schlafen in der Nacht
Worauf achten Sie in Ihrem persönlichen Umgang
mit dem Schlaf?
(bitte Zutreffendes ankreuzen)
( ) Schlafrituale (Angewohnheiten, die den Schlaf unterstützen)
( ) Angemessene Schlafumgebung (Schlafzimmer, Temperatur etc.)
( ) Geeignetes Bett
( ) Hilfsmittel, Schlummertrunk, Medien (Milchprodukt, Schokolade, Zeitung, Radio oder Ähnliches)

- ( ) Angemessenes Reagieren oder Nichtreagieren bei nächtlichem Erwachen (Aufstehen, Ortswechsel, Liegenbleiben)
- ( ) Weckregime beim Aufstehen (Wecker oder nicht)
- ( ) Einschlafzeit und Aufstehzeit in Harmonie mit Schlaftyp
- ( ) Schlaf anderer Familienmitglieder (Partner, Kinder)
- ( ) Zeitlicher Abstand zur Nahrungsaufnahme vor dem Schlaf
- ( ) Vermeiden von unnötigen Schlafstörern (Stress, Alkohol, Nikotin, Stimulanzien, Lärm, helles Licht etc.)

(maximale Punktzahl: 10)

Eigenheiten beim Pausieren am Tage
Was würden Sie machen, wenn Sie am Tag eine Pause brauchen?
(bitte Zutreffendes ankreuzen)
- ( ) Ich nehme mir die Zeit dafür.
- ( ) Ich mache ein Nickerchen (Nap, Minischlaf, Kurzschlaf).
- ( ) Ich nehme Nahrung zu mir.
- ( ) Ich nehme Kaffee zu mir.
- ( ) Ich verschaffe mir Bewegung (bei vorwiegend geistiger Tätigkeit am Tage).
- ( ) Ich gönne mir geistige Anregung (bei vorwiegend körperlicher Arbeit).
- ( ) Ich achte auf ein gutes Zeitmanagement (Pause im Einklang mit den biologischen Rhythmen).
- ( ) Ich entspanne mich aktiv (Tai Chi, Qi Gong, Yoga, Feldenkrais etc.).
- ( ) Ich achte auf bewusstes Pausenmanagement. Die Pause wird nicht mit Arbeit vermischt.
- ( ) Ich achte auf den Erholungseffekt der Pause, nicht auf das vorgegebene Zeitfenster.

(maximale Punktzahl: 10)

Anpassung an äußere Bedingungen
Ist Ihnen bekannt, dass man die Schlaf-Wach-Gewohnheiten an die äußeren Bedingungen anpassen muss, zum Beispiel
(bitte Zutreffendes ankreuzen)
( ) in besonderen familiären Situationen?
( ) bei Schichtarbeit?
( ) bei unregelmäßiger Arbeitszeit?
( ) bei Zeitzonenwechsel?
( ) bei häufigem Ortswechsel des Schlafplatzes?
( ) bei ansteigender Schlafschuld?
( ) im Urlaub?
( ) bei Krankheit (Einfluss von Medikamenten berücksichtigen)?
( ) bei starker geistiger oder körperlicher Beanspruchung?
( ) abhängig von der Nahrungs- und Flüssigkeitsaufnahme?
(maximale Punktzahl: 10)

Auswertung:
Maximal erreichbare Punkte für den Schlafquotienten: 50
50–45 Exzellent
44–40 Sehr gut
39–35 Gut
34–30 Zufriedenstellend
29–25 Annehmbar
24–20 Weitgehend annehmbar
19–15 Mäßig
14–10 Obacht in Hinblick auf die Gesundheit
09–00 Risiko für Ihre Gesundheit

Nachwort

Vor ungefähr zehn Jahren suchte ich in den Registern etlicher medizinischer Fachbücher nach dem Stichwort »Schlafstörungen« und fand es nicht ein einziges Mal. Inzwischen haben Schlafmediziner ihrer Disziplin weithin zu großem Ansehen verholfen, etwa durch Untersuchungen zur Narkolepsie oder zu den Syndromen der Schlafapnoe.

Viele sind sich nur halbwegs der Tatsache bewusst, dass der Grad ihrer Wachheit zwangsläufig und allein daraus resultiert, wie viel sie in der Nacht schlafen und wie erholsam, wie gesund dieser Schlaf ist. Zwar haben Forscher mittlerweile eine Menge Wissen über den Schlaf zusammengetragen, aber dieses Wissen ist – und das gilt weltweit – der Öffentlichkeit noch nicht effektiv genug vermittelt worden. Die meisten verstehen nicht, was sie tagsüber müde, matt und schläfrig macht. Dabei ist meiner Meinung nach (auch wenn dies ein wenig nach Schleichwerbung für die Schlafforschung klingt) nichts wichtiger für den Menschen als das Niveau der Wachheit im Tagesgeschehen.

Auch tagsüber tritt in gewissem Ausmaß eine Neigung auf, sich in den Schlaf zurückzuziehen. In unseren Untersuchungen bei Kindern und Jugendlichen stellten wir fest, dass Kinder, denen ein Optimum an Nachtschlaf gewährt wurde, tagsüber gänzlich unfähig zu einem Tagesschlaf waren (das heißt, sie konnten kein Nickerchen machen). Auch fanden wir mit Hilfe des Multiple Sleep Latency Test heraus, dass sich bei Jugendlichen mit zunehmendem Alter eine deutliche Tendenz zu entwickeln beginnt, um die Mittagszeit einzuschlafen. Diese Tendenz kehrte sich dann gegen Abend hin um, unabhängig davon, ob die Jugendlichen ihrem Ruhebedürfnis hatten folgen können oder nicht. Es liegt also eindeutig in der Absicht der Natur, dass sich Erwachsene einen Mittagsschlaf gönnen.

Es ist meine feste Überzeugung, dass es ein entschiedenes fachliches, gesellschaftliches und kulturelles Engagement geben sollte, das Wissen über Diagnose und Behandlung, vor allem aber Vorbeugung von Schlafstörungen auf der ganzen Welt zu verbreiten und das öffentliche Bewusstsein auch auf das Problem der »Wachheitsstörungen« am Tage zu lenken. Ingo Fietzes und Thea Herolds Buch ist in dieser Hinsicht richtungsweisend. Glückwunsch den beiden Autoren, die dem Leser ein so breit gefächertes, reichhaltiges Spektrum vor Augen führen.

Prof. William C. Dement, M.D., Ph.D.
Stanford University School of Medicine

Literatur

Abstracts of the Annual Meeting of the AASM, Denver, Sleep, 2005, Supplement

Augen zu und durch (Hilfe für eine übermüdete Gesellschaft), Süddeutsche Zeitung, Magazin Wissen 06/2005

R. Baumann, Physiologie des Schlafes und Klinik der Schlaftherapie, Verlag Volk und Gesundheit, Berlin 1953

C. Becker-Carus (Hg.), Fortschritte der Schlafmedizin, Lit Verlag, Münster 1994

M. Berger (Hg.), Handbuch des normalen und gestörten Schlafs, Springer-Verlag, Berlin/Heidelberg 1992

Besser schlafen – länger leben, My Life 1/2005

D. E. Blask, R. T. Dauchy, L. A. Sauer, Putting cancer to sleep at night: The neuroendocrine/circadian melatonin signal, Endocrine, 2005, 27(29), S. 179–188

A. A. Borbély, A two process model of sleep regulation, Human Neurobiology, 1982, 1, S. 195–204

A. A. Borbély, Das Geheimnis des Schlafs, Deutsche Verlags-Anstalt, Stuttgart 1984; Ausgabe für das Internet, 1988, Universität Zürich, Kapitel 10

A. A. Borbély, P. Achermann, Sleep homeostasis and models of sleep regulation, Journal of Biological Rhythms, 1999, 14, S. 557–568

G. von Bunge, Physiologie des Menschen. Erster Band, Verlag von F. C. W. Vogel, Leipzig 1901

W. C. Dement, Christopher Vaughan, Der Schlaf und unsere Gesundheit, Limes, München 2000

D. F. Dinges, R. J. Broughton (Hg.), Sleep and Alertness: Chronobiological, Behavioral, and Medical Aspects of Napping, Raven Press, New York 1989

N. J. Douglas, Sleep, performance and the European Working Time Directive, Clinical Medicine, 2005, 5(2), S. 95 f.

H. Dreßing, D. Riemann, Diagnostik und Therapie von Schlafstörungen, Gustav Fischer Verlag, Stuttgart/Jena/New York 1994

R. Espana, T. E. Scammell, Sleep Neurobiology for Clinicians, Sleep, 2004, 27(4), S. 811–820

Fit durch gesunden Schlaf, Stiftung Warentest, Berlin 1994

D. Forbes, D. G. Morgan, J. Bangma, S. Peacock, N. Pelletier, J. Adamson, Light therapy for managing sleep, behaviour, and mood disturbances in dementia, Cochrane Database of Systematic Reviews, 2004(2), CD003946, Review

F. Gachon, E. Nagoshi, S. A. Brown, J. Ripperger, U. Schibler, The mammalian circadian timing system: From gene expression to physiology, Chromosoma, 2004, 113, S. 103–112

T. L.Giles, T. J. Lasserson, B. J. Smith, J. White, J. Wright, C. J. Cates, Continuous positive airways pressure for obstructive sleep apnoea in adults, Cochrane Database of Systematic Reviews, 25. Januar 2006 (1), CD001106, Review

J. Glass, K. L. Lanctot, N. Herrmann, B. A. Sproule, U. E. Busto, Sedative hypnotics in older people with insomnia: Meta-analysis of risks and benefits, BMJ, 19. November 2005, 331(7526), S. 1169. Epub, 11. November 2005, Review

M. Haniffa, T. J. Lasserson, I. Smith, Interventions to improve compliance with continuous positive airway pressure for obstructive sleep apnoea, Cochrane Database of Systematic Reviews, 18. Oktober 2004(4), CD003531, Review

G. Heldmaier, Natural hypometabolism during hibernation and daily topor in mammals, Respiratory Physiology and Neurobiology, 2004, 3, S. 317–329

A. Herxheimer, K. J. Petrie, Melatonin for the prevention and treatment of jet lag, Cochrane Database of Systematic Reviews, 2002(2), CD0015

A. Hirst, R. Sloan, Benzodiazepines and related drugs for insomnia in palliative care, Cochrane Database of Systematic Reviews, 2002(4), CD003346, Review

J. A. Hobson, Schlaf. Gehirnaktivität im Ruhestand, Spektrum der Wissenschaft, Heidelberg 1990

J. A. Hobson, Dreaming: An Introduction to the Science of Sleep, Oxford University Press, Oxford 2004

J. A. Hobson, Hellmut Wohl, From Angels to Neurons: Art and the New Science of Dreaming, Mattioli 1885, Fidenza 2005

J. L. Hossain, C. M. Shapiro, The Prevalence, Cost Implications, and Management of Sleep Disorders: An Overview, Sleep and Breathing, 2002, 6(2), S. 85–99

M. Jouvet, Neurophysiology of the states of sleep, Physiological Reviews, 1967, 47, S. 117–177

A. Kast-Zahn, H. Morgenroth, Jedes Kind kann Schlafen lernen, Oberstebrink Eltern-Bibliothek, Ratingen 2005

M. Kemp, Bilderwissen. Die Anschaulichkeit naturwissenschaftlicher Phänomene, DuMont, Köln 2003 / Visualizations: The Nature Book of Art and Science, Oxford University Press, Oxford 2000

W. P. Koella (Hg.), Die Physiologie des Schlafes, G. Fischer Verlag, Stuttgart 1988

D. F. Kripke, L. Garfinkel, D. L. Wingard et al., Mortality associated with sleep duration and insomnia, Archives of General Psychiatry, 2002, 59, S. 131–136

M. H. Kryger, T. Roth, W. C. Dement (Hg.), Principles and Practice of Sleep Medicine, Elsevier Saunders, Philadelphia 2005

G. Laux, O. Dietmaier, W. König, Pharmakopsychiatrie, Gustav Fischer Verlag, Stuttgart / Jena / New York 1992

R. Legendre, H. Pieron, De la proprieté hypnotoxique des humeurs developée au cours d'une veille prolongée. C.r.Soc.Biol. 1912, 72, S. 210–212

J. Lim, T. J. Lasserson, J. Fleetham, J. Wright, Oral appliances for obstructive sleep apnoea, Cochrane Database of Systematic Reviews, 25. Januar 2006 (1), CD004435, Review

T. Monk (Hg.), Sleep, Sleepiness and Performance, John Wiley and Sons, Chichester (UK) 1991

A. K. Morin, Strategies for Treating Chronic Insomnia, The American Journal of Managed Care, 2006, 12, S. S230–S245

The National Institutes of Health Consensus Development program, NIH State-of-the-Science Conference Statement on Manifestations and Management of Chronic Insomnia in Adults. http:/ / consensus.nihgov / 2005 / 2005InsomniaSOS026html.htm [Zugang am 17. November 2005]

L. Pasternak (Hg.), Wissenschaftler im Biomedizinischen Forschungszentrum Berlin-Buch von 1930 bis 2004, Peter Lang Verlag, Frankfurt / Main 2004

J. H. Peter, D. Köhler, B. Knab, G. Mayer, T. Penzel, F. Raschke, J. Zulley (Hg.), Weißbuch Schlafmedizin, S. Roderer Verlag, Regensburg 1995

P. N. Prinz, Age impairments in sleep, metabolic and immune functions, Experimental Gerontology, 2004, 39(11/12), S. 1739–1743

Proceedings of the World Association of Sleep Medicine, 1st Congress, T. Penzel, I. Fietze, S. Chokroverty (Hg.), Medimond International Proceedings, Bologna 2006

C. Ransmayer, Die Verbeugung des Riesen, S. Fischer, Frankfurt/Main 2003

H. Rhein, Neue Wege zum gesunden Schlaf, Urania, Stuttgart 1998

Ruhe finden – besser schlafen, Gesund Leben 6/2005

D. Sarason (Hg.), Der Schlaf, J. F. Lehmann Verlag, München 1929

Schlafen!, Leib & Leben 2/2004

Schlafstörungen, Gesundheitsberichterstattung des Bundes, Heft 27, Robert Koch Institut (Hg.), Berlin 2005

B. Schultes, H.-L. Fehm, Zirkadiane Rhythmen in der Endokrinologie, Internist, 2004, 45, S. 983–993

H. Schulz, P. Lavie (Hg.), Ultradian Rhythms in Physiology and Behavior, Springer-Verlag, New York 1985

J. P. Sieb, Restless Legs. Endlich wieder ruhige Beine, Trias, Stuttgart 2003

J. Siegel, Brain mechanisms that control sleep and waking, Neurowissenschaften, 2004, 91, S. 355–365

Sleep Deprivation: Basic Science, Physiology, and Behavior, vol. 192: Lung Biology in Health and Disease, Marcel Dekker, New York 2005

I. Smith, T. J. Lasserson, J. Wright, Drug therapy for obstructive sleep apnoea in adults, Cochrane Database of Systematic Reviews, 19. April 2006 (2), CD003002, Review

K. Spiegel, R. Leproult, E. van Cauter, Impact of sleep debt on metabolic and endocrine function, Lancet, 1999, 354, S. 1435–1439

J. C. Spilsbury, A. Storfer-Isser, D. Drotar et al, Sleep behavior in an urban US sample of school children, Arch Paediatr Adolesc Med, 2004, 158, S. 988–994

J. Staedt, J. G. Stoppe, Evolution und Funktion des Schlafes, Fortschritte der Neurologie – Psychiatrie, 2001, 69, S. 51–57

Claudio Stampi (Hg.), Why We Nap: Evolution, Chronobiology and Functions of Polyphasic and Ultrashort Sleep, Birkhäuser, Boston/Basel/Berlin 1992

S. Sundaram, S. A. Bridgman, J. Lim, T. J. Lasserson. Surgery for obstructive sleep apnoea, Cochrane Database of Systematic Reviews, 19. Oktober 2005(4), CD001004, Review

K. P. Strohl, S. Veasy, S. Harding et al., Competency-based goals for sleep and chronobiology in undergraduate medical education, Sleep 2003, 26(3), S. 333–336

S. Taheri, L. Lin, D. Austin, T. Young, E. Mignot, Short sleep duration is associated with reduced Leptin, elevated Ghrelin, and increased Body Mass Index, PLOS Medicine, 2004, 1(3), S. 1–17

The new science of sleep, Time, 24. Januar 2005

Y. Touitou, E. Haus (Hg.), Biological Rhythms in Clinical and Laboratory Medicine, Springer-Verlag, Berlin/Heidelberg 1992

F. Turek, F. Zee (Hg.), Regulation of Sleep and Circadian Rhythms, Marcel Dekker, New York 1999

R. N. Van Gelder, Recent insights into mammalian circadian rhythms, Sleep, 2004, 27(1), S. 166–171

M. Wells, The Sleep Racket: Who's making big bucks of your insomnia?, Forbes, 27. Februar 2006, S. 81–88

Why Women Can't Sleep, Newsweek, 8. Mai 2005

H. Winterstein, Schlaf und Traum, Springer-Verlag, Berlin/Göttingen/Heidelberg 1953

A. R. Wolfson, M. A. Carskadon, Understanding adolescents' sleep patterns and school performance: A critical appraisal, Sleep Med Rev, 2003, 7(6), S. 491–506

Register

Abendtyp 63, 74, 240, 279 (→ Eule)
Acetylcholin 93, 166, 262
Achtundzwanzig-Stunden-Zyklus 164
Adaptionsnacht 243 f., 247 (→ Schlaflabor)
Adenosin 115 f., 167
Aktimeter 240 f.
Albträume 96, 213, 239, 241, 272
Alkohol 257, 272, 296 f.
Alles, Gordon 269
Allison, Truett 51
allostatischer Drive 169
Amphetamine 174, 269
Angstattacken 197
Antidepressiva 263 (→ Depression; Psychopharmaka)
Apnoe 206 f., 209, 223, 266 f., 271, 276 (→ Schlafapnoe)
– obstruktive 204
Arbeitslosigkeit 155, 198
Arbeitszeit, gleitende 152
Arbeitszeitverschiebung 78
Arnheim, Rudolf 91
Arousal 24, 44, 46 f., 79, 82 (→ Wach-...; Weck-...)
Arousal-Schwelle 206
Arousal-System 110, 169
Aserinsky, Eugene 22, 91 f., 163
Atmung 25 f., 149, 159, 181
– unbewusste 149
Atmungsaussetzer 8, 193, 205 f., 238, 241, 265

Atmungsstörung 202, 204, 245
– schlafbezogene 206, 265
Aufstehzeiten 226, 300, 303
– weckerfreie 145
Aufwachen 16, 32, 245 (→ Arousal)
– wie gerädert 79
Augenbewegungen, rotierende 18–20, 93
– beim →Träumen 22 (→ REM-Schlaf)
Ausfiltern 29
Ausschlafen 15, 32, 57, 64, 75, 81, 96., 120, 123 f., 151, 155, 158, 162, 211, 224, 248, 257 f., 268, 278, 280 f.

Bach, Johann Sebastian 171
Barbiturate 257 f.
Bauer, Joachim 274
bedsharing 103
Beethoven, Ludwig van 184
Beinbewegungen 128, 216, 241, 244
Beine
– kribbelnde 193, 195, 215, 221, 224
– unruhige 18, 101, 276
Benzodiazepine 258, 260, 262, 275
Berger, Hans 33 f.
Bes 36
Bett 227 f., 230 f., 253 (→ Schlafzimmer)

Bewegung 13, 19–21, 26, 32, 44–46, 52, 98,128, 149, 169, 186, 193, 214–216, 240f., 253, 280, 299, 303f.
Bewegungsarousal 24 (→ Arousal)
Bewegungsstörungen, schlafbezogene 213–215
Binet, Alfred 12
Blitzschlaf 137
Blutdruck 25, 118, 121, 172, 220, 239, 249
– niedriger 24, 45, 204f., 247
Blutzuckerspiegel 42
body mass index 125
Borbély, Alexander 31, 39, 169f.
Botenstoffe 41 (→ Neurotransmitter)
BRAC-Rhythmus 158
Bruxismus → Zähneknirschen, nächtliches
Bunge, Georg von 30f., 39

Cage, John 181f.
cat nap 184 (→ Nap, Power-Nap; Siesta)
cholinerge Neurone 93
Churchill, Winston 184
Clinton, Bill 70
Contergan 259
Cortisol 42, 65, 122
CPAP *(continuous positive airway pressure)* 266f., 271

Dale, Edgar 32
Dauerschlaf 208
Davidson, Wolf 28
»Delta t« 87
Dement, William C. 23, 32, 51, 69, 92, 233, 308
Denver-Studie 209
Depression 96, 197, 216
– prämenstruelle 99
Dopamin 93, 174, 263, 269

Dösen 16, 158, 249
down regulation 95
Durchgemacht-Gefühl 118
Durchhänger 158
Durchschlafen 79, 118, 128, 195, 200, 217, 257
Durchschnittsschläfer 61, 69f.

Edeleanu, Lazar 269
Edison, Thomas Alva 67, 70–73, 78, 85, 184
Effekt der ersten Nacht 243f. (→ Schlaflabor)
Einschlafattacken 210f., 236, 247, 276
Einschlafen 17, 19, 28, 34, 80, 82, 248, 253
Einschlaflatenz 176, 217
Einschlafphase 20, 217
Einschlafprobleme 239
Einschlafrituale 227, 264, 278, 280
Einschlafzeit 61, 228
Einstein, Albert 84, 184
Ekbom, K. A. 215
Elektroenzephalogramm (EEG) 33–35, 49, 244f.
Elektromyogramm (EMG) 244
Elektrookulogramm (EOG) 244
Endothermie 51 (→ Körpertemperatur)
Entgiftung 53
Entspannungstechniken 20, 186f., 229, 251–253, 278
Ephedrin 174, 269
Ermüdungslektüre 227
»Eule« 61, 63–66, 69f., 96f., 160 (→ Abendtyp ; Lerche)

Fernseher als Schlafhelfer 227
Flusser, Vilém 230
Ford, Henry 183
Freud, Sigmund 89, 92

Frösteln 44, 46, 123 (→ Kältezittern)
Frühaufsteher 60, 62, 87, 158 (→ Lerche; Morgentyp)
Füllschlaf 78

GABA (Gamma-Aminobuttersäure) 51, 166, 263
Gardner, Randy 120 f.
Gatty, Harold 151
Gedächtnis-Elixier 88
Gedächtnismodell 54 f.
Gesundschlafen 8, 13 f., 53
GHB (Gamma-Hydroxybuttersäure) 276
Gilbert, Patrick und J. 120
Goethe, Johann Wolfgang von 84, 89, 105, 112, 171 f.
Goleman, Daniel 12
Goya, Francisco de 90
Greiner, Birgit 182
Griesinger, Wilhelm 19

Halluzinationen 18, 274
Harndrang, nächtlicher 207 (→ Urinproduktion)
Hazelwood, Joseph 132 f.
Herz-Kreislauf-Risiko 207, 265
Hobson, J. Allan 92
Homöostase 31 f., 40 f., 53, 63, 158, 160, 167, 169, 200
Hormone 40–42, 93, 202
– schlaffördernde 24, 240, 269
Hormon-Ersatztherapie 104
Hörzentrum 25
Humboldt, Alexander 84
Hungerattacke 124 f.
Hyperarousal 29 (→ Arousal)
Hypersomnie 208 f., 212, 248 f., 268 f., 276
Hypnoe 205
Hypnos 36 f.
Hypnotoxine 30, 51, 115
Hypocretin 209, 240

Idealnacht, statistische 83
Immermüder 208
Immobilisation 46
Immobilisationsmodell 53 f.
Immunsystem 53, 121, 187
– geschwächtes 142
– »unausgeschlafenes« 53
infradiane Rhythmen 150
Insomnie 176, 200–202, 208 f., 216 f., 222 f., 239, 241–243, 261, 264, 275, 302
– chronische 201
Insulinspiegel, gesenkter 122

Jetlag 42, 136 f., 151 f., 175, 211, 271
Juckreiz, nächtlicher 196

Kaffee (Koffein) 115, 170–174, 176, 194, 211, 214, 226, 271 f., 280, 296, 298, 304 (→ Wachmacher)
Kältezittern 45, 123
Kant, Immanuel 84 f.
Kataplexie 210 f., 269, 276
Kekulé, August 112
Kennedy, John F. 184
Kernschlaf 78
Klee, Paul 90
Kleitman, Nathaniel 22 f., 91 f., 163
kognitive Defizite 69
kognitive Flexibilität 122
kognitive Therapie 251 f., 252 f., 261
Kohlschütter, Ernst 28 f.
Kornmüller, Alois 34
Körperlage 17, 20, 24, 26, 46
Körpertemperatur 40, 47, 100, 212, 249 (→ Wohlfühltemperatur)
– abgesenkte 44, 46, 48
– stabile 44, 51
– Umgebungstemperatur 48 f.
– zirkadianes Muster 164

Kurzschlaf 71, 97, 121, 123, 127f., 304
- chronischer 142
»Kurzschlaf-Gen« 97
Kurzschläfer 61, 71, 126, 280
- geborener 70, 111
- übernächtigter 123
Kurzzeitgedächtnis 88, 159
Kutzera, Michael 138

Langschläfer 9, 61, 70, 97
- geborener 86
- gesunder 208
Laszlo, Ervin 107
Lebensmüdigkeit 198, 208
Legendre, René 30
Leichtschlaf 23, 82, 202
Leistungsdruck 112, 181, 223
Leistungshoch 43, 63, 71, 87, 136, 148, 158, 160, 162, 178, 187
Leistungsknick 157f., 178, 219
Leistungskurve 13, 147, 156, 158, 186f.
- Wellenbewegung 148
Leistungsschwankung 157, 178, 187, 189
Leistungstief 88, 122, 148, 162, 187, 201, 279
»Lerche« 61, 63–66, 69f., 111, 158, 160 (→ Eule; Morgentyp)
- tolerante 87
Lernen 55, 91, 172, 187, 225, 232f., 252, 266, 268, 272, 277
Libido, erhöhte 23
Licht 20, 39, 67–69, 74f., 117, 120, 150, 155, 168, 226, 297, 299, 304 (→ Tageslicht)
- als Wachimpuls und Weckreiz 24, 66
- elektrisches 73f., 107
- schlafbestimmendes Element 64, 66, 163, 195, 213
Licht-Dunkel-Regime 146, 168f.
Lichtarmut 66

Lichtschalter 73f.
Lichtstärke 74f.
Liebreich, Oskar Eugen 257

MacArthur, Ellen 54
Mann, Thomas 85, 184
Márai, Sándor 64
Margritte, René 90
Massage 299, 301
McEwen, Bruce 32
Medizinmeteorologen 75
Melatonin 42, 65, 93, 100, 137, 166, 168, 225, 240, 260, 263
Menopause 103–105, 192
Metro-Nap 282
Michelangelo 70, 184
Mikro-Arousal 46 (→ Arousal)
Mikroschlaf 157
Mikrowachepisoden 79
Minischlaf 304
Mittagsloch 248
Mittagspause, verweigerte 189
Mittagsschlaf 50, 157, 178, 184–186, 188 (→ Nickerchen; Power-Nap; Siesta)
Mittelleichtschlaf 82, 100
Mittelohr 26
Modafinil 175, 270
monoaminerge Neurone 166
Montagsmüdigkeit 153
Moore, Robert 168
Morgenmuffel 60, 62f.
Morgentyp 63, 69, 74, 111, 240, 279 (→ Frühaufsteher; Lerche)
Motorik 17f., 56, 94, 172, 206, 214
Müdigkeit 15, 110, 114, 120, 131, 142, 197, 216, 239, 241, 269
- Abhilfe gegen 271
- chronische 128
- manipulierte 115
- nicht messbare 119
- tödliche Unfälle 137
Müdigkeitsattacken 119, 247

Multipler Schlaflatenz-Test (MSLT) 247f., 307
Muskeltonus 21, 210, 245
– fast null 21, 211
Musterschläfer 246
Mutter mit reduziertem Schlaf 29, 32f., 102f., 117, 169
Mütterpause 183
MWT *(maintenance of wakefulness test)* 248

Nachtalb 273
Nachtarbeiter 40, 77, 129f., 175, 223 (→ Schichtarbeitersyndrom)
– als → Kurzschläfer 117
Nachtschicht 118, 130, 139f., 157, 244 (→ Schichtarbeit)
Nachtschlaf 77, 79, 81, 99, 103, 107, 160, 307
– verkürzter 83, 111, 114
Nachtsprechen 273
Nachtwandeln 28
Nap 157, 184, 186, 304 (→ Nickerchen; Power-Nap; Siesta)
Narkolepsie 209–211, 223, 239, 248, 269, 271, 276
Nasenbrille 241
Nasenmaske 266f., 276
Nervensystem, zentrales 27, 47, 60
Neuropeptide 164f., 240
Neurotransmitter 93, 115, 164, 262
Newton, Isaac 112
Nichttraumschlaf 25 (→ Traumschlaf)
Nickerchen 16, 48, 50, 142, 157, 177, 180, 184, 188, 207, 278f., 296, 300, 304, 307 (→ Mittagsschlaf; Nap; Power-Nap)
Nikotin 175f., 272
Non-REM-Schlafphase 47f., 52, 98, 158, 166f., 196, 213, 215, 245, 273 (→ REM-Schlaf)

Noradrenalin 166, 269
Normalnacht 82
Normalschläfer 70
Normalschlafzeit 123, 127
Normschlafabweichler 87
Nullte Stunde 146

Orexin 93, 209, 240, 263

Parasomnien 213, 272, 274
Pause 148, 152, 177–189, 277f., 280
Pausenmanagement 304
Pemperton, John Styth 174
Penimetrie 249
Perowne, Henry 14
Phasenverschiebung 168
Phytopharmakotherapie 255f.
Piéron, Henri 30
Pittsburgher Schlafqualitätsindex 61
PLM-Syndrom (periodische Beinbewegungen) 216, 241 (→ Beine, kribbelnde)
Polysomnographie 82, 242, 244–246, 249, 251, 255
Post, Wiley 151
Power-Nap 88, 157, 185f., 188 (→ Nap; Nickerchen; Siesta)
powersleep 184
Protrusionsschiene 267
Psychopharmaka 261–263
Pudel, Volker 141
Pupillen 21, 24
Pupillographie 249

Rekonvaleszenzpause 183
REM-off-Neurone 93
REM-on-Neurone 93
REM-Schlaf (rapid eye movement) 22f., 48f., 80–82, 88, 92f., 98, 158, 196, 210, 213, 245, 273, 276
– phasischer 22

- psychisch erholsamer 23, 82
- szenische Geschichten 94
- tonischer 22
- Verhaltensstörung 214
- Wechsel zu → Non-REM-Schlaf 52

REM-Schlaf-Atonie 213
Renin 27, 43
Rhythmus, biologischer 149–156, 160, 163, 178 (→ zirkadianer Rhythmus)
- gestörter 162

RLS *(restless legs syndrome)* 215f., 221, 239, 275 (→ Beine; Beinbewegungen)
rooming-in 103
Rückwärtsschichtwechsel 271 (→ Schichtarbeit-...)
Ruhestörer 212, 235, 272 (→ Schlafstörer)

Schichtarbeit 62f., 77f., 117f., 129f., 136f., 187, 305
Schichtarbeitersyndrom 118, 129, 139, 211f., 271
Schlaf
- »effektivierter« 50f., 102, 114, 126, 225, 277
- erholsamer 32, 51, 265
- fragmentierter 102
- genetisch determinierter 96f., 170
- geschlechtsspezifischer 98
- in der Öffentlichkeit 178
- »richtiger« 83

Schlaf, Erklärungsmodelle
- frühe 37
- wissenschaftliche 27, 30

Schlafambulanz 201, 236f., 250 (→ Schlaflabor)
Schlafapnoe 128, 202, 204–207, 209, 238f., 265 (→ Apnoe)
Schlafapnoe-Syndrom 175, 205
Schlafbedürfnis 13, 76

- Anzeiger für 115

Schlafbereitschaft 32, 157, 208
Schlafbewegungen 103, 273 (→ Bewegungen; Beinbewegungen; Körperlage)
Schlaf-Beziehungen 106
Schlafdauer 76, 83, 117, 238, 302
- kürzere 113f., 128, 176

Schlafdefizit 69, 115, 200, 248, 271, 280, 297, 302
- abgebautes 187, 295
- akutes 19, 122
- ausgeglichenes 118, 219

Schlafdeprivation 30, 125, 269
- akute 120
- chronische 131
- Versuche 120f.

Schlafdiät 225
Schlafdruck
- allostatischer 32f.
- aufgebauter 83
- homöostatischer 39, 116, 118 (→ Homöostase)
- subjektiver 115
- zirkadianer 32, 42, 116 (→ Melatonin; zirkadianer Rhythmus)

Schlafentzug 51, 102, 116, 118, 142
- chronischer 125
- dick machender 125
- dumm machender 51, 69

Schlaffenster 44
Schlafforschung 22, 31, 35, 47, 50, 57, 60, 71, 189, 217
Schlafgewohnheiten 71, 76, 84, 106f., 233, 237, 296
Schlafhormone 42, 240
Schlafhygiene 8, 13, 225, 230, 252, 271, 274, 278
Schlafkultur 106, 225
Schlafkur 226, 257f., 295, 301
Schlaflabor 10, 220, 235f., 241–243, 246, 249f., 273, 275, 279

Schlaflänge 14, 79, 153, 217, 225 f., 279
– reduzierte 127
Schlaflatenz 100
Schlaflosigkeit 15, 197, 212
– Therapie gegen 257
Schlaf-Management 136 f.
Schlafmangel 13, 51, 116, 120, 126
– extremer 53
– permanenter 69
Schlafmangelsyndrom 207
Schlafmedizin 7, 20, 57, 87, 102, 107, 123, 146, 157, 160, 186, 199, 201, 213, 219, 221, 236, 248, 253, 255, 261 f., 273–275, 279
Schlafmodus, biphasischer 188
Schlafnormabweichler 83
Schlafparalyse 18, 213 f.
Schlafpatient 257
Schlafpause 49, 145 (→ Pause)
Schlafphasen 23, 28, 56, 65, 127
– fünf unterschiedliche 80 f.
Schlafprobleme 192–195, 251 f., 254 (→ Schlafstörungen)
Schlafprofil 61
Schlafprotokoll 226, 254 f., 296
Schlafqualität 79, 117, 153, 238
Schlafquotient 8, 50, 57, 61–63, 76, 97, 106, 186 f., 279 f., 295, 301
– Coaching für 237
– *Definition* 13
– hoher 87, 131, 154, 163, 176, 202, 253, 263
Schlafreserven 157
Schlafrhythmus 86, 300
Schlafrütteln 18
Schlafschuld 32, 69, 115 f., 121–124, 131, 137, 139, 142, 167, 278, 300 f., 305
– abgebaute 155, 219, 258, 300
– akute 110 f., 118
– aufgebaute 51, 77, 130, 253, 298
– chronische 116–118
– Hormonspiegel 124

Schlafspeicher 130
Schlafstadium 19 f., 126, 248
 (→ Schlafphasen)
Schlafstörer 16, 79, 295, 304
 (→ Ruhestörer)
Schlafstörungen 7 f., 13, 21, 45, 57, 126, 128, 140, 195, 199, 202, 207, 214, 217, 220, 232, 251, 254 f., 274, 282, 302 f., 307 f.
– akute 220
– aus Liebeskummer 198
– chronische 262
– exogene / endogene Störfaktoren 195
– in der Anamnese 221 f.
– in der Menopause 103 f.
– in der Schwangerschaft 99 f.
– interne 106
– psychischer Druck 216
– Schmerzpatienten 196
Schlafstruktur, fragmentierte 102, 127 f., 243
Schlafsucht 200 (→ Insomnie)
Schlaftablette 258–261, 263–265, 282
– »Ausschleichen« 262
– zukünftige 264
Schlaftagebuch 237, 254, 296
Schlaftiefe 23, 83 (→ Tiefschlaf)
Schlaftyp 65, 69 f., 160
Schlafüberwachung 242
Schlafumgebung 227 f.
Schlaf-Wach-Balance 31, 162, 167, 237
Schlaf-Wach-Rhythmus 40 f., 63, 68, 98, 107, 146, 149, 169 f., 188, 201, 212, 229, 240, 247, 260 f., 263
– gestörter 212 f.
– zirkadianer 97, 211 (→ zirkadianer Rhythmus)
Schlafwandeln 15, 213, 241
Schlafzeit 32, 52, 56, 142
– reduzierte 77, 111, 131, 146, 253

Schlafzentrum 41, 56, 165f., 168, 209
Schlafzimmer 228, 295, 297, 303 (→ Bett)
- wohltemperiertes und verdunkeltes 212
Schlafzyklus 23f., 64, 80 (→ Schlafphase)
Schlechtschläfer 98, 192, 201f., 239 (→ Schlafprobleme; Schlafstörungen)
Schmerzempfindlichkeit 159
Schmerzschwelle, gesenkte 196
Schmidt, Heike 281
Schnarchen 8, 20, 29, 46, 193, 204, 206, 229, 235, 241, 278
- obstruktives 202
- Schwangere 101
- Sprache 203
Schnarch-Gen 206
Schönheitsschlaf 53, 123
Schulstart 146
SCN (Nukleus suprachiasmaticus) 40, 167f.
Sekundenschlaf 118
semi-zirkadianer Rhythmus 43, 151, 156 (→ zirkadianer Rhythmus)
sensorische These 27, 30
Serotonin 166, 260, 262f.
Siesta 156, 185f. (→ Mittagsschlaf; Nap; Power-Nap)
- kommerzialisierte 283
Sleep-Timer 227, 298
Solomon, Andrew 96, 197
Somnologen 141, 237
Sonnenaufgang 63, 65f., 73, 129, 155f., 300 (→ Licht-...)
Sonnenuntergang 65f., 155
Sorgenstuhl 229
Spätaufsteher 63, 87, 158 (→ Langschläfer)
Spiegelungsphänomene 274
Spielman, Arthur J. 225

Spoerl, Heinrich 55
Stellar, Eliot 32
Stern, Wilhelm 12
Stresshormon 42, 65
Strümpel, Adolph 29
suprachiasmatischer Nukleus (SCN) 40, 167f.

Tageslicht 14, 42, 90, 157, 188, 212, 259
Tagesschläfrigkeit 269
Tag-Nacht-Gesellschaft 223
Tag-Nacht-Regime 43, 213
Taktgeber 154, 163
- Lichtreiz für den 213
- sozialer 152, 169
Tesla, Nikola 70, 184
Thanatos 36
Thatcher, Margaret 70
Theriak 256
Thermoregulation 47 (→ Körpertemperatur; Wohlfühltemperatur)
Tiefschlaf 16, 20f., 23, 28, 45, 80–82, 99, 126, 196, 253
- erholsamer 20, 100f.
- physische Wachphase im 214
- reduzierter 99, 127
- »stehende Bilder« 94
Timer 113
Tönnies, Jan Friedrich 34f.
Traum-Blocker 93
Traumdeutung 92
Träume 16, 21f., 48, 66, 91f., 94f. (→ REM-Schlaf)
- gegen Morgen 81
- psychische Leistung 93
- Ursachen 28
- verlorene 127
Traumerinnerungen 81f., 95
Traumschlaf 21–23, 25, 28, 45, 48f., 81, 88, 94, 126, 166, 176, 196, 210, 248
- Aufwachen im 82

- Bewegungen 21
- im hohen Alter 95
- reduzierter 88, 176
Traumschlafschuld 126 f.
Traumtagebuch 298
Tucholsky, Kurt 182
Tudor, David 182

Überdruckbeatmung 266, 275
Übermüdung 122 f., 133, 135, 224
Überzuckerung 122, 125
Uhr, innere 40, 56, 62, 68, 146, 152, 163, 168, 189
- Leben gegen die 150
ultradianer Rhythmus 43, 150 f., 156
Unausgeschlafensein 15, 110, 116, 135, 224
Urinproduktion 26 f., 40, 43, 46

Valium 258
Van Twyver, Henry 51
vaskuläre Theorie 30 f.
Vasopressin 43
Verbecke, Annelies 212
Vierundzwanzig-Stunden-Gesellschaft 223, 282
Vinci, Leonardo da 70, 84–86
VLPO-Kern (ventrolateraler präoptischer Nukleus) 165–168
»Vollwertnacht« 122
Voltaire 84, 172 f.
Vorschlafen 157 (→ Nachtschicht; Schichtarbeit)

Wachimpuls 24
Wachmacher 42, 74, 115, 269 f. (→ Amphetamine; Kaffee)
- automatischer 138
Wach-Schlaf-Management 272
Wachsein 47, 114, 125, 142, 158 f., 160, 218, 268
Wachstumshormone 40, 53, 270
Wachzentrum 30, 41, 47, 165 f.
Wachzustand 9, 25, 37
Wecken, inneres 110
Weckimpuls 43, 68, 75
Weckreaktion 127, 176
  (→ Arousal)
Weckregime 303
Weckreiz 24, 29, 46, 74, 169
- gedämpfter 48
- später 155
Weckschwellen 28
weiße Nächte 8
Weiterschlafen 24
White, Kelli 270
Wilde, Oscar 92
Willis, Thomas 215
Wohlfühlschlaflänge 78, 83, 226, 272
Wohlfühlschlafzeit 124, 280, 302
Wohlfühltemperatur 17, 45, 47, 150 (→ Körpertemperatur)
Woog, Günter Heinrich 87
Wright, Orville und Wilbur 136

Zähneknirschen, nächtliches (Bruxismus) 22, 214 f., 239, 241, 245, 278
Zeitmanagement 182, 304
Zeitzonenwechsel 40, 151, 211, 305 (→ Jetlag)
Zimmer, Dieter E. 50
zirkaannualer Rhythmus 154 f.
zirkadianer Rhythmus 15, 31, 39, 43, 63, 66, 74, 97, 149–151, 164, 167, 169, 200, 300
zirkalunarer Rhythmus 153
Zirkaminuten-Rhythmus 162
Zirkasekunden-Rhythmus 162
zirkaseptaner Rhythmus 153 f.
Z-Präparate 261–263
Zubettgehen 296, 300
Zucker, David 168
Zweiphasenmodell 31
Zwischenschlaf 157